JN297560

地域包括ケアと地域医療連携

二木 立
Niki Ryu

勁草書房

はしがき

　本書の目的は，前著『安倍政権の医療・社会保障改革』（勁草書房，2014年4月）に続いて，第2・3次安倍政権の医療・社会保障政策を，「地域包括ケアと地域医療構想」に焦点を当てつつ，包括的かつ歴史的に検討することです．そのために，どの政策についても，それの出自にまで遡って分析するように心がけました．「地域包括ケアシステム」についての書籍はたくさんありますが，それと医療政策・「地域医療構想」との関係を正面から検討したものは本書が初めてです．

　第1章「地域包括ケアシステムの展開と論点」では，今や「国策」とも言われるようになっている地域包括ケアシステムの歴史的展開・「進化」とそれをめぐる論点について検討します．第1節では，まず地域包括ケアシステムの歴史を2つの源流と法・行政面での「進化」の両面から検討します．次に，地域包括ケアは「システム」ではなく，実態は「ネットワーク」であり，主たる対象は都市部であることを指摘します（書名を「地域包括ケアシステムと地域医療構想」ではなく「地域包括ケアと地域医療構想」としたのは，このためです）．第3に，医療経済・政策学の視点から，今後の地域包括ケアシステムについて，医療・医療費と関わる3つの論点を述べます．最後に，今後，地域包括ケアシステムを確立する上での2つのブレーキを指摘します．私が一番強調したいのは，この点です．第2節は，地域包括ケアシステムの法・行政上の出自と概念拡大の経緯を探った歴史研究です．第3節では，2014年の「地域包括ケア研究会［第4回］報告書」の新しさ・「変化」と「不変化」を明らかにします．

　第2章「地域医療構想と病院再編」では，2015年に医療提供体制改革の

焦点として急浮上した「地域医療構想」およびそれと密接に関連する病院再編政策を多面的に検討し，一部の医療関係者・医療ジャーナリストが危惧・主張している病院病床の大幅削減や病院の大規模再編はないと結論づけます．第1節では，厚生労働省「地域医療構想策定ガイドライン」と関連施策・文書との関連を検討します．第2節では，政府の社会保障制度改革推進本部の専門調査会が発表し，20万床削減と大きく報道された「第1次報告」と上記「ガイドライン」との異同を検討します．第3節では，過去4回の病院病床削減策がすべて失敗していることを明らかにします．第4節では，2014年度診療報酬改定で導入された7対1病床削減策を批判的に検討し，それの大幅削減はありえないと予測します．第5節では2013年の「日本再興戦略」で提起された「ホールディングカンパニー型法人」（メガ医療事業体）が迷走の末挫折したこと，それに代わって制度化される「地域医療連携推進法人」は実効性に乏しいが，3つの火種があることを指摘します．

　第3章「2000年以降の医療・社会保障改革とその加速」では，2000年以降の医療・社会保障改革を鳥瞰した上で，第3次安倍政権の下で，日本の医療・社会保障改革が加速していることを指摘します．第1節では，2000年以降の日本の歴代政権の医療・社会保障改革を概観し，政権交代で医療政策は大きく変わらないとの「経験則」を引き出します．第2節では，医療介護総合確保推進法（2014年）について，医療提供体制改革部分を中心にして，3つの疑問を述べます．第3節では，2014年12月の総選挙結果を複眼的に分析した上で，第3次安倍政権の医療政策を包括的に検討し，医療政策の基調は変わらないが，公的医療費抑制の徹底と医療への部分的市場原理導入がさらに進むと予測します．第4節では，財務省が2015年4月に発表した資料「社会保障」の「基本的考え方」と医療制度改革について検討します．第5節では「骨太方針2015」が小泉政権時代を上回る社会保障費（国庫負担）の抑制（5年間で1.9兆円）を「目安」としていることを明らかにします．第6節では，以上のような政策動向にもかかわらず，私が公的医療費抑制と医療の営利化は「避けられない現実」とは考えていない理由を述べます．

第4章「日本における混合診療解禁論争と『患者申出療養』」では，日本において医療への市場原理導入論の象徴となっている混合診療解禁についての論争を概観した上で，安倍首相が2014年に閣議決定した「患者申出療養」の内容・背景と今後の影響について複眼的に検討します．

　第5章「リハビリテーション医療と健康・予防活動の経済分析」では，近年の保健・医療制度改革で注目を集めるようになっているリハビリテーション医療と健康・予防活動について，医療経済・政策学の視点から分析します．

　第6章「2012〜2014年の保健・医療部門の学術研究の回顧と展望」は，2012〜2014年前半の2年半に発表された保健・医療部門の日本語の学術研究のレビューです．

　安倍首相・安倍政権は，2014年12月の総選挙で議席面で大勝して以来，国民や野党，大半の憲法学者の強い反対を押し切って安全保障関連法案の強行成立を図るなど，政治・外交面で「タカ派」的政策・行動をますます強めています．医療政策に関しても，歴代政権が進めてきた公的医療費抑制・患者負担拡大と医療への部分的市場原理導入（営利産業化）を，一段と加速しつつあります．安倍首相は，当初は民主党政権の「社会保障・税一体改革」の継承を表明していましたが，最近はそれの鍵言葉であった「社会保障の機能強化」は政府の公式文書から消え，逆に，個人と家族による「自助」を第一とし，それを促進するための「インセンティブ改革」を強調しています．

　しかし，本書を読まれれば，医療・社会保障については今後も「抜本改革」（病院病床の大幅削減や医療の全面的営利産業化等）はなく，あくまで「部分改革」（その中核が地域包括ケアシステムと地域医療構想）にとどまること，および公的医療費抑制や医療の営利産業化は決して「避けられない現実」ではなく，別の選択肢もあり得ることをご理解いただけると思います．

　　2015年8月

　　　　　　　　　　　　　　　　　　　　　　　　二　木　　　立

目　次

はしがき　i

第1章　地域包括ケアシステムの展開と論点 …………………1
第1節　地域包括ケアシステムにおける供給と編成　2
　　　　──医療経済・政策学の視点から
第2節　地域包括ケアシステムの法・行政上の出自と概念拡大の経緯を探る　22
第3節　2014年「地域包括ケア研究会報告書」をどう読むか？　35

第2章　地域医療構想と病院再編 ………………41
第1節　「地域医療構想策定ガイドライン」と関連文書を複眼的に読む　42
第2節　病床「20万削減」報道をどうみるか？　51
　　　　──「専門調査会第1次報告」と「ガイドライン」の異同の検討
第3節　病院病床の大幅削減が困難と考えるもう1つの理由　59
　　　　──削減策失敗の歴史に学ぶ
第4節　7対1病床大幅削減方針の実現可能性と妥当性を考える　64
第5節　「非営利ホールディングカンパニー型法人制度」から「地域医療連携推進法人制度」へ　78

第3章　2000年以降の医療・社会保障改革とその加速 ……………89
第1節　2000年以降の日本の医療・社会保障改革　90
　　　　──政権交代で医療政策は大きく変わるか？
第2節　医療介護総合確保推進法案に対する3つの疑問　101
　　　　──医療提供体制改革部分を中心に
第3節　2014年衆院選結果と第三次安倍内閣の医療政策を複眼的に考える　106

第4節 財務省の社会保障改革提案の「基本的考え方」と医療制度改革
を複眼的に読む 122
第5節 「骨太方針2015」の社会保障費抑制の数値目標をどう読むか？
131
第6節 公的医療費抑制と医療の営利化は「避けられない現実」か？
136

第4章 日本における混合診療解禁論争と「患者申出療養」……141
第1節 日本における混合診療解禁論争 142
　　　──全面解禁論の退場と「患者申出療養」
第2節 規制改革会議の「選択療養制度」創設提案をどう読むか？ 154
第3節 「選択療養制度」修正案と安倍首相の指示を読む 159
第4節 「患者申出療養」の内容と背景と影響を複眼的に考える 165
補　論 韓国の医療産業化政策をめぐる論争を読む 173

第5章 リハビリテーション医療と健康・予防活動の経済分析
　　　………………………………………………………………177
第1節 リハビリテーション科医に必要な医療経済・政策学の視点と基礎知識
　　　──効果的・効率的で公平なリハビリテーションのために 178
第2節 今後の訪問リハビリテーションと2015年介護報酬改定 193
第3節 健康寿命延伸で医療・介護費は抑制されるか？ 202
　　　──『平成26年版厚生労働白書』を読む
第4節 予防・健康増進活動の経済評価の主な文献 208

第6章 2012〜2014年の保健・医療部門の学術研究の回顧と
展望 ………………………………………………………………219

初出一覧　241
あとがき　245
事項索引　247
人名索引　257

第 1 章　地域包括ケアシステムシステムの展開と論点

　本章では，今や「国策」とも言われるようになっている地域包括ケアシステムの歴史的展開・「進化」とそれをめぐる論点について検討します．

　第 1 節では，まず地域包括ケアシステムの歴史を 2 つの源流と法・行政面での「進化」の視点から検討します（後者は第 2 節で詳述します）．次に，地域包括ケアは「システム」ではなく，実態は「ネットワーク」であり，主たる対象は都市部であることを指摘します．第 3 に，医療経済・政策学の視点から，今後の地域包括ケアシステムについて，医療・医療費と関わる 3 つの論点を述べます．最後に，今後，地域包括ケアシステムを確立する上での 2 つのブレーキを指摘します．

　第 2 節では，地域包括ケアシステムの法・行政上の出自と概念拡大の経緯を探ります．この用語の政府関連文書上の初出は 2003 年の「2015 年の高齢者介護」ですが，当時は介護保険制度改革と位置づけられていました．この用語は 2004～2008 年の 5 年間，厚生労働省の公式文書から姿を消しましたが，2009・2010 年の「地域包括ケア研究会報告書」で復活し，2011 年の介護保険法改正で理念的規程が盛り込まれました．当時はこれの医療は診療所・在宅医療に限定されていましたが，2013 年の「社会保障制度改革国民会議報告書」は医療の範囲を病院医療にまで拡張し，「治す医療」から「治し・支える医療」へのパラダイム転換を提唱しました．2013 年の社会保障改革プログラム法では地域包括ケアシステムの法的定義が初めて導入され，これ以降，それは「国策」と言われるようになりました．

　第 3 節では，2014 年に発表された「地域包括ケア研究会［第 4 回］報告書」を検討し，その新しさ・「変化」と「不変化」を明らかにします．

第1節　地域包括ケアシステムにおける供給と編成
　　　——医療経済・政策学の視点から

(2015年9月)

はじめに

　地域包括ケアシステムは今や「国策」とも言われるようになっています．ちなみに，これは国の公式表現ではなく，厚生労働省の宇都宮啓保険局医療課長（当時）が，2012年10月4日，日本医師会・社会保険指導者講習会での講演「地域包括ケアシステムと医療・介護の連携」で用いたのが最初と思います（『週刊社会保障』2012年10月15日号：32頁）．

　そのためもあり，地域包括ケアシステムについての講演やシンポジウムは花盛りで，2015年7月11日に開かれた「第16回損保ジャパン日本興亜福祉財団賞受賞記念シンポジウム」でも，「地域包括ケアシステムの確立に向けてのサービス供給と編成のあり方」がテーマとされました．ここで「編成」とは，斉藤弥生氏が上記賞受賞作『スウェーデンにみる高齢者介護の供給と編成』で森田朗氏に依拠して用いている"organization"の訳語で，（介護）サービスの量的「供給」に対して，「サービスの組み立て」を意味します．

　以下は，このシンポジウムでの私の報告を再構成し，加筆したものです．まず地域包括ケアシステムの歴史を2つの視点から述べます．次に，地域包括ケア「システム」の実態は「ネットワーク」であり，主たる対象は都市部であることを強調します．第3に，医療経済・政策学の視点から，今後の地域包括ケアシステムの供給と編成について，医療・医療費と関わる3つの留意点または論点を提起します．最後に，今後，地域包括ケアシステムを確立する上での2つのブレーキについて述べます．

1 地域包括ケアシステムの歴史——2つの源流と法・行政面での「進化」

まず，地域包括ケアシステムの歴史を2つの視点から述べます．

(1) 「保健・医療系」と「福祉系」の2つの源流と3つの注意

最初に指摘したいことは，地域包括ケアシステムの源流は1つではなく，大きく分けて「保健・医療系」と「福祉系」の2つがあることです[1]．「保健・医療系」の源流としては，広島県の公立みつぎ総合病院（「みつぎ方式（モデル）」），同じく広島県の尾道市医師会，民間病院中心の「保健・医療・福祉複合体」等があげられます．「福祉系」の源流としては，社会福祉協議会や社会福祉法人（大半は特別養護老人ホーム開設）による地域福祉活動があげられます．これらのうち，「みつぎ方式」は1970年代から始まりましたが，それ以外のほとんどの源流は1990年代に始まりました．1960～70年代に全国的に注目された岩手県沢内村の病院医療と保健活動を一本化した取り組みも，自治体（病院）主導の「保健・医療系」の草分けと言えます[2]．小林甲一氏等（名古屋学院大学）も，地域包括ケアシステムを「医療重視・医師会主導型」（または「医療重視・医療機関主導型」）と「福祉重視・行政主導型」に二分して，詳細な事例検討を行っています[3,4]．

ここで注意していただきたいことが3つあります．第1は，源流の分類は私のものも小林氏らのものも概念的ものであり，各地で行われている地域包括ケアシステムは非常に多様なことです．「自治体主導」と「民間主導」という区分も可能ですが，前者にも「保健・医療系」（自治体病院主導）と「福祉系」（同，首長主導）の両方が存在します．

第2は，地域包括ケアシステムという用語の命名者は間違いなく山口昇医師（広島県公立みつぎ総合病院院長・当時）ですが，同氏が主導して作り上げた「みつぎ方式」は氏自身が認めているように，「公立みつぎ総合病院を核とした」病院基盤のシステムであり，現在の地域包括ケアシステムで想定さ

れている「地域基盤」のものとは異なることです(5)．行政が当初想定していた地域包括ケアシステムのモデルは，尾道市医師会の医療と福祉・介護の連携事業です(6, 7)．「みつぎ方式」が採用されなかった最大の理由は，それの費用がきわめて高額なためと思います．1990年代には，御調町（現・尾道市）の高齢者1人当たりの保健医療福祉投資総額は類似町の4倍にも達していました(8)．

注意すべき第3は，地域包括ケアを先進的に実践している社会福祉法人の中には，医療機関（病院）母体の社会福祉法人——私流に言えば，「保健・医療・福祉複合体」傘下の社会福祉法人——が少なくないことです(9, 10)．例えば，厚生労働省のホームページの「地域包括ケアシステム」には「地域包括ケアシステム構築へ向けた取組事例」が10グループ紹介されていますが，社会福祉法人が主導していると説明されている3グループは，すべて医療法人母体です．

私は，このような実態的には「保健・医療系」の地域包括ケアの方が，純粋の「福祉系」の地域包括ケアより医療と介護・福祉の連携がスムーズに行われているとの印象を持っています．小林甲一氏等も，尾道市に存在する3種類の先進的な「医療主導による地域包括ケアシステムの形成と展開」を詳細に検討し，「地域における医療，あるいは『医業』の力強さとそれが抱えるつながりの深さ」に注目しています(4)．

(2) 法・行政的には2003年に出現し，2014年まで変化・拡大・「進化」

次に，地域包括ケアシステムという用語の法・行政上の出自を簡単に述べます(1)．一言で言うと，法・行政的には，地域包括ケアシステムという用語は2003年に初めて用いられて以降2014年まで，変化・拡大・「進化」または試行錯誤し続けています．

まず，地域包括ケアシステムという用語の法・行政上の初出が2003年の高齢者介護研究会の報告書「2015年の高齢者介護」であることは間違いありません．ただし，当時はそれは介護保険制度改革として提起され，様々な

サービスのうち介護サービスが「中核」とされました．次に，意外なことに，2004〜2008年の5年間，厚生労働省は地域包括ケアシステムという用語を全く使わず，この時期はこの用語の「法・行政的空白（停滞）期」と言えます．この時期は，小泉政権の厳しい医療・介護費抑制時代と重なります．

その後，地域包括ケアシステムは，2009・2010年の「地域包括ケア研究会報告書」で復活しました．これの背景には，福田・麻生自公政権および民主党政権により，「社会保障の機能強化」への路線転換が行われたことがあります．ただし，この時点では地域包括ケアシステムの構成要素に含まれる医療は診療所医療と訪問診療に限定されていました．2011年の介護保険法改正では，地域包括ケアシステムの理念的規定が盛り込まれましたが，地域包括ケアシステムという用語は用いられず，それに含まれる医療も相変わらず診療所医療が想定されていました．

このような，今から見るとかなり狭い地域包括ケアシステムの概念・範囲を大きく拡大したのが，2013年の「社会保障制度改革国民会議報告書」で，医療と介護の一体化，および地域包括ケアシステムにおける医療（病院）の役割を強調しました．この報告書でもう1つ注目すべきことは，「治す医療」・「病院完結型医療」から「治し・支える医療」・「地域完結型医療」へのパラダイム転換を提唱したことです．

ここで注意していただきたいのは，報告書が「支える医療」（単なるケア）ではなく「治し・支える医療」（キュア＆ケア）を，病院抜き・在宅医療偏重の「地域完結型医療」ではなく，病院を重要な構成要素として含む「地域完結型医療」を提唱したことです．これは，医療界・医療機関に地域包括ケアシステム構築への積極的参加を求めたメッセージでもあり，事実，この報告書を契機にして，医師会・病院団体の地域包括ケアシステムへの取り組みが急速に強まっています．

さらに，2013年の社会保障改革プログラム法で地域包括ケアシステムは初めて法的定義を与えられ，2014年診療報酬改定で「地域包括ケア病棟」が新設されました．さらに2014年の「地域包括ケア研究会報告書」は急性

期病院と施設の積極的役割を初めて認めました[(11)]．

　言うまでもなくすべての制度は歴史的産物です．私は，今後の地域包括ケアシステムの供給と編成を考える上でも，このような地域包括ケアシステムの源流と「進化」を踏まえる必要があると思います．逆に，歴史を無視して，主観的に自己の理想と考える「あるべき（あるいはホンモノの）地域包括ケアシステム」を論じるのは有害無益です．

2　地域包括ケア「システム」の実態はネットワーク

　第2に，各地で実践されている地域包括ケアは多様であり，全国共通の「システム」はなく，実態は「ネットワーク」であることを述べます．

　「システム」（制度・体制）という用語は，国が法律またはそれに基づく通知等により，全国一律の基準を作成して，都道府県・市町村，医療機関等がそれに従うものを連想させます．社会保障制度における代表例は年金「制度」，医療保険「制度」，介護保険「制度」です．医療提供「体制」は，これらよりも医療機関の自由度が大きいですが，それでも全国一律の診療報酬「制度」等により細部まで国の規制・監督が行われています．

　しかし，国・厚生労働省が目指している地域包括ケアシステムはこのような意味での「システム」ではなく，各地域で自主的に取り組むことが求められている「ネットワーク」です【注1】．ただし，前述した「みつぎ方式」は，すべてが公立の施設・事業で構成され，しかも一元的に運営されているので「システム」と言えます．

　なお，「システム」という用語は，国または自治体レベルの「制度」・「体制」だけでなく，一元的に運営されている（大規模）事業体・グループを指す用語としても用いられます．上述した「複合体」のなかには，自グループを「〇〇システム」と標榜しているものが少なくありません．アメリカでも同種グループは，"hospital systems"，"integrated health systems" 等と呼ばれます【注2】．

私自身は，地域包括ケアシステムの実態がネットワークであることを2013年1月に初めて指摘したのですが[12]（文献12:98頁），その後の調査で，厚生労働省における地域包括ケアシステムの初期の主導者（中村秀一氏と香取照幸氏）は，地域包括ケアシステムが最初に提唱された2003年からこのことを指摘していたことが分かりました[1]。

　地域包括ケアシステムの実態がネットワークであることは，2013年8月に発表された社会保障制度改革国民会議報告書が「地域包括ケアシステムというネットワーク」とのストレートな表現を用いて以来，行政内外で広く認識されるようになっています．例えば，2015年6月に発表され，2025年までに病院病床を大幅削減する必要があると提言して大きな注目を集めた官邸の社会保障制度改革推進本部「医療・介護情報の活用による改革の推進に関する専門調査会第1次報告」は，地域包括ケアシステムと「医療・介護のネットワーク」をほとんど同じ意味で何度も用いています．

　地域包括ケアシステムの実態がネットワークである以上，全国一律のモデルはないことになります．このことは，誰が地域包括ケアシステムの中心を担うかは地域によって違うことを意味します．原勝則老健局長（当時）は，2013年に，「医療・介護・生活支援といったそれぞれの要素が必要なことは，どの地域でも変わらないことだと思うが，誰が中心を担うのか，どのような連携体制を図るのか，これは地域によって違ってくる」と明快に述べました[12]（文献12:104頁）．

主たる対象は都市部

　地域包括ケアシステムの供給と編成を考える上でもう1つ強調したいことは，地域包括ケアシステムの主たる対象は都市部であることです．このことを最初（2012年）に指摘したのは「地域包括ケア研究会」座長を長年勤めている田中滋氏（現・慶應義塾大学名誉教授）です：「このシステムで日本中をカバーできるとはもともと考えていない．そもそもこの戦略の主なターゲットは"都市"とその近郊である」[12]（文献12:99頁）．

現役の厚生労働省高官でこのことに触れた方はいませんが，宮島俊彦元老健局長は退任直後に同様な発言をしています：「そもそも『地域包括ケア』は，今後高齢者が急激に増える大都市圏を想定したものである．（中略）私のイメージはヨーロッパの城塞都市だ」[12]（文献12:104頁）．なお，私の経験では，厚生労働省高官は退任直後に，現役時代には封印していた「本音発言」をしばしばします．

主な対象が都市部であるとの発言は一見農村部軽視にみえます．しかし今後の人口高齢化，特に後期高齢人口の急増が首都圏を中心とした都市部で著しいこと，それにもかかわらずこれら地域では他地域に比べて，人口当たりの病床数・老人施設定員がはるかに不足していることを考えると，合理的と言えます．

なお，2015年6月30日に閣議決定された「まち・ひと・しごと創生基本方針2015」では，「地域包括ケアシステムの構築」は，「都市のコンパクト化と周辺等の交通ネットワーク形成に当たっての政策間連携の推進」の「具体的取組」のなかで，1箇所出てくるだけです（34頁）．このことは，地域包括ケアシステムの主たる対象が都市部であることの傍証になると思います．

3 地域包括ケアシステムの供給と再編を考える上での留意点・論点

3番目に，医療経済・政策学の視点から，今後の地域包括ケアシステムの供給と再編について医療・医療費と関わる留意点または論点を3つ述べます．

(1) 厚生労働省は「自宅」での死亡割合の増加は想定していない

第1は，厚生労働省は地域包括ケアシステムを構築し，在宅ケアを大幅に拡充することを目指しているが，「自宅」（マイホーム）での死亡割合の増加は想定・期待していないことです．厚生労働省が目指しているのは，地域包括ケアシステムにより「居宅生活の限界点を高める」ことです．具体的には，「限界点を高める」ことにより，住み慣れた居宅ですごす期間をできるだけ

図 1-1　死亡場所別，死亡者数の年次推移と将来設計

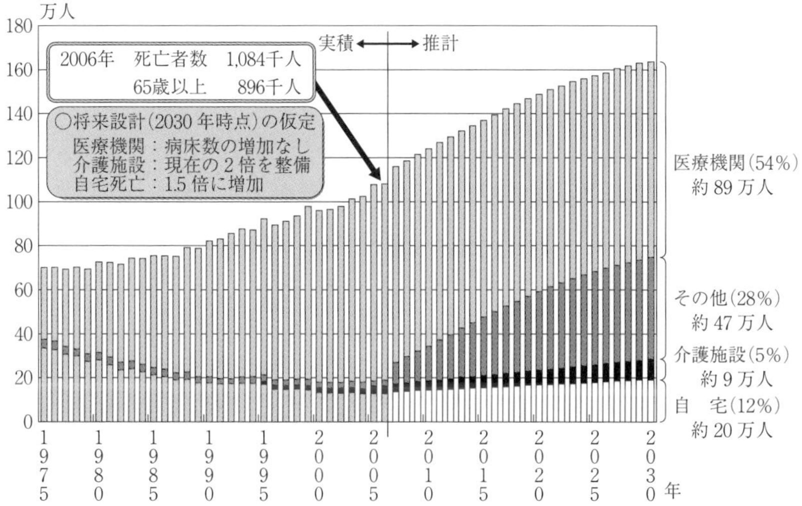
万人
180
160
140
120
100
80
60
40
20
0
実積
推計
2006年　死亡者数　1,084千人
65歳以上　896千人
○将来設計（2030 年時点）の仮定
医療機関：病床数の増加なし
介護施設：現在の 2 倍を整備
自宅死亡：1.5 倍に増加
医療機関（54%）
約 89 万人
その他（28%）
約 47 万人
介護施設（5%）
約 9 万人
自　宅（12%）
約 20 万人
1975
1980
1985
1990
1995
2000
2005
2010
2015
2020
2025
2030
年

※介護施設は老健，老人ホーム

出典：厚労省「平成 24 年度診療報酬改定について」「②今回（平成 24 年度）の診療報酬改定について」（初出は鈴木康裕老人保健課長，2008）．

資料：2006 年（平成 18 年）までの実績は厚生労働省「人口動態統計」．
2007 年（平成 19 年）以降の推計は国立社会保障・人口問題研究所「人口統計資料集（2006 年度版）」から推定．

延ばし，その結果，終末期あるいはそれよりももう少し長い期間の病院・施設への入院・入所の率と期間をできるだけ抑制することを目指しているのです．ただし，正確に言えば，目指されているのは人口高齢化による入院・入所の率と期間の増加の抑制であり，今後の急速な人口高齢化を考えると，現在の入院・入所率と期間そのものが絶対的に減る（抑制される）わけではありません．

「限界点を高める」という魅力的なフレーズは，民主党政権時代の 2012 年 2 月の閣議決定「社会保障・税一体改革大綱について」で用いられました(12)（文献 12:125 頁）．2014 年の「地域包括ケア研究会報告書」では「限界点を高める（限界点の向上）」が 5 回も使われており（7, 36, 37, 37, 38 頁），今や地

域包括ケアシステムの隠れたキーワードの1つになっています．私は，地域包括ケアシステムの究極の目的は，今後の「死亡急増時代」に「死亡難民」が生じて社会問題化するのを予防することであり，「自宅死亡割合」の増加ではないと理解しています．

　この点の一番の傍証になるのが，厚生労働省老健局が2008年に発表した「死亡場所別，死亡者数の年次推移と将来推計」です（図1-1）．これは，2030年に，自宅でも病院でも施設でも死ねない「死亡難民」が47万人（死亡者の28%）にも達するという誤解・無用な不安を生んだ問題ある推計ですが，1つ評価できることがあります．それは，2030年の自宅死亡割合は2010年と同じ12%と想定したことです．私はこれはリアルな認識だと思います．私は，今後の単身者の急増，家族介護力の低下等を考えると，地域包括ケアシステムが構築されても，死に場所の中心は病院であり続け（ただし，割合は徐々に低下），老人施設やサービス付き高齢者向け住宅等の「自宅以外の在宅」が補完すると判断しています．2014年の「地域包括ケア研究会報告書」も「住まい」での看取りに加えて，「医療機関等」での看取りを初めて肯定的に位置づけました[11]．

　先述した「医療・介護情報の活用による改革の推進に関する専門調査会第1次報告」は，2025年までに，「医療・介護のネットワーク形成」（ほぼ地域包括ケアシステムと同義）により，約30万人が病院から「介護施設や高齢者住宅を含めた在宅医療」に移行すると推計していますが，これは非現実的と思います．

2000～2013年の死亡場所の変化

　ここで，2000～2013年の13年間の全国の死亡場所別割合の変化を簡単に示します（表1-1）．医療施設（病院と診療所）での死亡割合は81.0%から77.8%へと3.2ポイント減少しました．ただし，実数は20.8万人も増加しています．自宅での死亡割合も，13.9%から12.9%へと1.0ポイント減少しています．厳密に言えば，自宅死亡割合は2005・2006年の12.2%を「底」と

表 1-1　死亡の場所別にみた死亡数割合の推移

年	総数	病院 (A)	診療所 (B)	老健施設 (C)	老人ホーム (D)	自宅	その他	医療施設 (A+B)	老健・ホーム (C+D)
2000	100.0	78.2	2.8	0.5	1.9	13.9	2.8	81.0	2.4
2005	100.0	79.8	2.6	0.7	2.1	12.2	2.5	82.4	2.8
2010	100.0	77.9	2.4	1.3	3.5	12.6	2.3	80.3	4.8
2011	100.0	76.2	2.3	1.5	4.0	12.5	3.5	78.5	5.5
2012	100.0	76.3	2.3	1.7	4.6	12.8	2.2	78.6	6.3
2013	100.0	75.6	2.2	1.9	5.3	12.9	2.2	77.8	7.2
2000-2013	0.0	－2.6	－0.6	1.4	3.4	－1.0	－0.6	－3.2	4.8

資料：厚生労働省「人口動態統計」．
注：「助産所」は略（1990 年以降は死亡割合 0.00%）．
注：「老人ホーム」とは，養護老人ホーム，特別養護老人ホーム，軽費老人ホーム及び有料老人ホーム．「自宅」には，グループホーム，サービス付き高齢者住宅，届け出のない老人施設を含む．

して，それ以降微増していますが，明らかに増加基調に転じたとまでは言えません．それらと対照的に老人ホームと老人保健施設での死亡割合は 2.4%から 7.2%へと 4.8 ポイントも増加しています．

このように全国レベルで見ると自宅死亡割合は 21 世紀に入ってからも大きくは変化していませんが，都道府県別自宅死亡割合とその順位は劇的に変化しており，大都市部での上昇が顕著です[12]（文献 12:113 頁）．その結果，2013 年は東京が 16.7%（23 区内 17.9%）でトップになりました．以下，②兵庫 16.4%，③千葉 15.8%，④神奈川 15.5%，⑤大阪 15.2% の順であり，トップ 5 が首都圏と関西圏で占められています．

大都市部における自宅死亡割合の上昇の要因として一般的には在宅医療・ケアの普及が指摘されますが，それ以外に「孤独死」の増加も見逃せません．東京都監察医務院の調査によると，2000 〜 2011 年の東京都区部における自宅死亡増加の 4 割は「孤独死」の増加によるものです[12]（文献 12:122 頁）．

「本人と家族の選択と心構え」・「一人で死ぬ覚悟」

従来，自宅での死亡は家族に看取られた麗しい死亡であるかの言説が振りまかれていますが，それは幻想です．それに対して，2013 年の「地域包括

ケア研究会報告書」は,今後,要介護高齢者が地域包括ケアの下で自宅生活を続ける際には,常に「家族に見守られながら自宅で亡くなる」わけではないという「本人と家族の選択と心構え」が求められると問題提起しました[12](文献12:105頁).さらにこの研究会の座長の田中滋氏は,講演などでは,これが「1人で死ぬ覚悟」を意味するとストレートに述べています[13].私は個人的にはこれに賛成です.ただし,日本人,特に高齢者と家族の医療依存の強さを考えると,そのような「覚悟」ができる強く自立した高齢者と家族は必ずしも多くはないし,そのような方が今後急増することも考えにくいと思っています.

なお,2015年6月30日に閣議決定された「経済財政運営と改革の基本方針2015」(「骨太方針2015」)では,「在宅や介護施設等における看取りも含めて対応できる地域包括ケアシステムを構築する」とされました.安倍内閣の「骨太方針2013」と「骨太方針2014」も地域包括ケア(システム)に言及していましたが,地域包括ケアシステムに看取りを含むと明示したのは「骨太方針2015」が初めてです.それに対して,2013年の社会保障改革プログラム法と2014年の医療介護総合確保推進法では,地域包括ケアシステムは「自立した日常生活の支援が包括的に確保される体制」とされ,看取りには言及していません.

以上をまとめると,私は,地域包括ケアシステムを推進し,「居宅生活の限界点を高める」ことには賛成ですが,それにより病院病床の削減や自宅での死亡割合を高めることは困難だと考えています.ただし,今後の死亡急増時代には,自宅での死亡実数が相当増加するのは確実です.

(2) 地域包括ケアシステムと地域医療構想は相補的

第2の留意点または論点は,地域包括ケアシステムと「地域医療構想」(病院病床の機能分化と連携)との関係です.

地域包括ケアシステムの研究者や実践家の中には,地域包括ケアシステムの重要性を強調する余り,それが「上位概念」であり,地域医療構想はそれ

に含まれる「下位概念」であると理解している方が少なくありません．例えば，筒井孝子氏は「医療・介護サービスの適切な利用を支えるための提供システムのデザインが地域包括ケアシステムであり，地域医療構想は，この地域包括ケアシステムのうちの医療サービス提供に着目し，その改革の方向性を示すとともに，PDCAサイクルの工程による計画を記したもの」と説明しています．しかし，これは地域包括ケアシステムの過大評価・地域医療構想の過小評価で，誤りです[14]．

なぜなら，地域包括ケアシステムと地域医療構想は，法・行政的にも，実態的にも，同列・同格であり，相補的（車の両輪）だからです．法的には，「地域包括ケアシステムという用語を初めて用いた2013年の社会保障改革プログラム法の第4条4で，「政府は，①医療従事者，医療施設等の確保及び有効活用等を図り，効率的かつ質の高い医療提供体制を構築するとともに，②今後の高齢化の進展に対応して地域包括ケアシステム（中略）を構築することを通じ，地域で必要な医療を確保するため」（以下略）とされ，「効率的かつ質の高い医療提供体制」と「地域包括ケアシステム」の構築は同格・同列とされています．①と②は私が便宜的に付け，①の具体化が現在の「地域医療構想」です．この扱いは，2014年の医療介護総合確保推進法でも踏襲されています：「効率的かつ質の高い医療提供体制を構築するとともに地域包括ケアシステムを構築することを通じ，地域における医療及び介護の総合的な確保」．ただし，法的には，地域包括ケアシステムと地域医療構想との具体的な関係・線引きは示されていません．

実態的にも，地域包括ケアシステムはまだ発展途上であり，各地域でのあり方はきわめて多様で，病院を含まないものも少なくありません．先述したように，この数年地域包括ケアシステムの概念・範囲は拡大し，病院医療を含むようになっていますが，それは主として地域密着型の中小病院（概ね200床未満）であり，高度急性期を担う大病院は含まれていません．厚生労働省の担当者もそのように説明しています．

ただし，この点についての明示的な規定はなく，例えば，私の地元の愛知

県では，藤田保健衛生大学病院や名古屋第二赤十字病院等の大規模病院が地域包括ケアに積極的に関わっています．また，大規模急性期病院が多い「地域医療機能推進機構（旧・全社連・厚生団・船保会が合同）も，「全国57病院が一丸『地域包括ケア』の牽引役を担う」とアピールしています（『Doctor's Magazine』2014年4月号：13頁）．私は，大病院の地域包括ケアへの関わりは，それぞれの病院・地域が決めればよいと思っています．この点でも，地域包括ケアはシステムではなくネットワークなのです．

後期高齢者が急増しても急性期医療のニーズは減らない

　前述したように，地域包括ケアシステムのなかで病院は「治す医療」（キュア）から「治し・支える医療」の担い手に変化することが求められていますが，それにより，「治す医療」の役割がなくなるわけではなく，ましてや「病院の世紀の終焉」が生じるわけでもありません[15]．

　今後急増する後期高齢者の医療では「治す医療」（キュア）ではなく「支える医療」（ケア）が必要になるので，急性期医療のニーズは縮小するとの言説もあります．しかし，日本の後期高齢者は，他国と比べてもきわめて健康であり，約7割が健康意識が「よい」か「ふつう」と回答しています（厚生労働省『平成25年国民生活基礎調査』，内閣府『高齢者の生活と意識に関する国際比較調査』平成22年）．このような人びとが心筋梗塞や脳卒中等の急性疾患になった場合に，「治す医療」をせずに，最初から「支える医療」のみをすることは，社会的に許されません．

　また，政府が発表するどんな推計によっても，今後，病院の費用が国民医療費または医療・介護費の中心を占めています．武田俊彦厚生労働省大臣官房審議官も，2015年4月の講演で，「救急の受け入れ体制は地域包括ケアと不可分」，高齢者の第二次救急（病院）の問題は「地域包括ケアシステムそのものである」と強調しています[16]．以上から，私は21世紀にも「病院の世紀」が続くと判断しています．

(3) 地域包括ケアシステムにより医療・介護費用が低下することはない

　第3の留意点または論点は，地域包括ケアシステムにより医療・介護費用が低下することはない，です．

　私は1980年代以来，30年以上，地域・在宅ケアの経済評価，費用効果分析を研究テーマの1つにしています．そして，少なくとも重度の要介護者・患者の場合には，地域・在宅ケアの費用が施設ケアに比べて高いことは，1990年代以降，医療経済学の膨大な実証研究により確立された国際的常識になっています[17]．

　第16回損保ジャパン日本興亜福祉財団賞を受賞した斉藤弥生さんの『スウェーデンにみる高齢者介護の供給と編成』にも，スウェーデンでも，エデバルグが「ホームヘルプは安く，老人ホームは高いとの神話」を批判し，「後期高齢者に対してはホームヘルプによる在宅介護は［全室個室の］老人ホーム介護より30％もコストが高いことを［1987年に］示した」と書かれています[18]．「地域包括ケアシステムについての国際的な研究動向」を詳細に検討した筒井孝子氏も，「コスト面での効率化に関するエビデンスは不明」，「コストパフォーマンスに関しては，未だ十分な研究がなされていない」と紹介しています[19]．

　実は，厚生労働省は1990年代までは地域・在宅ケアを拡充すれば医療・介護費が抑制できるとの期待を持っていたようですが，21世紀に入ってからはそのような主張はしていません．私の知る限り，このことを最初に認めた厚生労働省の高官は佐藤敏信保険局医療課長（当時）で，2008年に，「在宅と入院を比較した場合，在宅のほうが安いと言い続けてきたが，経済学的には正しくない．例えば女性が仕事を辞めて親の介護をしたり，在宅をバリアフリーにしたりする場合のコストなども含めて，本当の意味での議論をしていく時代になった」と率直に発言しました（2008年11月14日全国公私病院連盟「国民の健康会議」）．

　地域包括ケアシステムの批判者の中には，厚生労働省がそれにより医療・

介護費の抑制を目指していると主張されている方もいますが，厚生労働省の高官で，そのような発言をしている方はいません．ただし，医療・介護の実態を知らない経済官庁や政治家にはまだ，地域包括ケアシステムで費用が抑制できるとの誤解・幻想が残っています．

おわりに――地域包括ケアシステム確立の2つのブレーキ

最後に，今後，地域包括ケアシステムを確立する上での2つのブレーキについて述べます．私が本節で一番強調したいのはこのことです．

私は，佐藤医療課長が「女性が仕事を辞めて親の介護をしたり」する場合のコストに言及していることに注目しています．地域包括ケアシステムでは，厚生労働省の定義する「共助」（社会保険）と「公助」の大幅拡大は想定されておらず，「自助」と「互助」の拡大が目指されており，「自助」の1つとして家族介護を拡大することが暗黙の了解とされています．しかし，それを無理に促進すると，現在年間10万人に上っている「介護離職」が増加し，それによりすでに生じている現役労働者の減少に拍車がかかる危険があります（総務省「平成24年就業構造基本調査」）．これは，安倍政権が表看板にしている「アベノミクス」の第3の柱である「成長戦略」の重大な障害になります．私はこの面から，今後，地域包括ケアシステムによる在宅ケアの拡大にはブレーキがかかると予想しています．

実は，「自助，互助，共助，公助」の4区分とそれぞれの定義を初めて提唱した2009年の「地域包括ケア研究会報告書」では，「自助」は「自ら働いて，又は自らの年金収入等により，自らの生活を支え，自らの健康は自ら維持すること」（3頁），「自らの選択に基づいて，自らが自分らしく生きる」（7頁）と，個人単位で定義されていました．それに対して，「互助は，家族・親族等，地域の人々，友人たち等との間の助け合い」と定義され，家族の助け合いは「互助」に含まれていました（7頁）．2010～2014年の「研究会報告書」には，「自助」・「互助」等のまとまった定義・説明はありません．

しかし，安倍政権が2013年8月に閣議決定した「社会保障改革プログラ

ム法案」の「骨子」前文には,「自ら又は家族相互の助け合いによって支える自助・自立」と明記されていました[12](文献12:54頁).最終的な法文ではこの表現は削除されましたが,家族の支援・介護を自助に含める考えは安倍首相・内閣の持論であり,最近の厚生労働省の地域包括ケアシステムの解説の中には,「自助:(中略)自身や家族による対応」と明記しているものもあります(ただし,「自助　自らのことを自分でする」と,家族を含めていない説明もあり,一定しません)【注3】.

もう1つブレーキになるのは,「骨太方針2015」で,今後5年間,小泉政権時代を上回る医療・介護費の抑制が目指されていることです[20].具体的には,「骨太方針2015」の今後5年間の社会保障関係費(国庫負担分)の自然増削減の「目安」は1.9兆円であり,医療危機・医療荒廃をもたらしたとして悪名高い「骨太の方針2006」の5年間の削減目標1.1兆円より,7割も多いのです.しかも,「社会保障給付費」総額(社会保険料と国・自治体負担の合計)のうち,国庫負担が3割(2015年度予算では29.1%)であることを踏まえると,国庫負担1.9兆円の削減は,社会保障給付費ベースではその約3倍の約6.3兆円もの削減をもたらすのです.

「骨太方針2015」も言葉としては,「地域包括ケアシステムを構築する」ことを謳っています.地域包括ケアシステムでは共助と公助(社会保険料と公費)の大幅な拡大は想定されていませんが,そうは言っても,それを全国レベルで普及するためには,相当の公的費用(社会保障給付費)の投入が不可欠です.しかし,「骨太方針2015」により,それに不可欠な公的費用が相当圧迫・圧縮される危険が強いと言えます.

【注1】　私は1987年に,都市部では「システムからネットワークへ」と主張
　私は,東大病院リハビリテーション部の上田敏先生(後に教授)の指導を受けながら,1975年〜1985年に東京・代々木病院で,脳卒中患者を主な対象としたリハビリテーションの診療と臨床研究に従事しました.当時は,脳卒中リハビリテーションは温泉地のリハビリテーション専門病院で行うことが常識でしたが,専門設備・スタッフの不足する一般病院でも,当初は医師と看護師およびソーシャルワー

カーが、その後理学療法士と作業療法士が加わり、チームを組んで「早期リハビリテーション」を行うことにより、8割の患者を直接自宅に帰すことができました。ただし、私は最初から「[一般]病院完結型」のリハビリテーションは目指さず、リハビリテーション専門病院や長期療養施設（大半は老人病院）との連携、つまり「地域完結型」リハビリテーションを目指しました。

　この経験を踏まえて、1987年に出版した上田敏先生との共著『脳卒中患者の早期リハビリテーション』の「Ⅲ．一般病院のリハの運営」の「4．地域ケアシステムの中で病院は中心的な役割をもつ」では、冒頭の見出しを「システムからネットワークへ」と付け、以下のように述べました[21]（文献21：初版210頁．第2版224頁）。

　「東京では地域社会全体の施設間連携はなくて、各病院の連携しかいえないんです。都会においては農村部におけるような医療機関の"地域割"がなく、各病院の診療圏が錯綜していますから。

　ですから、いまはやりの言葉を使いますと、システムからネットワークへという問題だと思います。これは Naisbitt が『メガトレンド』[三笠書店、1983]で強調している点ですけれども、要するにいままでシステムというと、上意下達の堅いシステムだけが考えられていた。各医療機関、あるいは福祉機関の、配置や機関としての連携をどうとるかということを考えていたのですが、大事なのは、患者を通した専門職同士の連携、ネットワークですね。こういうものがそれこそ網の目のようにできていないと、形式的に上からシステムを作ってもそれが生きないと思うのです。よく連携というと公式な制度が論じられることが多いのですが、少なくとも都市部ではそういうものはほとんど無力です。

　とくに私たちは民間病院で国公立病院のような"権限・権威"は全くありませんから、個々の患者のケアをどうするかということを通して他組織の人々と結びつくしかない。逆にいうと、こういう人の結びつきが制度化されますと、非常に強いものになるということをとくに強調したい」。

　手前味噌ですが、30年近く前に提起したこの視点は、現在の「地域包括ケア」、特に社会保障制度改革国民会議報告書の「地域包括ケアシステムというネットワーク」に通じると思います。

【注2】「システム」と「ネットワーク」は対立物ではなく連続

　私は1996～1998年に「保健・医療・福祉複合体」の全国調査を行ってその実態を明らかにすると同時に、その経済的・医療的効果と4つのマイナス面を指摘しました[9]（文献9:36-43頁）。「複合体」は事業所レベルの「システム」とも言えますが、当時、地域・在宅ケアを熱心に推進されていた方は、それの意義を否定し、各種保健・医療・福祉サービスの連携（ネットワーク）を対置しました。それに対して私は、「連携と『複合体』とは『スペクトラム（連続体）』を形成している」と指摘し、以下のように述べました[22]（文献22:99頁）。

「全国的に見れば，独立した単機能の施設間の麗しい連携（ネットワーク）が有効に機能している地域は，保健・医療・福祉サービスのすべてが特別に充実しているごく一部の大都市部に限られる．逆に，大規模『複合体』がすべての保健・医療・福祉サービスの『囲い込み』を行っている地域も，ごく一部の農村部に限られる．これらを両端として，大半の地域では，入所施設開設『複合体』，『ミニ複合体』，単機能の医療・福祉施設とが競争的に共存しているのが現実である．正に，『真理は中間にある』と言えよう」．

　私は地域包括ケアについても同様のことが言えると思います．特に保健・医療・福祉の人的・物的資源が限られている地方では，地域包括ケア「ネットワーク」の中心をその地方の代表的「複合体」が担うことになると思います．この意味では，地域包括ケアは「複合体」にとっての新たな「追い風」になると私は判断しています[10]（文献 10:174-175 頁）．

【注3】 厚生労働省の「自助」の定義は2つある！？

　本節を執筆するために，厚生労働省の「地域包括ケアシステム」のウェブ上の説明を再チェックしたところ，「自助」の定義が2つあることが分かりました．

　一番ポピュラーな「地域包括ケアシステム」のサイトの〈地域包括ケアシステムの5つの構成要素と「自助・互助・共助・公助」〉では，〈自助　■自分のことを自分でする　■自らの健康管理（セルフケア）　■市場サービスの購入〉，〈「自助」には「自分のことを自分でする」ことに加え，市場サービスの購入も含まれる〉と書かれ，家族には触れていません（www.mhlw.go.jp/stf/seisakunitsuite/bunya/hukushi_kaigo/kaigo_koureisha/chiiki-houkatsu/）．これは2009年の「地域包括ケア研究会報告書」の定義に近いと思います

　それに対して，「介護予防・日常生活支援総合事業の推進に向けて　平成27年5月　厚生労働省老健局振興課」というサイトでは，〈自助：・介護保険・医療保険の自己負担部分・市場サービスの購入・自身や家族による対応〉と書かれ，家族が自助に含まれています（www.mhlw.go.jp/file/06-Seisakujouhou-12600000-Seisakutoukatsukan-0000087534.pdf）．これは2009年の「地域包括ケア研究会報告書」の定義とは明らかに異なります．

　しかし不思議なことに，両サイトとも，相異なる「自助」の定義の出所として「平成25年［2013年］地域包括ケア研究会報告書」をあげています．ただし，その報告書にはこのような説明はありません．2013年の報告書では「本人・家族の選択と心構え」という新しい提起がされました．これは突き詰めれば，アメリカ流の個人を絶対化する自己決定論への「異議申し立て」と言えると思いますが，これはあくまで「意思決定」についてのことであり，ここから「自助」＝「自身や家族による対応」とすることはできません．

　いずれにせよ，このような異なる「自助」の説明の併存は不適切であり，地域包括ケアの実践者・研究者の間に混乱をもたらしています．厚生労働省は早急に「統

一見解」を示すべきと思います．

　なお，伝統的な「自助・互助（または共助）・公助」の3分類では，「家族」は「互助（共助）」に入れる理解が一般的でした．それに対して，2012年の「社会保障制度改革推進法」の下敷きとされた自民党「社会保障制度改革基本法案」（2012年6月）は，「自らの生活を自ら又は家族相互の助け合いによって支える自助」，「家族相互の助け合いを通じた自助」と，個人と家族を一体化して「自助」と見なしました(12)（文献12：161-162頁）．この見解が，本文で紹介した2013年の「社会保障改革プログラム法案」の「骨子」前文で復活し，その後の安倍政権の医療・社会保障政策にも踏襲されていると考えられます．

文　献
（1）二木立「『地域包括ケアシステム』の法・行政上の出自と概念拡大の経緯を探る」『文化連情報』444号：20-28, 2015.【本章第2節】
（2）千田敏之「沢内病院　かつての地域医療のお手本は今」『日経メディカル』2015年5月号：33-36, 2015.
（3）小林甲一・市川勝「『高齢者保健福祉』から『地域包括ケア』への展開――医療・介護の連携をめぐって」『名古屋学院大学論集 社会科学篇』50(1)：1-20, 2013.
（4）小林甲一・市川勝「医療主導による地域包括ケアシステムの形成と展開――広島県尾道市におけるモデル構築を事例に」『名古屋学院大学論集 社会科学篇』51(3)：1-18, 2015.
（5）山口昇「地域包括ケアのスタートと展開」．髙橋紘士編『地域包括ケアシステム』オーム社，2012, 12-37頁．
（6）川越雅弘「我が国における地域包括ケアシステムの現状と課題」『海外社会保障研究』162号：4-15, 2008.
（7）片山壽『父の背中の地域医療』社会保険研究所，2009.
（8）二木立『21世紀初頭の医療と介護』勁草書房，2001, 195-197頁．
（9）二木立『保健・医療・福祉複合体』医学書院，1998.
（10）二木立「日本の保健・医療・福祉複合体の最新動向と『地域包括ケアシステム』」．二木立『TPPと医療の産業化』勁草書房，2014, 165-180頁．
（11）二木立「2014年『地域包括ケア研究会報告書』をどう読むか？」『日本医事新報』4703号：15-16, 2014.［本章第3節］
（12）二木立『安倍政権の医療・社会保障改革』勁草書房，2014.
（13）田中滋「第20回日本慢性期医療学会福井大会報告」2013年1月10日（http://manseiki.net/?p=1832&print=1）．
（14）筒井孝子「地域包括ケアシステムにおける病院看護部門の今後のあり方」『病院』74(5)：326-331, 2015.
（15）猪飼周平『病院の世紀の理論』有斐閣，2010, 205-232頁．

(16) 武田俊彦「医療保険制度改革」『社会保険旬報』2605 号：12-18, 2015.
(17) 二木立「リハビリテーション医に必要な医療経済・政策学の視点と基礎知識」『文化連情報』436 号：16-24, 2014.【本書第 5 章第 1 節】
(18) 斉藤弥生『スウェーデンにみる高齢者介護の供給と編成』大阪大学出版会，2014, 187-188 頁.
(19) 筒井孝子「地域包括ケアシステムに関する国際的な研究動向」．髙橋紘士編『地域包括ケアシステム』オーム社，2012, 38-56 頁.
(20) 二木立「『骨太方針 2015』の社会保障費抑制の数値目標をどう読むか」『日本医事新報』4760 号：17-18, 2015.【本書第 3 章第 5 節】
(21) 二木立・上田敏『脳卒中患者の早期リハビリテーション――これからの考え方と進め方』医学書院，1987, 第 2 版, 1992.
(22) 二木立「医療・福祉の連携か複合か――両者の対立は無意味，真理は中間にある」『Gerontology』14 巻 3 号，2003（二木立『医療改革と病院――幻想の「抜本改革」から着実な部分改革へ』勁草書房，2004, 97-106 頁）．

第2節　地域包括ケアシステムの法・行政上の出自と概念拡大の経緯を探る

(2015年3月)

はじめに

「地域包括ケアシステム」は，当初は介護保険制度改革として提起されましたが，その後，概念が変化・拡大し，現在では2025年に向けた医療・介護制度の一体的改革の代名詞となっています．ただし，この用語の法・行政上の出自と概念の変化・拡大の経緯を包括的に検討した文献はありません．そのためもあり，国が地域包括ケアシステムの準備を着々と進めてきたといった，予定調和的・単線的な理解が広く見られます．

私は，今まで，『TPPと医療の産業化』や『安倍政権の医療・社会保障改革』所収の論文等で，地域包括ケアシステムの概念が変化・「進化」していることを強調してきましたが，時系列的な詳しい検証は行ってきませんでした[1-4]．そこで，本節では，2000～2014年に発表・決定された各種の政府（関連）文書（以下，政府文書）や介護保険法等の法改正，社会保障審議会介護保険部会・医療部会の「議事録」・「資料」，及び医療・介護専門誌に掲載された厚生労働省高官の発言等を網羅的・探索的に検討します．

主な調査結果は，以下の通りです．①地域包括ケアシステムの政府文書上の初出は2003年の「2015年の高齢者介護」です．②しかし，2004～2008年の5年間は，法・行政的には地域包括ケアシステムの展開はほとんどなく，「空白（停滞）期」と言えます．③地域包括ケアシステムは2009・2010年の「地域包括ケア研究会報告書」で復活・「復権」し，2011年に成立した介護保険法第三次改正で，それの理念的規定が導入されました．しかし，地域包括ケアシステムの医療は事実上「在宅医療」に限定されていました．④厚生労働省の有力高官は2012年に地域包括ケアシステムにおける病院・医療法

人の役割を強調する発言を相次いで行いました．2013年8月に発表された「社会保障制度改革国民会議報告書」も，医療と介護の一体的見直しを強調しました．2013年12月に成立した「持続可能な社会保障制度の確立を図るための改革の推進に関する法律」では，「医療制度」を規定した条項に，地域包括ケアシステムの法的定義が初めて導入されました．これらにより地域包括ケアシステムの医療には病院医療も含まれることが明確となりました．
【補足】では，地域包括ケアシステムには「保健・医療系」と「福祉系」の2つの源流があることを指摘します．

1　2003年の「2015年の高齢者介護」が初出

　地域包括ケアシステムの政府［関連］文書上の初出は，2003年6月に発表された高齢者介護研究会（厚生労働省老健局長の私的検討会）の報告書「2015年の高齢者介護〜高齢者の尊厳を支えるケアの確立に向けて」です．それのⅢ．2「生活の継続性を維持するための，新しい介護サービス体系」の(4)で「地域包括ケアシステムの確立」が，以下のように提起されました．**要介護高齢者の生活をできる限り継続して支えるためには，個々の高齢者の状況やその変化に応じて，介護サービスを中核に，医療サービスをはじめとする様々な支援が継続的かつ包括的に提供される仕組みが必要である**．このように，地域包括ケアシステムはあくまで介護保険制度改革と位置づけられ，介護サービスが「中核」とされました．

　中村秀一老健局長（当時．以下，肩書きはすべて発言時）は，この報告書が発表された直後の対談で，地域包括ケアシステムの重要性を強調すると共に，「地域包括ケアシステムは，それこそ地域の実情にあったいろんなシステムがあっていい」と述べました[5]．香取照幸老健局振興課長も，「地域包括ケア体制の構築」を特集した雑誌の巻頭インタビューで，「地域包括ケアは地域の力を紡いだ到達点」と位置づけるとともに，「介護保険だけで高齢者を支えきることはできない．（中略）地域ネットワーク全体の中で，一人の人

を支えていくという視点」が必要だと強調しました[6]．当時，厚生労働省内で地域包括ケアシステムを推進した中村氏と香取氏が共に，全国一律のシステムを否定し，「地域の実情にあったいろんなシステム」，「地域ネットワーク」を強調していたことは注目に値します．なお，香取氏のインタビューには地域包括ケアシステムについての初めての概念図も掲載されました．

2　2004〜2008年は「法・行政的空白（停滞）期」

「2015年の高齢者介護」で提起された諸改革のうち「介護予防・リハビリテーションの充実」や「痴呆性高齢者ケア」等は，社会保障審議会介護保険部会（以下，介護保険部会）での議論と「意見」のとりまとめを経て，2005年6月に成立した**介護保険法第一次改正**（全面施行は2006年4月）に取り入れられました．

しかし，意外なことに，地域包括ケアシステムについては，第3回介護保険部会（2003年7月）で少し議論された後，2008年2月の第24回部会（2009年の政権交代前の最後の部会）までの5年間まったく議論されませんでした．介護保険法第一次改正に先だって介護保険部会が2004年7月にまとめた「介護保険制度見直しに関する意見」にも地域包括ケアシステムについての記載はなく，当然介護保険法第一次改正にも含まれませんでした（「地域ケア」，「包括的ケア」という表現はありました）．中村局長は，法改正に先立って，介護保険部会「意見」と法改正のポイントについて説明しましたが，それらにも地域包括ケアシステムは含まれませんでした[7,8]．

公平のために言えば，介護保険部会「意見」では，「地域包括支援センター（仮称）」の創設が提案され，それは介護保険法第一次改正に盛り込まれました．しかし，それの基本機能は「総合的な相談マネジメント機能」，「介護予防マネジメント」，「包括的・継続的なマネジメント」に限定されました．法改正についての厚生労働省の説明文書「新たなサービス体系の確立」には「地域包括支援センター（地域包括ケアシステム）のイメージ」図が含まれて

いましたが，それの構成要素に医療は含まれていませんでした．

なお，社会保障審議会医療部会は2005年12月に「医療提供体制に関する意見」をまとめ，それの「在宅医療の推進」の項には「介護保険等の様々な施策との適切な役割分担・連携を図りつつ，［在宅医療が──二木］患者・家族が希望する場合の選択肢となり得る体制を地域において整備する」等，内容的には地域包括ケアシステムに通じる提言が含まれていましたが，この用語は用いられませんでした．

2008年5月には，介護サービス事業者の不正事案を防止し，介護事業運営の適正化を図ることを目的とした**介護保険法第二次改正**が成立し，同月施行されました．しかし，このときにも地域包括ケアシステムへの言及はありませんでした．

以上から，2004〜2008年の5年間は地域包括ケアシステムの「法・行政的空白（停滞）期」と言えます【注】．この時期のうち2004〜2006年は小泉内閣が医療・介護費を中心とした，厳しい社会保障費抑制政策を断行した時期です．その象徴が2006年6月の経済財政諮問会議「骨太の方針」（閣議決定）中の，社会保障費［国庫負担］の自然増を今後5年間，毎年2200億円抑制する方針であることは言うまでもありませんが，それ以前にも毎年のように同規模の費用抑制が行われました．

そのために，厚生労働省はこの期間，介護保険分野でも，介護保険施設の食費・室料の自己負担化や「新・予防給付」導入による介護給付費抑制，介護療養病床の（突然の）廃止方針，さらには介護保険被保険者の20歳までの拡大（これは実現せず）等の立案に追われました．さらに2007年には最大手の介護事業者コムスンの不祥事が社会問題化し，厚生労働省はそれに対応した改革（2008年の介護保険法第二次改正）に忙殺されました．そのために，厚生労働省は，この間，地域包括ケアシステムの具体化にまでは手が回らなかった可能性があります．

上記「法・行政的の空白（停滞）期」は，「平成の大合併」時代でもあり，市町村合併が進行していましたが，行政の広域化により介護保険の業務負担

が減ることはありませんでした．そのために，厚生労働省の介護保険実務担当者は，2005年の介護保険法第一次改正により市町村の介護事業負担が増えた上に，さらにその負担を増す地域包括ケアシステムの具体化にはとても踏み出せなかったという事情もありそうです．

3　2009・2010年の「地域包括ケア研究会報告書」で復活

　実は，2008年6月に発表された「社会保障国民会議中間報告」では，「サービス提供体制の構造改革」の項で，「病院機能の効率化と高度化」，「地域における医療機能のネットワーク化」の次に，「地域における医療・介護・福祉の一体的提供（地域包括ケア）の実現」が提案されました．同時に発表された「社会保障国民会議第二分科会（サービス保障（医療・介護・福祉））中間とりまとめ」には，「地域包括ケア」についてのより詳しい記述がありました．ただし，共に地域包括ケアシステムという表現はなく，しかも同年11月の「社会保障国民会議最終報告」は地域包括ケア（システム）について全く触れませんでした．

　地域包括ケアシステムが，厚生労働省内で復活・「復権」するのは，「地域包括ケア研究会」（老人保健健康増進等事業．田中滋座長）が2009年5月と2010年5月に「報告書」を発表して以降です．この時期は，2009年9月の民主党政権成立前後であり，福田・麻生自公内閣，鳩山民主党内閣とも，小泉内閣とは逆に，「社会保障の機能強化」を政策の大きな柱としていました．

　2009年の「地域包括ケア研究会（2008年度，第1回）報告書」は，地域包括ケアシステムの定義を，以下のように初めて示しました．「ニーズに応じた住宅が提供されることを基本とした上で，生活上の安全・安心・健康を確保するために，医療や介護のみならず，福祉サービスを含めた様々な生活支援サービスが日常生活の場（日常生活圏域）で適切に提供されるような地域での体制」．2003年の「2015年の高齢者介護」が介護サービスを「中核」としていたのと異なり，本報告書は「ニーズに応じた住宅が提供されること」

を「基本」とするとともに，「医療や介護」等の諸サービスを同格に位置づけました．しかも，前述した中村局長・香取課長と同じく，「地域包括ケアシステムは，全国一律の画一的なシステムではなく，地域ごとの特性に応じて構築されるべき」と強調しました．

宮島俊彦老健局長は「2009年報告書」の発表直後から，「地域包括ケアを推進する」ことを，さまざまな機会に表明しました[9, 10]．「2009年報告書」が発表された2009年5月には，「高齢者の居住の安定確保に関する法律」改正が成立し，同法の所管が国交省と厚労省の共同所管になりました．これを受けて，水津重三老健局高齢者支援課長は，今後の地域包括ケアの実現に向けて，自治体の福祉部局と住宅部局の連携を進めることに期待を寄せました[11]．

2010年5月に発表された「地域包括ケア研究会（2009年度．第2回）報告書」は，本文だけで55頁の大作（2009年報告書の28頁の2倍）であり，「2025年の地域包括ケアシステムの姿」とそれの「構築に向けた当面の改革の方向」を精緻に提起し，これ以降，これが地域包括ケアシステムについての「定番文献」となりました．

4　2011年の介護保険法改正に理念的規定

介護保険部会は，2009年12月の民主党政権成立前後の2年3カ月，まったく開催されていなかったのですが，民主党政権成立後に初めて開催された2010年5月と6月の第25，26回部会（部会長山崎泰彦氏）で，「地域包括ケア研究会報告書」をめぐって活発かつ肯定的な議論が行われました．その結果，2010年11月の介護保険部会「介護保険制度の見直しに関する意見」では，「地域包括ケアシステムの必要性」が初めて提起され，地域包括ケアシステムの定義として，「地域包括ケア研究会報告書」の定義がそのまま引用されました．

この「意見」に基づいて，2011年6月に成立した「介護サービスの基盤

強化のための介護保険法等の一部を改正する法律」(2012年4月施行.介護保険法第三次改正) では,第5条第3項に,以下のような,地域包括ケアシステムについての理念的規定が導入されました.「国及び地方公共団体は,被保険者が,可能な限り,住み慣れた地域でその有する能力に応じ自立した日常生活を営むことができるよう,保険給付に係る保健医療サービス及び福祉サービスに関する施策,要介護状態等となることの予防又は要介護状態等の軽減若しくは悪化の防止のための施策並びに地域における自立した日常生活の支援のための施策を,医療及び居住に関する施策との有機的な連携を図りつつ包括的に推進するよう努めなければならない」.

　この規定には,なぜか,「地域包括ケアシステム」という表現は用いられませんでしたが,法改正と同月に出された老健局長通知「介護サービスの基盤強化のための介護保険法等の一部を改正する法律等の公布について」では,法「改正の趣旨」として,「高齢者が住み慣れた地域で安心して暮らし続けることができるようにするためには,医療,介護,予防,住まい,生活支援のサービスを切れ目なく提供する『地域包括ケアシステムの構築』が必要である」と明記されました.これ以降,地域包括ケアシステムは,「医療,介護,予防,住まい,生活支援のサービス」の5つの要素から構成されることが確定しました.ただし,「通知」には医療についての具体的記述はありませんでした.

　翌2012年2月に野田民主党内閣が閣議決定した「社会保障・税一体改革大綱について」の「医療・介護等①」では,「医療サービス提供体制の制度改革」と「地域包括ケアシステムの構築」が同格で位置づけられました.閣議決定に「地域包括ケアシステム」という用語が盛り込まれたのは,これが初めてと思います.

　以上の改革を踏まえて,宇都宮啓保険局医療課長は,2012年10月の日本医師会・社会保険指導者講習会で,次のように述べ,地域包括ケアシステムは「国策」であると明言しました[12].「地域包括ケアシステムについては,昨年の介護保険法改正の趣旨のなかでも触れられた.また,社会保障・税一

体改革の中でも,『2025年に地域包括ケアシステムの構築を目指す』ということが言われている.つまりこれは,国としての目標,国策である」.宮島俊彦前老健局長も,「法律上は,2012年をもって,地域包括ケア元年ということになる」と主張しました[13].なお,「国策」,「元年」は厚生労働省(元)高官による強調表現であり,公式の政府文書では使われていません.

5　2013年の「国民会議報告書」が医療と介護の一体化を主張

ただし,2009・2010年の「地域包括ケア研究会報告書」は,地域包括ケアシステムの医療として診療所レベルのものを想定し[ていました.さらに2010年の「報告書」は,]ターミナル期を含めて「病院等に依存せずに住み慣れた地域での生活を継続する」[27頁]ことを強調していました.しかも,「施設を一元化して最終的には住宅として位置づけ,必要なサービスを外部からも提供する仕組みとすべき」[42頁]とも主張しており,これに対して老人福祉施設協議会(老施協)は「特養解体論」と猛反発しました[14].

2013年5月に3年ぶりに発表された「地域包括ケア研究会(2012年度,第3回)報告書」は,地域包括ケアシステムの5つの構成要素の表現を緻密化する(介護・リハビリテーション,医療・看護,保健・予防,福祉・生活支援,住まいと住まい方)と同時に,これら5つの構成要素の基礎に新たに「本人・家族の選択と心構え」を加えました.また,2009・2010年報告書の「特養解体論」的表現は削除し,逆に,介護保険施設は「重度の要介護者を中心に地域の介護サービス提供の重要な役割を担っている」との肯定的位置づけを加えました.他面,医療については依然「在宅医療」のみを想定し,病院の役割については言及しませんでした.

それに対して,2012年に,厚生労働省の有力高官(香取照幸政策統括官,武田俊彦社会保障担当参事官,鈴木康裕保険局医療課長)は,地域包括ケアシステムでの病院・医療法人の役割を強調する発言を相次いで行いました[15].特に,香取氏は,2012年6月の日本慢性期医療協会総会の講演で,地域包

括ケアシステムの概念に「入院機能を持った病院を組み込むことが必要」,「これまでは有床診のような 20 床くらいの小規模なサービスを考えていたが,もう少し規模の大きいものを考えないといけない」と明言しました(『日本医事新報』2012 年 7 月 7 日号：22 頁).

　2013 年 8 月に発表された「社会保障制度改革国民会議報告書」も,地域包括ケアシステムと医療との関係を強調しました.同報告書は,「地域包括ケアシステム(の構築)」に 15 回も言及したのですが,ほとんどの場合,それを「医療機能の分化・連携」と併記し,しかも「医療の見直しと介護の見直しは,文字どおり一体となって行わなければならない」,「地域包括ケアシステムは,介護保険制度の枠内では完結しない」と強調しました.さらに,同報告書は,「地域包括ケアシステムというネットワーク」とのストレートな表現に象徴されるように,「地域包括ケア」を「システム」ではなく,「ネットワーク」と位置づけました.

　よく知られているように,「国民会議報告書」は,従来の「治す医療」・「病院完結型医療」から,超高齢社会に見合った「治し・支える医療」・「地域完結型医療」への転換を提唱しました.これは,医療界・医療機関に「地域包括ケアシステム」構築への積極的参加を求めたメッセージとも言えます.

　「国民会議報告書」が地域包括ケアシステムにおける医療の役割を強調したことは日本医師会も歓迎しました.2013 年 8 月の第 46 回介護保険部会は「国民会議報告書」と「地域包括ケアシステムの構築」について集中的に議論したのですが,高杉敬久委員(日本医師会常任理事)は次のように発言しました.「私は介護保険の部会に出て 2 年目であります.しかし,医療と介護に区別はないはずで,やっと医療が論議されたということにちょっと感動を覚えます.今回の国民会議のまとめにもそのことがふんだんに盛り込まれている.まさにこれからは本当に医療も介護も融合したものにしなければいけない」.

6　2013年の社会保障改革プログラム法で初めて法的定義

　「国民会議報告書」の提言に基づいて，2013年12月5日に成立した「持続可能な社会保障制度の確立を図るための改革の推進に関する法律」（以下，社会保障改革プログラム法）では，地域包括ケアシステムの法的定義が初めて，しかも「医療制度」について規定した第四条4に，以下のように導入されました．「地域の実情に応じて，高齢者が，可能な限り，住み慣れた地域でその有する能力に応じ自立した日常生活を営むことができるよう，医療，介護，介護予防（要介護状態若しくは要支援状態となることの予防又は要介護状態若しくは要支援状態の軽減若しくは悪化の防止をいう．次条において同じ．），住まい及び自立した日常生活の支援が包括的に確保される体制」．「介護保険制度」について規定した第五条2一も，地域包括ケアシステムに触れました．

　同法成立直後の2013年12月27日に発表された社会保障審議会医療部会「医療法等の改正に関する意見」は，医療部会の公式文書として初めて「地域包括ケアシステム」に言及しました．しかも，「医療機能の分化・連携」と「地域包括ケアシステムの構築に資する在宅医療の推進」をワンセット・同格で提起しました．

　それに続く，2014年4月診療報酬改定では，「急性期後の受入をはじめとした地域包括ケアシステムを支える病棟の充実」をはかるために，新たに「地域包括ケア病棟入院料」が新設されました．診療報酬点数表に「地域包括ケア」を含んだ用語が用いられたのは，これが初めてです．

　さらに，2014年5月に発表された「地域包括ケア研究会（2013年度，第4回）報告書」は，従来の報告書の提案を以下の3点で修正しました：①急性期医療・病院の役割を初めて明示しました．②在宅と医療機関の両方での「看取り」を初めて強調しました．③入所施設を「重度者の住まい」と積極的に位置づけました[4]．

　最後に，2014年6月に成立した「地域における医療及び介護の総合的な

確保の促進に関する法律」(医療介護総合確保推進法)は,第一条(目的)で,「地域において効率的かつ質の高い医療提供体制を構築するとともに,地域包括ケアシステムを構築する」ことを明記し,第二条で,社会保障改革プログラム法中の地域包括ケアシステムの定義を再掲しました.

2013・2014年の政府文書と法改正等により,地域包括ケアシステムは病院医療を含む医療・介護一体改革の中心的柱になったと言えます.

【注】「法・行政的空白(停滞)期」にも実践と研究は進んだ

私は2004~2008年の5年間を,地域包括ケアシステムの「法・行政的空白(停滞)期」と位置づけましたが,この期間にも全国の多くの地域で,「地域の実情にあった」地域包括ケアシステム・「地域ネットワーク」づくりがなされ,それらを踏まえた地域包括ケアシステムについての論文・レポートも多数発表されました.

CiNii(国立情報研究所の論文データベース)で「地域包括ケアシステム」をキーワードにして検索したところ,1999~2003年の5年間には21論文しかヒットしませんでしたが,2004~2008年の5年間にはその6.2倍の131論文がヒットしました(2015年1月27日検索).論文のテーマをみると,1999~2003年は,有名な広島県公立みつぎ総合病院の実践レポート等,ほとんどが医療機関を中心とした取り組みについての論文でしたが,2004年以降は,自治体,地域包括支援センター,社会福祉協議会,社会福祉法人,介護保険事業者等,多様な主体の取り組みについての論文が急増していました.

【補足】 地域包括ケアシステムには「保健・医療系」と「福祉系」の2つの源流がある

「地域包括ケアシステム」は,広島県公立みつぎ総合病院の山口昇院長が,1970年代から開始した病院を核とした「訪問看護,訪問リハビリ等の在宅ケアによる寝たきりゼロ」作戦と「保健・医療・介護・福祉の連携,統合」の実践を元にして提唱した概念で,同病院のすぐれた実践・実績に着目した厚生労働省がそれを借用したそうです(ただし,山口先生は,当初は「地域包括医療・ケア」と呼んでいたそうです)[16].

そのためもあり,医療関係者の一部には,地域包括ケアシステムは,「保健・医療系」が中心,特に自治体との結びつきが強い自治体病院が中心との理解がみられます.しかし,「保健・医療系」の取り組みには,それ以外に,民間病院主体の「保健・医療・福祉複合体」(複合体)が中心のものもあります.複合体は,単独法人または関連・系列法人とともに,医療施設(病院・診療所)となんらかの保健・福祉施設の両方を開設し,保健・医療・福祉サービスを一体的に提供しているグループで,その大半は私的病院・診療所が中心になっています(この定義からは,公

立みつぎ総合病院は公的複合体と言えます）[17]．複合体は 1990 年前後に初めて登場し，その後急成長を続けています．2000 年以降は，地方の大規模民間複合体の中には，他の諸法人と連携しつつ，保健・医療・福祉の枠を超えて，街づくりにまで積極的に取り組み，独自に地域包括ケアシステムを形成する例も現れています[18]．

さらに，「保健・医療系」とは別に，「（地域）福祉系」の地域包括ケアシステムの取り組みもみられます．具体的には，社会福祉協議会，特別養護老人ホームを開設している社会福祉法人，あるいはＮＰＯ等が主体となった，在宅ねたきり・認知症高齢者に対する「（保健・福祉）ネットワーク推進事業」や「地域ケアシステムづくり」等です．「福祉系」の地域包括ケアの先進的取り組みの事例集（17 事例）としては，社会福祉学界重鎮の大橋謙策・白澤政和両氏が編集した『地域包括ケアの実践と展望』が必読です[19]．それの序章「高齢化社会助成事業の目的・変遷と地域包括ケア実践の萌芽」（大橋謙策氏執筆）には，1970 年代以降の福祉行政・政策の変化・発展と「福祉系」の地域包括ケア構築の取り組みが分かりやすく整理されています．大橋氏によると，1990 年の「社会福祉事業法改正」で，保健・医療・福祉の連携という規定が盛り込まれたこと，および 2000 年に成立した「社会福祉法」が個人の尊厳を旨として，地域での自立生活を支援することを目的に，保健・医療・福祉の連携を求めたことが，「福祉系」の地域包括ケアの法的基盤になったそうです（ただし，同氏は「保健・医療系」・「福祉系」という用語は用いていません）．

大橋氏は，高齢者福祉研究会が「地域包括ケアシステムの確立」を提唱する 1 年前の 2002 年に，それとほぼ同趣旨の「（保健・医療・福祉の連携を進める）トータルケアシステムの創造」を提起していました[20]．しかも，「地域包括ケアシステム」と異なり，「トータルケアシステム」は対象を高齢者に限定していませんでした．

文　献

（１）　二木立「日本の保健・医療・福祉複合体の最新動向と『地域包括ケアシステム』」『文化連情報』2012 年 3 月号（408 号）：28-35 頁（『TPP と医療の産業化』勁草書房，2012，第 4 章第 3 節）．
（２）　二木立「医療・社会保障政策とリハビリテーション医療・ケアの行方」『地域リハビリテーション』2012 年 3 月号（7 巻 3 号）：212-213 頁（上掲書第 4 章第 3 節補論）．
（３）　二木立「地域包括ケアシステムと医療・医療機関の関係を正確に理解する」『文化連情報』2013 年 3 月号（420 号）：12-16 頁（『安倍政権の医療・社会保障改革』勁草書房，2014，第 3 章第 1 節）．
（４）　二木立「2014 年『地域包括ケア研究会報告書』をどう読むか？」『日本医事新報』2014 年 6 月 14 日号（4703 号）：15-16 頁．［本章第 3 節］
（５）　中村秀一・石川治江「2015 年の高齢者ケア――高齢者介護研究会の報告書

を受けて」『介護保険情報』2003年8月号：6-11頁．
（6） 香取照幸「地域包括ケアは地域の力を紡いだ到達点」『介護保険情報』2004年2月号：7-9頁．
（7） 中村秀一「［社会保障審議会介護保険部会］報告書のポイントと介護保険制度改正のゆくえ」『介護保険情報』2004年9月号：7-9頁．
（8） 中村秀一「介護保険法改正案のポイントは何か」『介護保険情報』2005年3月号：18-21頁．
（9） 宮島俊彦「地域包括ケアを推進するために～研究会報告を受けて」『介護保険情報』2009年7月号：20-23頁．
（10） 「全国介護保険・高齢者保健福祉担当者会議」（2010年3月5日）での宮島俊彦老健局長挨拶．『介護保険情報』2010年4月号：6-9頁．
（11） 水津重三「地域包括ケアの実現に向け総合企画力の発揮に期待」『介護保険情報』2009年10月号：8-11頁．
（12） 宇都宮啓「地域包括ケアシステムと医療・介護の連携」『週刊社会保障』2012年10月15日号：32-33頁．
（13） 宮島俊彦『地域包括ケアの展望』社会保険研究所，2013年3月，15頁．
（14） 全国老人福祉施設協議会「特養解体はここからはじまる」「全国老施協だより」No.18（平成24年度特別号），2012．
（15） 二木立『安倍政権の医療・社会保障改革』勁草書房，2014, 100-101頁．
（16） 山口昇「地域包括ケアのスタートと展開」．髙橋紘士編『地域包括ケアシステム』オーム社，2012, 12-37頁．
（17） 二木立『保健・医療・福祉複合体――全国調査と将来予測』医学書院，1998．
（18） 神野正博「地方の民間病院の立場から地域包括ケア病棟を考える」『病院』2015年1月号（74(1)）：28-32, 2015．
（19） 大橋謙策・白澤政和編『地域包括ケアの実践と展望――先進的地域の取り組みから学ぶ』中央法規，2014．
（20） 大橋謙策「21世紀型トータルケアシステムの創造と地域福祉」．大橋謙策・他編『21世紀型トータルケアシステムの創造――遠野ハートフルプランの展開』万葉舎，2002, 11-66頁．

第3節　2014年「地域包括ケア研究会報告書」をどう読むか？

(2014年6月)

　地域包括ケア研究会（座長：田中滋慶應義塾大学大学院教授）の「地域包括ケアシステムを構築するための制度論等に関する調査研究事業報告書」（平成25年度老人保健事業推進費等補助金老人保健健康増進等事業．以下，2014年報告書）が2014年5月に発表されました．地域包括ケア研究会は2008年度に発足し，2009年，2010年，2013年，そして2014年と合計4回，いずれも5月（名目上は3月）に報告書を発表して，地域包括ケアシステムの概念・理念の拡張・「進化」（田中滋氏）を主導してきました．

　これらの報告書は，今や「国策」（宇都宮啓保険局医療課長）とまで言われるようになっている地域包括ケアシステムを理解するための「必読文献」ですが，医療関係者の間では認知度は高くありません．そこで，本節では，2014年報告書の内容を過去3回の報告書と比較しながら検討し，2014年報告書の新しさ・「変化」と「不変化」を明らかにします．

1　急性期医療・病院の役割を明示

　一番大きな変化は，2014年報告書が，初めて，地域包括ケアシステムの中に，急性期医療や病院の役割を明示したことです．

　実は，2009年〜2013年の報告書は，地域包括ケアシステムを主として，介護保険制度の枠内で論じていました．最初の2009年報告書から，医療は，地域包括ケアシステムの構成要素に含まれていましたし，「医療と介護等の各種サービスの連携」も強調されていましたが，その医療は診療所医療や「訪問診療」に限定されていました．2010年報告書は，「2025年の地域包括

ケアシステムの姿」として，わざわざ「病院等に依存せずに住み慣れた地域での生活を継続すること」(27頁) を強調していました．2013年報告書の「医療・介護の連携に向けたイメージ」図 (22頁) にも，病院は含まれていませんでした．

それに対し2014年報告書は，「"支援・サービス"を受ける場所」を「住まい」「医療機関」「住まいと医療機関の中間施設」の3つに分類した上で，「急性期の医療機関」，「急性疾患への対応」の重要性を強調しました．これは非常に重要な「進化」です．

2 在宅と医療機関での「看取り」を強調

第2の変化は，2014年報告書が「はじめに」で，今後の死亡者数の急増に触れ，本文でそれに対応した在宅と医療機関の両方での「看取り」を強調したことです．上述したように2009～2013年の報告書は介護保険制度の枠内での議論にとどまっていたためもあり，今後の後期高齢者や要介護高齢者の急増を強調する一方，死亡者数の急増にはまったく触れていませんでした．

2013年報告書は，「地域包括ケアシステムの理念」として，新たに「本人と家族の選択と心構え」(「常に『家族に見守られながら自宅で亡くなる』わけではないことを，それぞれの住民が理解した上で在宅生活を選択する必要がある」．3-4頁) を提起しました．本人と家族にいわば「孤独死」の覚悟を求めるこの問題提起は大きな意味がありますが，まだ理念レベルの提起にとどまっていました．

それに対して，2014年報告書は，〈看取り〉を独立の項目とし，しかも，「『住まい』での看取り」だけでなく，「［死亡］直前まで『住まい』で過ごし，最期の2週間程度を『医療機関』等で過ごして看取る形態が今後も増加する」(20-21頁) と明示しました．この変化も現実的と思います．

3 入所施設を「重度者向けの住まい」と位置づけ

第3の変化は，かつて否定的に扱っていた特別養護老人ホーム等の介護保険施設（入所施設）を，2014年報告書が「重度者向けの住まい」と積極的に位置づけたことです．

2009年報告書は，「大規模集約型や隔離型の施設から，地域生活に密着した施設に転換する」，「施設において提供される医療・看護サービスを必要に応じて外付けし，体系としては居宅サービスの一部を施設入所者が利用するという考え方を検討すべき」と大胆な問題提起をしました[13]（文献13, 22頁）．2010年報告書は，さらに踏み込んで，「施設を一元化して最終的には在宅を住宅として位置づけ，必要なサービスを外部からも提供する仕組みとすべき」（42頁）としました．全国老人福祉施設協議会（特別養護老人ホーム等の開設者団体）はこれを「特養解体論」と呼んで，激しい反対運動を展開しました．

そのためか2013年報告書からは，サービスの外付け論は消え，逆に介護保険施設を「重度の要介護者を中心に地域の介護サービス提供の重要な役割を担っている」（14頁）と肯定的に評価しました．さらに2014年報告書は，介護保険施設を「重度者向けの住まい」と積極的に位置づけました（14頁）．

私が特に注目したのは，介護保険3施設のうち，法的には2017年度末の廃止が決定している介護療養型医療施設について，2014年報告書が「医療依存度・要介護度がともに高い要介護者を受け入れる施設として機能しているが，さらに，居宅で生活する医療依存度の高い要介護者に対する短期療養も含めた支援拠点としても期待される」（39頁）ときわめて高い評価をしていることです．

さらに，報告書の「参考資料①」の「看取り・ターミナルケア」（20頁）には「介護療養型医療施設では他施設と比較して看取り・ターミナルケアの実施が多い」との調査結果（従来型老健の6倍，介護療養型老健と比べても3.2

倍）が載っています（おそらく厚労省老健局の提供資料）．私は，以前から，同省（特に老健局）は，本音では，今後の死亡急増時代の「受け皿」を確保するためには，介護療養病床を廃止するのは困難と考えていると推察しています．この資料はその現れかも知れないと感じました．

4　3つの「不変化」——政権交代の影響を受けない

以上，2014年報告書に現れた3つの「変化」を示してきました．しかし，4回の報告書には「不変化」（一貫していること）も少なくありません．私は次の3つに注目しています．第1は，この間の2回の政権交代の影響がまったくないことです．2009年報告書は麻生自公内閣時に，2010年報告書は鳩山民主党内閣時に，2013年と2014年の報告書は安倍自公内閣時に発表されましたが，地域包括ケアシステムについての基本的考え方の変化はまったくありません．私は，民主党政権発足時から，医療・社会保障政策は，政権交代の影響をほとんど受けないと指摘してきました．地域包括ケアシステムはその典型と言えます．

第2の「不変化」は，2009年報告書が「自助・互助・共助・公助」という4区分を初めて提起して以来，2014年報告書までこの区分を一貫して用いていることです．実は，2006年以降，政府・厚生労働省の公式文書では，「自助・共助・公助」という3区分が用いられ，しかも従来「公助」とみなされていた社会保険を「共助」と呼び換える特異な解釈が導入されたため，伝統的な「共助」（近隣の助け合いやボランティアなど，インフォーマルな相互扶助）の位置づけが曖昧になっていました．研究会はそれを「互助」と呼び換えることにより，この矛盾を回避したと言えます（詳しくは，拙著『安倍政権の医療・社会保障改革』勁草書房，2014，第4章第4節「『自助・共助・公助』という表現の出自と意味の変遷」）．

第3の「不変化」は，2009年報告書以来，「地域包括ケアシステムは，全国一律の画一的なシステムではなく，地域ごとの特性に応じて構築されるべ

きシステムである」(5頁)ことを，一貫して強調していることです．しかも，各年版の報告書は，さまざまな「ネットワーク」の形成を強調しています．私は，この指摘は非常に重要と思います．しかし，それならば，国により全国一律で定められるという誤解を招きやすい「システム」という用語は避け，最初から「地域包括ケア・ネットワーク」と呼称した方が適切だったと考えています．

第 2 章　地域医療構想と病院再編

　本章では，2015年に医療提供体制改革の焦点として急浮上した「地域医療構想」およびそれと密接に関連する病院再編策を検討します．

　第1節では，まず2015年3月に厚生労働省「地域医療構想策定ガイドライン等に関する検討会」が発表した「地域医療構想策定ガイドライン」を字義通りに解釈し，次にそれと他の関連施策・文書との関連を検討し，今後の病院病床で実現可能性が高いのは「中間シナリオ」（一般病床は微減または微増．療養病床も大幅減少はない）と結論付けます．

　第2節では，2015年6月に政府の社会保障制度改革推進本部の専門調査会が発表し，一般紙で入院病床最大20万床削減と大きく報道された「第1次報告」と上記「ガイドライン」との異同を検討します．「第1次報告」はガイドラインよりもはるかに厳しい病床削減を提起していますが，それでも病床の大幅削減が困難である3つの理由を述べます．

　第3節では，私が病院病床の大幅削減は困難と考えるもう1つの「歴史的」理由（過去4回の病院病床削減策はすべて失敗していること）を述べます．

　第4節では，2014年度診療報酬改定で導入された7対1病床削減策について，次の3側面から批判的に検討します：①「2025年モデル」オリジナル版と矛盾．②民間病院の「活力」を無視．③7対1病床過剰論の盲点．私は本節（元論文）で削減は数万床にとどまると予測しましたが，1年後の削減は，私の予測よりさらに少ない1.65万床（4.3%）でした．

　第5節では，2013年の閣議決定「日本再興戦略」で提起された「ホールディングカンパニー型法人」（メガ医療事業体）が迷走の末挫折したこと，それに代わって制度化された「地域医療連携推進法人」は実効性に乏しいが，3つの火種があることを指摘します．

第1節 「地域医療構想策定ガイドライン」と関連文書を複眼的に読む

(2015年6-7月)

はじめに——「ガイドライン」についての正反対の評価

　厚生労働省の「地域医療構想策定ガイドライン等に関する検討会」（遠藤久夫座長．以下，検討会）は，2015年3月31日，地域医療構想を策定するための手順や考え方，実現のための方策を示した「地域医療構想策定ガイドライン」（以下，「ガイドライン」）をまとめ，同省は即日それを全国の都道府県に通知しました．

　「ガイドライン」をめぐっては，日本医師会サイド（中川俊男副会長）が「病床削減の仕組みではない」と繰り返し強調する一方，病院経営者や医療運動団体の間では，今後，2025年に向けて病床が大幅に削減されるのではないかとの不安も根強く聞かれます．2025年には「高度急性期」「急性期」の医療需要が相当減少するとの大胆な図（「2025年における医療機能ごとの医療需要」）を掲載した医療専門雑誌もあります[1]．私自身も，別の医療専門雑誌のインタビューで，「強制力を伴う［病床削減の］トップダウンの構造が構築される懸念はないのか」との質問を受けました[2]．

　そこで，本節では，「ガイドライン」そのもの，および厚生労働省内外の関連文書を用いて，この点を複眼的に検討します．まず，「ガイドライン」の記述を字義通りに読み，それに示された手順が遵守されれば，高度急性期・急性期・回復期（以下，一般病床）は逆に増加する可能性が強いこと等を指摘します．次に，地域医療構想は，医療保険制度改革法で見直された各都道府県の「医療費適正化計画」と一体であるため，今後は，この計画の側から病床削減圧力が加わる危険が強いことを指摘します．第三に「ガイドライン」がまとまる前後に発表された，財務省，経済財政諮問会議，経済産業

省,総務省の文書を検討し,厚生労働省の外部から病床削減の強い圧力が加えられていることを示します.最後に,今後2025年に向けて実現可能性の高いと私が判断する病床数の「中間シナリオ」を示します.

1 「ガイドライン」を字義通りに読むと一般病床は増加

「ガイドライン」を読んでまず気づくのは,「Ⅰ 地域医療構想の策定」,「Ⅱ 地域医療構想策定後の取組」,「Ⅲ 病床機能報告制度の公表の仕方」を通して,医師会・病院団体の主張に配慮した,柔軟な記述が非常に多いことです.キーワードは,「(医療機関の)自主的な取組」で18回も使われています.その他,「地域の実情(に応じて,に応じた)」は14回,「柔軟な(運用,選定,対応等)」も10回使われています.しかも「ガイドライン」は都道府県が地域医療構想を策定する際の「参考」と位置づけられています.

次に,「構想区域ごとの医療需要の推計」(12〜21頁)における,一般病床の機能別分類と医療需要の推計方法は,DPCおよびNDB[National Database]のデータを用いたきわめて精密かつ透明なもので,これに基づく限り恣意的な運用はできません.最も重要なことは,2025年の一般病床の医療需要の推計が2013年の数値を2025年に単純に投影したものであり,これに基づけば,日本全体およびほとんどの構想区域で,一般病床の必要病床数[総数]が増加することは確実です.

ちなみに,民主党政権時代の「社会保障・税一体改革」検討時に示された「2025年モデル」(「医療・介護にかかる長期推計」2011年6月2日)は,2011年に107万床であった一般病床は,「現状投影シナリオ」では2025年に129万床へと20.6%増加すると推計していました[3][→本章第4節表2-4(66〜67頁)].「2025年モデル」の「改革シナリオ」は,急性期[・亜急性期等]医療への「医療資源の集中投入等」により在院日数を短縮し,2025年には一般病床を103万床へと3.7%削減することを想定していましたが,「ガイドライン」では医療資源の集中投入も,在院日数の短縮も想定されていません.

これについて，官邸直属の社会保障制度改革推進本部「医療・介護情報の分析・検討ワーキンググループ」の担当官は，「医療費の推計については，(中略) 一体改革時の推計のような人的体制を手厚くして平均在院日数を減少させることは織り込んでいない」と明言しています（3月31日第10回ワーキンググループ議事録12頁）．

なお，「ガイドライン」では，「構想区域全体における医療需要の推計のための方法」として，一般「病床の機能別分類の境界点」が示され，高度急性期と急性期の境界点は3000点，急性期と回復期の境界点は600点とされています．ただし，これは「直ちに，個別の医療機関における病床の機能区分ごとの病床数の推計方法となったり，各病棟の病床機能を選択する基準になるものではない」とされています（12頁）．厚生労働省の担当者も「ガイドライン」のこの箇所の説明時に，この点を「事務局としてとくに強調して申し上げたい」，「地域全体のマクロの推計をする際の区切り方」と力説しています（第9回検討会議事録1頁）．

2　療養病床は削減目標が示されたが「特例」も

それに対し，「慢性期機能と在宅医療等の需要推計」は恣意的かつ不透明です．まず，療養病床については，何の根拠も示さずに，「医療区分1の患者の70%を在宅医療等で対応する患者数として見込む」前提が置かれ，その上で，療養病床の入院受療率の地域差を解消するための目標として，A「全ての構想区域の入院受療率を全国最小値（県単位で比較した場合の値）にまで低下させる」，またはB「全国最小値との差を一定割合解消させることが示されています[注]．もしこれが，そのまま実施されたら，療養病床は大幅削減されることになります．

ただし，療養病床削減については「入院受療率の目標に関する特例」が示され，しかも「慢性期機能と在宅医療等」とを「一体的」に捉えることとされているため，削減幅は相当圧縮される可能性もあります．この点について，

検討会の議論を主導した中川俊男日医副会長は、「ある［構想］区域においては療養病床はかなり比重が大きい、ある区域では在宅医療等が大きいということもあり得る」（第7回検討会（2015年1月29日）議事録4頁）と、武久洋三日慢協会長も「療養病床の受療［率］だけで慢性期病床を減らしていくという単純なものではない」（第9回検討会（3月18日）議事録2頁）と、述べています。

なお、第8回検討会（2月12日）では、武久氏の強い要望で、療養病床に、介護老人保健施設、介護老人福祉施設、有料老人ホーム、サービス付き高齢者向け住宅、認知症対応型共同生活介護、養護老人ホーム、軽費老人ホームを加えた全施設の都道府県別65歳以上人口当たり病床・定員が示されました。これにより、療養病床のみの都道府県間格差に比べて、全施設の都道府県間格差は大幅に縮小することが明らかにされており、注目に値します。

最後に、地域医療構想策定後の取組（34～47頁）についても、地域医療構想調整会議と各医療機関の自主的取組により、病床機能に応じて患者を収斂させていくことが強調されています。地域医療構想を規定した医療介護総合確保推進法では、都道府県知事の病床規制に対する権限が強化され、国会審議時に原徳壽医政局長は「［都道府県知事は］懐に武器を忍ばせている」と、いささか不穏当な表現さえしました[(4)]。しかし、「ガイドライン」に従えば、武器が使われるのはごくごく例外的となります。

しかも、協議への参加の求めに応じない関係者への都道府県知事の対応は、公的医療機関とそれ以外の医療機関ではまったく異なっており、公的医療機関へは「命令」・「指示」が「できる」、「考えられる」とされているのに対して、それ以外の医療機関に対しては「要請」するにとどまっています。

「ガイドライン」の字義通りの解釈のまとめは、以下の通りです。①高度急性期・急性期・回復期の病床［総数］は全国的にも、大半の構想区域でも増加する。②療養病床は削減される可能性があるが、さまざまな「激変緩和措置」がある。③都道府県が強権発動することはほとんどない。そのために、「ガイドライン」に沿い、各都道府県で、「医療機関の自主的な取組」をベー

スにした現実的な地域医療構想が策定され，それが柔軟に運用された場合には，社会保障制度改革国民会議報告書（2013年8月）が提起した，「データによる制御機構をもって医療ニーズと提供体制のマッチングを図るシステム」，「競争よりも協調」を重視した医療提供体制が実現すると期待できます．

3 「都道府県医療費適正化計画」見直しによる病床削減圧力

ただし，これは「バラ色シナリオ」であり，これの実現には大きな壁があります．直接的な壁は，2015年5月に成立した医療保険制度改革法（正確にはそのうちの「高齢者の医療の確保に関する法律の一部改正」）で行われた，「都道府県医療費適正化計画」の見直しです．

この計画は，小泉政権時代の2006年に成立した医療制度改革関連法で制度化されましたが，今回，以下の見直しが行われました．①医療費適正化の数値目標を，従来の「見通し」から，国が示す算定式に沿った「目標」に変える．②都道府県はこの計画と地域医療構想を整合的に作成する．③都道府県は，目標と実績が乖離した場合は，要因分析を行うとともに，必要な対策を検討し，講じるように努める．

この見直しは，2014年6月の閣議決定「経済財政運営と改革の基本方針2014」（「骨太方針2014」）に，次のように書かれたことの具体化と言えます．「平成27年の医療保険制度改正に向け，都道府県による地域医療構想と整合的な医療費の水準や医療の提供に関する目標が設定され，その実現のための取組が加速されるよう，医療費適正化計画の見直しを検討する．国において，都道府県が目標設定するための標準的な算定式を示す」．

上記見直しの①に対して，全国知事会は，2015年1月9日，「一度『目標』を設定してしまえば，それが一人歩きして，様々な場面で都道府県を拘束する懸念がある」との「緊急要請」を行い，厚生労働省は「目標達成できなくてもペナルティは与えない」と回答しました．しかし，上記見直し全体により，都道府県には，医療費適正化計画の目標を達成するために，「地域医療

構想」で定める必要病床数を抑制する強い「インセンティブ」が働くようになるのは確実です．

　また，厚生労働省（保険局）も，病院医療費を抑制し，「都道府県医療費適正化計画」の達成を側面支援するために，今後の診療報酬改定で，急性期病床（特に7対1病床）と療養病床の両方を削減する方向に半強制的な誘導をする可能性が大きいと思います．例えば，「ガイドライン」に反して，「医療資源投入量」の「境界点」が診療報酬に流用され，高度急性期病床が3000点以上，急性期病床が600点以上に限定されることがないとは言えません．

4　財務省・経済財政諮問会議等からの病床削減圧力

　さらに，「ガイドライン」がまとまる前後から，財務省，経済財政諮問会議，経済産業省，および総務省から病床削減圧力が急に強まっていることも見落とせません．

　一番「過激」なのは，財務省です．本書第3章第4節で詳しく検討するように，財務省主計局は4月27日財政制度等審議会財政制度分科会への提出資料「社会保障」の「医療提供体制改革（総括）：インセンティブの枠組みの強化に向けた今後の課題」（51頁）で，「地域医療構想と整合的な診療報酬体系の構築」（県の勧告等に従わない病院の報酬単価の減額）と「都道府県の権限強化・民間医療機関に対する他施設への転換命令等」を提起しました[5]．これらは医療介護総合確保推進法の規定と「ガイドライン」を全否定する「地獄のシナリオ」と言えます．財務省財政制度等審議会が6月1日に取りまとめた「建議」には，これら2点の改革も盛り込まれました．

　次に，経済財政諮問会議有識者（民間）議員は4月16日の会議に提出した資料「インセンティブ改革を通じた歳出効率化」の「インセンティブ改革により，医療サービスの提供体制を改革する例」（5頁）で，以下の提言をしました．「病床再編（高度急性期から一般急性期や回復期等へ，さらには療養病

床から在宅医療・看護へ）を加速するため，診療報酬による大胆な誘導（例えば，7対1病床要件厳格化に加え，同入院基本料や各種加算を引下げて15対1病床等との収益差を縮小等）」．しかも，安倍首相は，この会議の最後に，「財政健全化計画に向け，歳出効率化を促すインセンティブ改革という新たな視点から提案をいただいた」とエールを送りました．

第3に，経済産業省は，3月18日に発表した「将来の地域医療における保険者と企業のあり方に関する研究会報告書」で，保険者と企業の立場から「病床機能の再編や低減を進めていく」ためのさまざまな提案を行い，特に「2040年以降に医療需要のピークを迎える」地域にあっても，「病床の増加を検討する前に，入院受療率の低減を通じた医療需要の適正化に取り組んでいくことが必要となる」と主張しました．ただし，そのための方策は，「かかりつけ医の指導に基づくOTC医薬品等の活用によるセルフメディケーション」や保健事業の推進等，入院医療受療率の低下にはほとんど効果のないものばかりです．

最後に，総務省は3月31日に「新公立病院改革ガイドライン」を発表しました．このガイドラインは，地方公共団体に「地域医療構想と整合的」な公立病院改革を策定することを求めました．これは，厚生労働省の「ガイドライン」に比べて，はるかに規制・指示が強いのが特徴です．病床削減に繋がる主な方策は2つあり，1つは，公立病院の再編・ネットワーク化［それによる病床削減――二木］を促進するための国の財政支援を強化すること．もう1つは，地方交付税算定方式（1床当たり約70万円）の見直しで，従来の「許可病床数」1床当りから今後は「稼働病床数」1床当りに変更されます．この見直しには3年間の激変緩和措置がありますが，今後公立病院には「休眠病床」を保有する経済的インセンティブが消滅し，病床を都道府県に返上する動きが出てくる可能性があります．

おわりに――実現可能性が高いのは「中間シナリオ」

以上，2025年に向けての病床数について，「ガイドライン」が遵守される

「バラ色シナリオ」から，強権的な病床規制が行われる財務省の「地獄のシナリオ」まで検討してきました．

私は，安倍内閣が最近一段と強めている医療費・社会保障費抑制政策を考えると，「バラ色シナリオ」が実現する可能性は，残念ながらきわめて低いと思います．

逆に，財務省の「地獄のシナリオ」が実現した場合には，高度急性期病床と急性期病床への医療資源投入量・医療スタッフの増加なき病床数削減と在院日数短縮が生じ，十分に回復していない患者の早期退院が加速・増加する一方，本来，このような患者の受け皿となる療養病床も減少し，「患者難民」・「死亡難民」が生じる危険が大きいと思います．その場合，究極的には，高橋泰氏が提起している「寝たきりが成り立たない社会」（「食べられなくなった場合や治療を行って命を救えても自分で食べられるレベルまでの復帰が難しい場合，その事実を積極的に受け入れ，静かに死を迎える」社会）が実現する可能性も否定できません[6]．

高橋泰氏が指摘しているように，これは「北欧の高齢者ケア」ですでに実施されているとも言えますが，短期間のうちに日本国民の意識がそれを受け入れるようにドラスティックに変わるとは考えられません．そのために，2025年に向けて現実に生じるのは，「バラ色シナリオ」と「地獄のシナリオ」の「中間シナリオ」（一般病床は微減または微増．療養病床も大幅減少はない）だと思います．私は，賢明な厚生労働省が，今後の「死亡急増時代」に，病床を大幅削減して，大量の「患者難民」・「死亡難民」が生じ，それが社会問題化する愚を犯すはずはなく，それを予防するために，病床の大幅削減を回避する最大限の努力を払うと思います．なお，各構想区域の病床数は，国の施策だけでなく，各都道府県の財政力とそこにおける政治的力関係の影響も受けて決まると思います．

【注】「70%」が挿入された経緯

70%という数値は第9回検討会（3月18日）に示された「ガイドライン（案）」

で初めて示されましたが，厚生労働省担当者からその根拠についての説明はなく，構成員からも質問は出ませんでした．第8回検討会（2月12日）で厚生労働省担当者は，「いろいろなアンケート等を見まして70％という設定をさせていただきたいと考えております」と予告しましたが，やはり具体的根拠は説明しませんでした（議事録5頁）．

なお，「社会保障・税一体改革」の「2015年モデル」の改革シナリオでは，「医療区分1は［すべて］介護」と仮定していました．これに比べると70％は医療機関側に譲歩した数値とも言えます．

文 献

（1） 庄子育子・江本哲朗「動き出す地域医療構想」『日経ヘルスケア』2015年4月号：59-64頁．
（2） 二木立「現状投影シナリオの地域医療構想に従えば一般病床は増加するが……」『月刊／保険診療』2015年6月号：15-17頁．
（3） 二木立「7対1病床大幅削減方針の実現可能性と妥当性を考える」『文化連情報』2014年5月号（434号）：16-22頁．［本章第4節］
（4） 二木立「医療・介護総合確保法案に対する3つの疑問——医療提供体制改革部分を中心に」『日本医事新報』2014年5月17日号（4699号）：16-17頁．［本書第3章第2節］
（5） 二木立「財務省の社会保障改革提案の「基本的考え方」と医療制度改革を複眼的に読む」『文化連情報』2015年6月号（447号）：8-13頁．［本書第3章第4節］
（6） 高橋泰「寝たきりが成り立たない社会へ」『JAHMC』2014年4月号：2-6頁．

第2節　病床「20万削減」報道をどうみるか？
―― 「専門調査会第 1 次報告」と「ガイドライン」の異同の検討

(2015 年 6 月)

　2015 年 6 月 15 日，政府の社会保障制度改革推進本部「医療・介護情報の活用による改革の推進に関する専門調査会」(会長：永井良三自治医科大学学長) は，「第 1 次報告――医療機能別病床数の推計及び地域医療構想の策定に当たって」(以下，「第 1 次報告」) をまとめました．翌日の新聞各紙は，「第 1 次報告」について，(2025 年の)「入院ベッド 1 割削減」，「病床，最大 20 万削減」等と大きく報じ，病院関係者の不安を増幅させました．そこで，本節では，「第 1 次報告」と前節で検討した「地域医療構想策定ガイドライン」(以下，「ガイドライン」) との異同を検討し，改めて，病院病床の大幅削減は生じないと私が考える理由を述べます【補注1】．

1　「目指すべき」病床数を明示

　「第 1 次報告」の一番の特色 (目玉) は，「2025 年の医療機能別必要病床数」を「目指すべき姿」として示したことです．今後「在宅医療等」での対応が必要になる患者数も示しました (51 頁．図 2-1)．それに対して，「ガイドライン」は療養病床 (慢性期病床) の削減の必要は指摘しましたが，具体的数値は示しませんでした．高度急性期・急性期病床については削減の必要にすら触れていません．逆に，「[高度急性期・急性期・回復期の] 2025 年の医療需要の推計方法」(計算式) は現状投影 (追認) 的でした．

　具体的には，「第 1 次報告」は，2025 年の必要病床数を，高度急性期 13.0 万床，急性期 40.1 万床，回復期 37.5 万床，慢性期 24.2 〜 28.5 万床，合計 115 〜 119 万床としました (「程度」は略)．これらは，2014 年 7 月時点での

52 第2章 地域医療構想と病院再編

図2-1 2025年の医療機能別必要病床数の推計結果（全国ベースの積上げ）

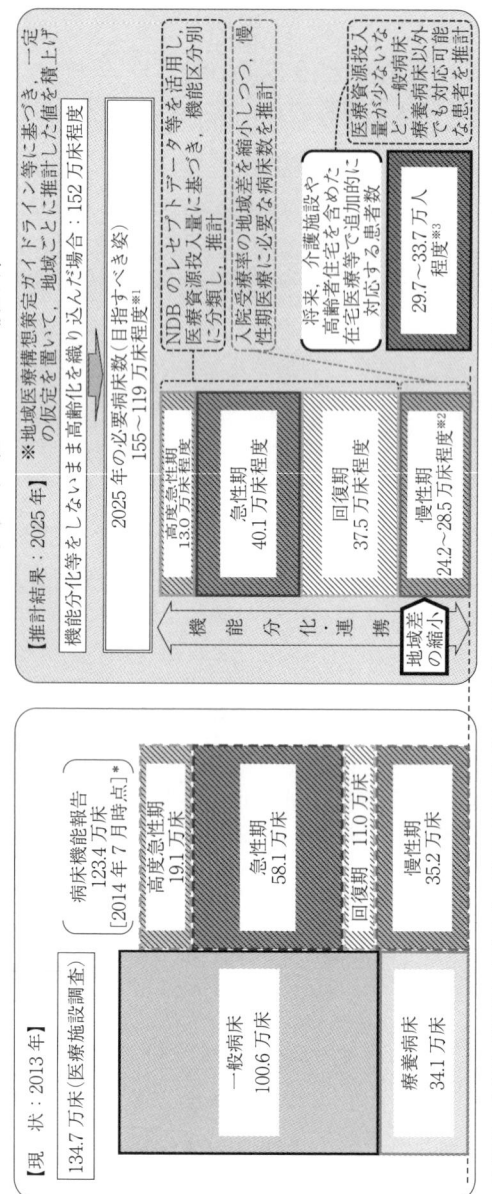

【現　状：2013年】
134.7万床（医療施設調査）
- 一般病床 100.6万床
- 療養病床 34.1万床

病床機能報告
123.4万床
[2014年7月時点]*
- 高度急性期 19.1万床
- 急性期 58.1万床
- 回復期 11.0万床
- 慢性期 35.2万床

機能分化・連携
地域差の縮小

【推計結果：2025年】
※地域医療構想策定ガイドライン等に基づき、一定の仮定を置いて、地域ごとに推計した値を積み上げ：152万床程度

2025年の必要病床数（目指すべき姿）
155〜119万床程度※1
- 高度急性期 13.0万床程度
- 急性期 40.1万床程度
- 回復期 37.5万床程度
- 慢性期 24.2〜28.5万床程度※2

NDBのレセプトデータ等を活用し、医療資源投入量に基づき、機能区分別に分類し、推計

入院受療率の地域差を縮小しつつ、慢性期・在宅医療に必要な病床数を推計

将来、介護施設や高齢者住宅を含めた在宅医療等で追加的に対応する患者数

29.7〜33.7万人程度※3

医療資源投入量が少ない一般病床で療養病床以外でも対応可能な患者を推計

* 未報告・未集計病床数などがあり、現状の病床数（134.7万床）とは一致しない。なお、今回の病床機能報告は、各医療機関が定性的な基準を参考に医療機能を選択したものであり、今回の推計における機能区分の考え方によるものではない。

※1　パターンA：115万床程度、パターンB：118万床程度、パターンC：119万床程度
※2　パターンA：24.2万床程度、パターンB：27.5万床程度、パターンC：28.5万床程度
※3　パターンA：33.7万人程度、パターンB：30.6万人程度、パターンC：29.7万人程度

出典：「医療・介護情報の活用による改革の推進に関する専門調査会」第1次報告（21頁）。

「病床機能報告」による高度急性期19.1万床，急性期58.1万床，慢性期35.2万床より約30%も少ない反面，回復期のみは3.41倍も多くなっています．「病床機能報告」には未報告・未集計病床が11.3万床あるため，回復期病床以外の実際の削減幅はさらに大きくなります【補注2】．

2　「医療資源の集中投入」なしの病床削減

　私が一番驚いたことは，2025年の高度急性期13.0万床，急性期40.1万床との推計が，「社会保障・税一体改革」の「2025年モデル」の「改革シナリオ」（2011年6月2日）のそれぞれ22万床，46万床よりはるかに少ないことです．「改革シナリオ」では，高度急性期・急性期・亜急性期等（現在の回復期）病床に「医療資源の集中投入等」を行い，平均在院日数を大幅に短縮することにより，病床数を減らせるとしていました（高度急性期で2倍，急性期で6割，亜急性期等で3割程度の職員数増加）．

　それに対して，「第1次報告」の必要病床数の推計では，医療資源総量の増加も，在院日数の短縮も組み込んでいません．現状追認的色彩が強かった「ガイドライン」と異なり，「第1次報告」では，「現状追認とならない改革の必要性」が強調され，「ガイドライン」では封印されていた「平均在院日数の短縮」の表現が2回用いられていますが，それは推計式には含まれなかったそうです．それにもかかわらず，なぜ，高度急性期・急性期病床が大幅に削減されうるのか，私には理解できません．

　なお，「第1次報告」は2025年の必要病床数が減少することは，「近年，減少傾向となっている病床数の動向とも整合的」と書いています（12頁）．これは「ガイドライン」にはなかった重要な指摘ですが，この傾向が今後10年以上も持続すると現時点で断定するのは早計です．なお，経済産業省の「将来の地域医療における保険者と企業のあり方に関する研究会報告書」（2015年3月18日）も，2009～2011年の3年間の入院受療率低下（年平均1.8%）に注目し，それを2025年まで外挿して，入院受療率が2割下がると

の大胆な予測を行っていました（19頁）．

3 「医療・介護のネットワーク」で慢性期病床を削減

　「ガイドライン」は療養病床の削減の必要を強調する一方，「慢性期機能及び在宅医療等の推計」をワンセットで行うことを提起していました．この場合，慢性期機能と在宅医療等の割合は，構想区域ごとに異なることになります．しかし「第1次報告」では，両者を切断し，2025年の慢性期の必要病床を24.2～28.5万床，「介護施設や高齢者住宅を含めた在宅医療等で追加的に対応する患者数」を29.7～33.7万人と別々に推計しています．ちなみにこの数値は，「機能分化等をしないまま高齢化を織り込んだ場合」（現状追認）の2025年の病床数152万床と同年の「目指すべき」病床数115～119万床の差33～37万人にほぼ対応します．

　「第1次報告」は慢性期病床の削減の「必要条件」として，「介護施設や高齢者住宅，さらには外来医療を含めた在宅医療等の医療・介護のネットワークによる対応」の必要を強調しています（13頁等）．ちなみに，「ガイドライン」では一度も使われなかった「医療・介護のネットワーク」という用語が本文だけで14回も使われています．ただし，それと「地域包括ケアシステム」（7回使用）との関係・異同については説明していません．

4 改革の進め方のスタンスの違い

　最後に，「第1次報告」と「ガイドライン」との違いで見落とせないことに，今後の改革の進め方のスタンスの違いがあります．「ガイドライン」では，「自主的な取組」，「柔軟（な運用）」，「地域の実情」が繰り返し強調され，「ガイドライン」の議論を主導した中川俊男日本医師副会長は「地域医療構想のキーワードは『地域の実情に応じて』」と指摘しました（第9回地域医療構想策定ガイドライン検討会議事録3頁）．しかし「第1次報告」には，「自主

的な運営」と「柔軟」という表現はまったくなく,「地域の実情」もごく限定的にしか認められていません.

「ガイドライン」では,「医療費適正化計画（対策）」には全く触れていませんでしたが,「第1次報告」では専門調査会がそれについても検討していくと明示しています．さらに，都道府県の役割について抑制的だった「ガイドライン」と異なり,「第1次報告」は「都道府県知事が役割を発揮できる仕組みなどを最大限活用」することを求めています．

5 それでも病床の大幅削減が困難な理由

厚生労働省の「ガイドライン」に比べ，官邸直轄の「第1次報告」が格上であることを考えると，厚生労働省は今後，診療報酬改定や地域医療介護総合確保基金を用いた誘導で，高度急性期・急性期・慢性期病床を大幅に削減しようとすると思います．しかし，私は，それはきわめて困難だと考えます．

高度急性期・急性期病床の大幅削減が困難な理由は以下の3つです．

①医療資源の集中投入なしに平均在院日数短縮と病床削減を行うと，医療者の疲弊・医療荒廃が生じるからです．

②現在は急性期病床の「境界点」とされている「医療資源投入量：C2：（1日当たりの出来高点数600点）」を下回る急性期病院の多くが，診療密度を高めて，境界点を上回るための経営努力を強めるからです．

③最近，厚生労働省の武田俊彦大臣官房審議官が強調しているように,「高齢者の受け入れについては，主に二次救急医療機関が多くを担っているので，二次救急の対応能力の底上げが必要」(『社会保険旬報』6月1日号：13頁）ですが，急性期病床の大幅削減はそれに逆行するからです．

慢性期病床の大幅削減のためには,「第1次報告」が強調しているように,「医療・介護のネットワークの構築」が不可欠ですが，今後の（低所得）単身者の急増や家族の介護能力の低下，地域社会の「互助」機能の低下を考えると，今後10年間で30万人もの患者を「在宅医療等」に移行させるのはほ

とんど不可能です．しかも，重度患者の在宅ケアの費用は，施設ケアに比べて相当高額です［→第5章第1節4（184〜188頁）］．

結論：2025年の病床数は，「第1次報告」の「機能分化等をしないまま高齢化を織り込んだ」152万床（上限）と「目指すべき姿」115〜119万床（下限）の中間，現状の135万床前後になると思います．ただし今後の人口減少が大きい構想区域では，病床機能の転換を迫られることになると思います．

【補注1】「第1次報告」は社会保障改革の2つの潮目の変化の象徴（2015年7月）

　私は，「第1次報告」は，最近の社会保障改革の2つの潮目の変化を象徴していると判断しています．

　1つは近年の傾向として，政府における医療政策立案の主導権が厚生労働省から官邸，財務省に移行していることです．従来は，官邸が例えば社会保障制度改革国民会議で社会保障全般について方針を立てるが，医療制度改革等の各論に移れば厚労省の専管事項でした．「ガイドライン」はそのラインで作られましたが，「第1次報告」は各論であるにもかかわらず，官邸の医療・介護情報の活用による改革の推進に関する専門調査会が出しました．

　もう1つは，福田・麻生政権時代からの社会障政策の転換です．福田・麻生政権から続いた社会保障の機能強化路線は国民の負担増（消費税の引き上げ）を前提とした「社会保障・税一体改革」として民主党政権にも引き継がれ，第2次安倍政権も暫くは踏襲する建前でした．「第1次報告」も「社会保障制度改革国民会議報告書」（2013年8月）を具体化する位置付けですから，同報告書の言葉を多数引用する形をとっています．けれど，「社会保障・税一体改革」で最も強調されていた医療資源投入量総量の増加は消え，現在の医療資源投入量の枠内での，療養型から高度急性期，急性期へのシフトへと変貌しています．第2次安倍内閣の成立以降，社会保障政策は自助を強調するなど徐々に変わりつつありましたが，「第1次報告」および第3章第5節で検討する「骨太方針2015」で，このような流れの変化が明確になったと言えます．

【補注2】急性期病床と回復期病床の違いは「同床異夢」

　本文で書いたように，「第1次報告書」の推計式には今後の医療資源総量の増加も，在院日数の短縮も組み込まれていないにもかかわらず，なぜ2025年の高度急性期・急性期の「必要病床数」が大幅に減るとされたのか，私には理解できません．

　他面，急性期と回復期の必要病床数は，両病床をどう定義・理解するかにより，まったく変わってくるとも考えています．そして，この点については「地域医療構想策定ガイドライン等に関する検討会」（以下，ガイドライン検討会）の有力メン

バーの間にも「同床異夢」といえるほど大きな違いがあります．
　まず，ガイドライン検討会の議論を主導した中川俊男日本医師会副会長は，「地域医療ビジョン」（地域医療構想の前身）検討時に厚生労働省が用いた「亜急性期」という用語を批判し，「高齢者といえどもまずは急性期機能がある病院で診断して，軽症と診断されたり，回復して軽症になったら適切な医療機関に移ればよいのです．サブアキュートという言葉を使用しないように求めた結果，医政局，保険局とももう使用していません」と述べています（今村英仁氏との対談．『病院』2015 年 8 月号：534-535 頁）．この立場では，「急性期」病床が相当必要になります．2014 年診療報酬改定で新設された「地域包括ケア病棟」の条件の1つには「在宅療養支援病院，二次救急病院又は救急告示病院等であること」が含まれていることから，その多くは「急性期病床」と見なせます．現実にも，地域包括ケア病棟は「病床機能報告ではほとんど急性期で出してきている」そうです（北波孝厚生労働省医政局地域医療計画課長「地域医療構想について（講演録）」『全日病ニュース』2015 年 7 月 15 日）．
　逆に，ガイドライン検討会委員で「第 1 次報告」のワーキンググループ主査でもある松田晋哉産業医科大学教授は，次のように，回復期には亜急性期も含まれると主張しています．「回復期というものを正しく理解することが議論を円滑に進めるためのポイントになる．ここで言う回復期は『回復期リハビリテーション』病棟のみを指すのではなく，かつて全日本病院協会が提唱していた『地域一般病床』も含む概念である．したがって，いわゆる亜急性期も含まれる病床概念であり，平成 26 年度の改定で導入された地域包括ケア病床が最も概念に一致する病床であろう」（「病床機能別病床数の適正化の考え方」『病院』2015 年 8 月号：556-562 頁）．
　この立場では，回復期病床が非常に多くなり，急性期病床は相当減ることになります．私は，ガイドライン検討会が急性期病床と回復期病床の境界点数（C2）を 600 点と高めに設定した時点で，急性期の必要病床の大幅削減と回復期の必要病床床の大幅増加が自動的に決まったと推察します．私に分からないのは，日本医師会や病院団体の委員が，急性期の必要病床数の削減につながるそのような「高い点数」を，なぜ受け入れたかです（まさか，このことを知らなかったとは思えません）．
　松田氏が指摘するように，回復期病床が回復期リハビリテーション病棟のみを指すのでないことは明らかです．しかし，「地域一般病床」（正しくは病棟）も，「地域包括ケア病床」（同）も回復期病床とするのは氏の個人的理解であり，まだ関係者の合意は得られていません．まず，「地域一般病棟」は「急性期入院機能（軽～中等度の急性期入院需要に応えること）」が第 1 の目的とされていました．次に，「地域包括ケア病棟」については，上述した北波孝氏も上記講演で「地域包括ケア病棟などの新たな類型をどこに分類するか，まだ未整理の部分がある．2015 年の報告には間に合わないが，これも，報告の時に迷わないよう議論をしていきたい」と率直に述べています．私は，厚生労働省が「地域包括ケア病棟」が「急性期病床」と「回復期病床」のどちらに分類されるかをアイマイにし続けていることが，

病院経営者の疑心・不安を増幅させていると思います.

　以上,急性期と回復期の理解の「同床異夢」について指摘してきましたが,医療政策研究の重鎮である池上直己氏は,さらに踏み込んで,高度急性期・急性期・回復期・慢性期という病床機能区分自体が恣意的であると批判し,「病院を,地域の虚弱高齢者に対応する病院と,特別な治療を要する時以外には対応しない病院に分けた方が合理的」と主張しています(『医療・介護問題を読み解く』日経文庫, 2014, 159-161頁).

第3節　病院病床の大幅削減が困難と考えるもう1つの理由
　　　——削減策失敗の歴史に学ぶ

(2015年8月)

　2014年に成立した医療介護総合確保推進法により地域医療構想の策定が決定されて以来，医療関係者の間で今後2025年に向けて病院病床が大幅に削減されるとの懸念が生まれています．2015年6月に発表された「医療・介護情報の活用による改革の推進に関する専門調査会第1次報告」は，それを増幅させました．日本医業経営コンサルタント協会の機関誌も，「将来の急性期病床は今の病床数の半分程度に!?」との扇情的な（ただし根拠が曖昧な）「試算」を発表しています（『JAHMC』2015年6月号：26-27頁）．

　それに対して私は，前節で，高度急性期・急性期病床，慢性期病床とも大幅削減が困難な理由を述べました．それらはいわば「論理的」理由でしたが，私はもう1つ，「歴史的」理由も考えています．それは，過去4回の病院病床大幅削減策（願望）がすべて失敗していることです．本節では，この点を包括的に検討します．

1　老人保健施設制度化時の病床半減策

　日本で最初の病院病床大幅削減策（願望）は，1980年代に老人保健施設が構想・制度化されたときに生まれました（詳しくは拙著『医療改革と病院』勁草書房，2004, 159-161頁）．

　これの最初の提唱者は佐分利輝彦病院管理研究所長（当時．以下同じ）で，1982年に「日本の病床は今の半分でよい．かわりに他の先進国のようにナーシングホームが必要である．（中略）これからナーシングホームを何十万床も増やすのは大変なので，既存の病院病床をナーシングホームに転用すれ

表 2-1 老人保健施設のうち医療施設からの転用施設の推移（1989～1997 年）

	1989	1990	1991	1992	1993	1994	1995	1996	1997
老人保健施設総数	167	370	522	661	814	1004	1195	1517	1853
うち転用施設	24	32	49	58	67	80	82	91	101
（％）	14.4	8.6	9.4	8.8	8.2	8.0	6.9	6.0	5.5

出所：二木立『医療改革と病院』勁草書房，2004, 161 頁．
資料：厚生省「老人保健施設調査」から作成．

ばよい」と提唱しました．当時厚生省のドンと言われていた吉村仁保険局長も 1983 年に「過剰病床［約 40 万床］の医療的中間施設への転用論」を展開し，それが 1986 年の老人保健施設創設に繋がりました．厚生省が当時，一般病床を単価の安い老人保健施設に転換することで，医療費を節減できるとの思惑から，主として老人保健施設を病院病床の転換により整備しようと考えていたことは間違いありません．

しかし，厚生省の思惑はものの見事に外れました［表 2-1］．老人保健施設創設直後の 1989 年ですら，老人保健施設総数のうち病院・有床診療所からの転用施設の割合は 1 割強（14.4％）にとどまりました．しかもこの割合は年々低下し，これについての調査が最後に行われた 1997 年にはわずか 5.5％になりました．この時点で，老人保健施設に転用された病床は 6570 床にすぎませんでした．それと対照的に，病院病床数は 1992 年まで増加し続け，特に 1986～1988 年の 3 年間には，医療法第一次改正が誘発した「駆け込み増床」により 13.9 万床も急増しました

2　第 4 次医療法改正後の一般病床半減説

第 2 は 2000 年の第 4 次医療法改正および厚生労働省が翌年 9 月に発表した「医療制度改革試案」を契機として生じた一般病床半減説です（詳しくは，拙著『医療改革と病院』第Ⅲ章第二節「一般病床半減説の崩壊」）．

医療法改正により，旧一般病床は 2003 年 8 月までに新一般病床か療養病

床かの選択をし，届け出をしなければならなくなりました．さらに「医療制度改革試案」に添付された「21世紀の医療提供体制の姿」は，「急性期に必要な病床数は集約化し，一定の数に収れんしていく」として，将来の急性期病床が42～63万床になるとの「急性期病床の将来数試算」を示しました．実は医療法改正による新一般病床は急性期病床だけでなく亜急性期病床も含んでいたのですが，厚生労働省は一般病床と急性期病床との関係については全く触れませんでした．

そのためもあり，医療関係者や医業経営コンサルタントの多くは，「急性期病床＝一般病床」と誤認して，今後一般病床が半減されるとの言説が広く流布されました．「2011年，病院は3000まで減少する？」との扇情的な特集を組む医療経営誌（『Phase3』2012年8月号）も現れ，病院関係者（特に民間中小病院経営者）を浮き足立たせました．

しかし，2003年8月までに旧一般病床の大半（95.1%）が新一般病床としての届け出を行い，一般病床半減説は崩壊しました．

3 療養病床の再編・削減策

第3は2006年に成立した医療制度改革関連法に含まれていた療養病床の再編・削減方針で，医療療養病床の大幅削減（25万床から15万床へ）と介護療養病床の5年後（2011年度末）の廃止が決定されました（詳しくは，拙著『医療改革』勁草書房，2006, 第2章第4節2「療養病床の再編・削減」）．

上述した第1・第2の病院病床大幅削減策が非公式のものであったのと異なり，これは法定化されたことに特徴があります（ただし，医療療養病床の削減数は厚生労働省の目標）．厚生労働省は，2000年の介護保険制度創設時に介護療養病床を制度化しただけでなく，上述した第4次医療法改正による病床区分の届け出締め切り前には，一般病床から療養病床への転換を奨励・誘導していました．ところが，2005年12月に発表された「療養病床の将来像」で，突然，介護療養病床の廃止が打ち出されたのです．私は今までたくさん

の政策転換を見てきましたが，これほど突然の転換は初めてです．この背景には，当時，絶頂を極めていた小泉純一郎首相からの医療・介護費抑制の強い指示がありました．

もしこの計画通りになったとしたら，2006年に37.2万床あった療養病床総数は5年後には15万床へと6割も削減されたことになります．しかし，現実には，2006年の診療報酬改定で医療療養病床の入院基本料が大幅削減されたにもかかわらず，医療療養病床は逆に増加し続け，2006年の25.2万床から2013年の26.9万床へと1.7万床増加しました（各年10月．表2-2）．介護療養病床の廃止は，民主党政権の下で6年間延期され，2017年度末とされました．

今後介護療養病床の廃止が実施されるか，再延期されるか，あるいは廃止方針が廃止されるか，現時点では不明ですが，2015年の介護報酬改定［介護療養型医療施設に療養機能強化型を新設］を踏まえると，少なくとも重度の患者・要介護者の受け皿となっている介護療養病床が今後も何らかの形で存続することは確実です．以上から，2006年の療養病床の再編・削減方針は完全に失敗したと言えます．

4　7対1病床の大幅削減策

第4は，2014年診療報酬改定時の7対1入院基本料の届出病床（以下，7対1病床）の要件強化による大幅削減策です．厚生労働省自身は削減目標を明示しませんでしたが，財務省はそれを2年間で9万床減少すると公式に示し，一部の医療ジャーナリズムは厚生労働省の「2025年モデル」を根拠にして7対1病床が2025年までに18万床に半減されると予測しました．医療関係者の多くは，これらの言説を既定の事実と見なしましたが，私自身はそれは困難と予測しました［本章第4節］．

現実には，7対1病床は2014年3月の38.04万床から2015年4月の36.39万床へと，1年間でわずか1.65万床（4.3%）の減少にとどまりました（6月

表2-2 療養病床数の変化（2006, 2014年）

	2006	2013	差	当初の目標
療養病床総数	371,814	340,668	−31,146	
介護療養病床	119,825	71,891	−47,934	廃止
医療療養病床	251,989	268,777	16,788	▲15万床

資料：厚生労働省「医療施設調査」（療養病床総数）同「介護サービス施設・事業所調査」（介護療養病床）.
注：医療療養病床＝療養病床総数−介護療養病床. 各年10月1日現在.

表2-3 7対1入院基本料の届出病床数の動向

	'14年3月	'14年10月	'15年4月	1年間の減少
施設数	約1,700	約1,550	約1,530	▲170（10.0%）
病床数（万）	38.04	36.62	36.39	▲1.65（4.3%）

出典：2015年6月10日中医協総会資料「入院医療（その2）」.

10日中医協総会資料. 表2-3）. 診療報酬改定後最初の半年間の減少（1.42万床）に比べ次の半年間の減少（0.23万床）がはるかに少ないことを考慮すると，今後1年間の減少はさらに少なくなると思います．

　以上から，過去4回の病院病床大幅削減策（願望）がすべて失敗したことは明らかです．「社会保障制度改革国民会議報告書」が指摘したように，日本の病院制度は私的病院主体の「規制緩和された市場依存型」（民間病院主導）であるため，政府が病院の改廃に絶対的権限を有する国営・公営医療の国と異なり，政府の権限で病院病床を大幅に削減することは不可能なのです．「上に政策あれば，下に対策あり」．これが過去4回の病院病床大幅削減策の教訓であり，今回の第5回目の病院病床大幅削減策にも当てはまると思います．

第 4 節　7 対 1 病床大幅削減方針の実現可能性と妥当性を考える

(2014 年 5 月)

はじめに――厚労省は 7 対 1 病床削減の数値目標は示していない

　2014 年度診療報酬改定の最大の眼目の 1 つは，7 対 1 入院基本料（以下，7 対 1 病床）の算定要件の見直し・厳格化です【補注1】．具体的には以下の 5 つです．①特定除外制度の廃止，②従来の「重症度・看護必要度」に代えた「重症度，医療・看護必要度」の導入，③「自宅等退院患者割合」(75%) の新設，④短期滞在手術の対象拡大と平均在院日数からの除外，⑤データ提出加算の届け出の要件化．7 対 1 病床の算定要件は 2008 年と 2012 年にも見直されましたが，今回の見直しははるかに厳しく，厚生労働省の大幅削減の強い意志が表れていると言えます．

　政府は，これにより現在 36 万床ある 7 対 1 病床を 2 年間で 9 万床 (25%) 削減する方針と報道されています．2025 年までには 18 万床減らし，7 対 1 病床を半減させる方針との報道もあります．ただし，厚生労働省は公式にはこのような数値目標は一切示しておらず，2 年間で 9 万床削減と明示している政府の公式文書は，財務省が 2014 年 1 月 28 日の財政制度等審議会に提出した資料「財政制度等審議会『平成 26 年度予算の編成等に関する建議』の反映状況」だけです．しかも，それには，「過剰となっているいわゆる『7 対 1 入院基本料』算定病床の要件を厳格化し，同病床を▲9 万床減少する（改定率換算で▲0.15％）」と書かれているだけで，その根拠は示されていません．

　しかし，多くの医療関係者はこの数値目標を既定の事実と考えているようです．早々と「7 対 1 病床は半分になると思う」と大胆な予測をされた病院団体幹部もいます．私自身，2014 年 2 月初旬に行った講演で，「7 対 1 病床

削減で余った看護師は，訪問看護等在宅に回るのか？」との気の早い質問を受けました．その際，私は7対1病床の大幅削減は困難との「客観的」将来予測を述べました．本節では，私がこう判断する2つの理由を述べます．合わせて，7対1病床削減の議論で見落とされている7対1病床の効果（私の事実認識）を指摘します．

1　7対1病床大幅削減方針は「2025年モデル」オリジナル版と矛盾

　第1の理由は，それが厚生労働省が公式に掲げている医療の「2025年の姿」（以下，「2025年モデル」）と矛盾するからです．こう書くと，「厚生労働省は今改定を2025年に向けて，医療提供体制の再構築を図るためと位置づけているのではないか？」と疑問を持たれる方も多いと思います．事実，同省は公式には，今回の改定を「2025年のあるべき姿を目指して一体改革をすすめる」ための「第二歩目」と位置づけています（第一歩目は2012年改革）[1]．

　しかし，一般にはほとんど知られていませんが，厚生労働省の「2025年モデル」にはオリジナル版と修正版の2つがあり，私が取り上げるのはオリジナル版です．オリジナル版は，まだ民主党政権だった2011年6月2日の「社会保障改革に関する集中検討会議（第10回）」に厚生労働省が提出した「医療・介護に係る長期推計」に含まれていた「医療・介護サービスの需要と供給（必要ベッド数）の見込み」中の「改革シナリオ」です（表2-4）．

　このシナリオは，2008年の社会保障国民会議報告で示された「医療・介護費用のシミュレーション」の推計手法を踏襲しつつ，目標値を大幅に引きあげたもので，2011年の一般病床107万床（区分なし）を2025年には高度急性期18万床，一般急性期35万床，亜急性期等（亜急性期・回復期リハ）26万床，地域一般病床24万床に再編することを予定していました．その際，急性期医療に「医療資源の集中投入」を行い，平均在院日数を大幅に短縮するとしていました．そのために必要な各病床ごとの職員数増加と平均在院日数は，①高度急性期：2倍化，15～16日．②一般急性期：6割増，9日．③

表 2-4 2025 年モデル・オリジナル版

パターン 1	平成 23 年度 (2011)	平成 37 (2025) 年度 現状投影シナリオ	平成 37 (2025) 年度 改革シナリオ 各ニーズの単純な病床換算	平成 37 (2025) 年度 改革シナリオ 地域一般病床を創設
高度急性期	【一般病床】 107 万床 75% 程度 19〜20 日程度	【一般病床】 129 万床　　75% 程度 19〜20 日程度 (参考) 急性期 15 日程度 高度急性期 19-20 日程度 一般急性期 13-14 日程度 亜急性期リハ等 57〜58 日程度 長期ニーズ 190 日程度 ※推計値	【高度急性期】 22 万床　　70% 程度 30 万人/月　15〜16 日程度	【高度急性期】 18 万床　　70% 程度 25 万人/月　15〜16 日程度
一般急性期	退院患者数 125 万人/月		【一般急性期】 46 万床　　70% 程度 109 万人/月　9 日程度	【一般急性期】 35 万床　　70% 程度 82 万人/月　9 日程度　　【地域一般病床】 24 万床 77% 程度 19〜20 日程度 29 万人/月
亜急性期・回復期リハ等		【亜急性期等】 35 万床 16 万人/月 152 万人/月	【亜急性期等】 35 万床　　90% 程度 60 日程度	【亜急性期等】 26 万床　　90% 程度 12 万人/月　60 日程度
長期療養 (慢性期)	23 万床, 91% 程度 150 日程度	34 万床, 91% 程度 150 日程度	28 万床, 91% 程度 135 日程度	
精神病床	35 万床, 90% 程度 300 日程度	37 万床, 90% 程度 300 日程度	27 万床, 90% 程度 270 日程度	
(入院小計)	166 万床, 80% 程度 30〜31 日程度	202 万床, 80% 程度 30〜31 日程度	159 万床, 81% 程度 24 日程度	159 万床, 81% 程度 25 日程度

注 1：医療については「万床」はベッド数、「日」は平均在院日数、「％」は平均稼働率、「人/月」は月当たりの退院患者数。
注 2：「地域一般病床」は、高度急性期の 1/6 と一般急性期及び亜急性期等の 1/4 で構成し、新規入退院の 1/4 で平均入院日数が若干長めとなるものと仮定。ここでは、地域一般病床は、概ね人口 5〜7 万人未満の自治体に暮らす者 (今後 2000〜3000 万人程度で推移) 100 人当たり 1 床程度の整備量を仮定。

(参考) 改革シナリオにおける主な充実、重点化・効率化要素 (2025年)

		2025年
充実	急性期医療の改革 (医療資源の集中投入等)	・高度急性期の職員等　2倍程度増（単価 約1.9倍）（現行一般病床平均対比でみた場合） ・一般急性期の職員等　6割程度増（単価 約1.5倍）（　〃　） ・亜急性期・回復期リハ等の職員　コメディカルを中心に3割程度の増（単価 15%程度増）
	長期療養・精神医療の改革 (医療資源の集中投入等)	・長期療養の職員　コメディカルを中心に1割程度の増（単価 5%程度増） ・精神病床の職員　コメディカルを中心に3割程度の増（単価 15%程度増）
重点化・効率化	急性期医療の改革 (平均在院日数の短縮等) 早期の退院・在宅復帰に伴い患者のQOLも向上	・高度急性期　：平均在院日数　15〜16日程度 ・一般急性期　：平均在院日数　9日程度 ・亜急性期・回復期等：平均在院日数　60日程度（パターン1の場合） （現行一般病床についてみると、平均在院日数 19〜20日程度［急性期 15日程度（高度急性期 75日程度）とみられる。］ 亜急性期 13〜14日程度、一般急性 19〜20日程度）（改革シナリオ（パターン1）に基づく［医療・介護サービスの需要と供給（必要ベッド数）の見込み］から病院病床分のみを抜粋）.
	長期療養・精神医療の改革 (平均在院日数の短縮等)	・長期療養　在院日数1割程度減少 ・精神病床　在院日数1割程度減少、入院2割程度減少

出典：厚生労働省「医療・介護に係る長期推計」2011年6月2日 (22, 8頁) 「改革シナリオ（パターン1）」に基づく「医療・介護サービスの需要と供給（必要ベッド数）の見込み」から病院病床分のみを抜粋.

図 2-2　平均在院日数と 1 病床当たり職員数〜各国の状況

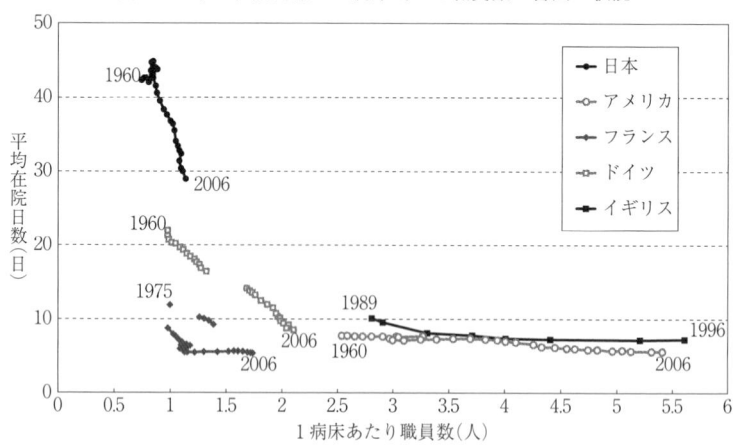

出典：厚生労働省「医療・介護に係る長期推計」2011 年 6 月 2 日（11 頁）.
資料：日本；「病院報告」（厚生労働省）諸外国；「OECD Health Data 2008.
注：1. 日本は一般病院の数値である.
　　2. 諸外国は OECD の定義に基づく急性期医療（急性期病院）にかかる数値である.

図 2-3　2025 年モデル・修正版

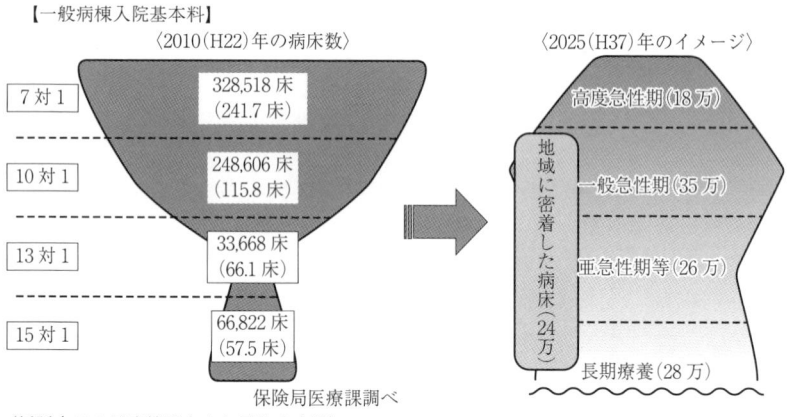

【一般病棟入院基本料】

〈2010(H22)年の病床数〉
- 7 対 1：328,518 床（241.7 床）
- 10 対 1：248,606 床（115.8 床）
- 13 対 1：33,668 床（66.1 床）
- 15 対 1：66,822 床（57.5 床）

保険局医療課調べ
（括弧内は 1 医療機関あたり平均病床数）

〈2025(H37)年のイメージ〉
- 高度急性期（18 万）
- 一般急性期（35 万）
- 亜急性期等（26 万）
- 地域に密着した病床（24 万）
- 長期療養（28 万）

○届出医療機関数でみると 10 対 1 入院基本料が最も多いが，病床数でみると 7 対 1 入院基本料が最も多く，2025 年に向けた医療機能の再編の方向性とは形が異なっている.

初出：2011 年 11 月 25 日　中央社会保険医療協議会総会（第 208 回）資料（総-1）「医療提供体制について（その 1）」.

亜急性期等：3割増，60日－とされていました．なお，「医療・介護に係る長期推計」の作成経過と歴史的意義（「今後の医療・介護の充実強化の羅針盤」!）については，作成の中心になった香取・武田両氏が詳細に論じており，御一読をお薦めします[(2)]．

　私は，一般急性期の平均在院日数を9日に短縮することは現実的ではないと疑問を持っています．しかし，今後の人口高齢化の急速な進行により高齢患者や救急患者が急増する反面，厳しい財政事情のためにそれに見合って病床数を増やせないという制約条件を考えると，病床当たりの職員数を大幅に増やして，すべての種類の病床の平均在院日数を短縮するという「医療・介護に係る長期推計」の戦略は妥当であると思います．この「長期推計」には，「平均在院日数と1病床当たり職員数」との間には明らかな逆相関があることを示す国際比較図も示されていました（図2-2）．

　当然，この推計では高度急性期と一般急性期では，看護配置基準を現行（7対1等）より大幅に引きあげることが想定されていると考えられますし，そのためには2014年度の診療報酬改定で入院看護料を大幅に引きあげることが不可欠でした．

「2025年モデル」修正版では職員増が消失

　ところが，厚生労働省保険局医療課は，オリジナル版発表後半年後の2011年11月25日の中医協（第208回）に「2025年モデル」の修正版（「現在の一般病棟入院基本料の病床数」）を提出しました（図2-3）．この図は，「2010年の病床数」を「一般病棟入院基本料」別の病床数分布（杯型）で図示し，それを2025年には「砲弾型」に変える「イメージ」を示したものです．ただし，2025年の4種類の病床の病床数は上記オリジナル版と同じでした．この図は，2010年の7対1病床（32.8万床）が2025年の高度急性期（18万床）に対応するように描いていたため，現行の7対1病床は過剰で大幅に削減する必要があると認識・錯覚させる視覚的工夫（？）がなされていました．ちなみに，外見は似ているが中身は全く異なるものを比較すること

を「リンゴとオレンジの比較」と言います．他面，オリジナル版に明示されていた，急性期医療への「医療資源の集中投入」は削除されました．

　その後しばらく，厚生労働省は「2025年モデル」のオリジナル版と修正版を併用していましたが，最近は修正版のみを示すようになり，「平成26年度診療報酬改定の概要」でも修正版のみが示されています（ただし，7対1病床数は最新数値の35.8万床に変更）．この「概要」では，今回改定の「基本方針のポイント」として，「在宅医療の充実」が掲げられる一方，「2025年モデル」オリジナル版で示されていた急性期医療への「医療資源の集中投入」は削除されています．

　そのため，修正版を前提にすれば，7対1病床は高度急性期に限定され，一般急性期は10対1病床または13対1病床に引き下げられることになります．しかし，このような看護水準で一般急性期の平均在院日数を9日に短縮することは不可能です．逆に，7対1病床大幅削減と平均在院日数短縮の同時達成を目ざすと，看護職の労働強化→離職増加→看護・病院危機が再燃する危険があります．日本看護協会も，今回の「7対1入院基本料の要件見直しの方向性は理解」する一方，「今回，新設された地域包括ケア病棟や7対1算定病棟などでは，看護職員の業務の過密化が予想され」，「過度の業務負担がかかれば，看護職員の健康や離職などへの深刻な影響が懸念され，確保定着に悪影響をもたらすのではないかと大変憂慮して」もいます[3]（これは，典型的な"Yes..., but..."論法（最初に建前を書き，but以下で本音を書く）であり，協会の苦しい胸の内が示されていると思います）．

　なお，厚生労働省は「高度急性期」として，7対1病床ではなく，今回新設された「総合入院体制加算」算定病床を想定しているとの意見もあります．しかし，この算定基準はきわめて厳しく，すぐに算定できる病院は全国でわずか11病院にすぎないことを考えると，2025年までにこれを18万床まで増やすことは不可能です．

2　7対1病床大幅削減方針は民間病院の「活力」を無視

　私が7対1病床の大幅削減が困難だと考えている第2の理由は，民間病院が大きな「活力」をもっており，7対1病床維持のために必死に対策を立てて対応するのが確実だからです（「上に政策あれば，下に対策あり」）．

　一般に「活力」（バイタリティ）には，時代の変化に対応して新しい事業・試みに挑戦するという意味での「創造的活力」と，危機に際して「生き延びる」という意味での「活力」の2種類があります．この区別は，アメリカの大学教育の歴史研究により発見されました[4,5]．日本の民間病院のうち，「創造的活力」を持っている病院はごく限られますが，危機に際して「生き延びる」という意味での活力は大半の民間病院が持っており，今までも厚生労働省の診療報酬操作による誘導策に必死に対応・抵抗してきた歴史があります．

　私には，7対1病床の大幅削減方針は，2006年の医療制度改革関連法に含まれていた「療養病床の将来像（案）」とダブって見えます．当時，厚生労働省は，医療療養病床を25万床から15万床に10万床（4割）も削減する計画を立て，そのために同年の診療報酬改定で医療区分1の患者の報酬を大幅削減しました．しかし，この直後から，医療療養病床の大半は，医療区分1の患者中心から同2・3患者中心への「シフト」を行った結果，医療療養病床の倒産・閉鎖はほとんど生じず，厚生労働省の願望とは逆に，医療療養病床数は増加しました．

　冒頭に述べたように，今回の7対1病床の算定要件はきわめて厳しく，私も，特に単科の小病院（専門病院）を中心に，数万床減少すると思います．〔結果的には1年間の減少は1.65万床（4.3％）にとどまりました（本章第3節表2-3）（63頁）〕しかし，民間病院の上記「活力」を考えると，2年間で9万床の削減は困難，ましてや2025年までに18万床削減するのは不可能だと判断しています．厚生労働省が公式には7対1病床削減の数値目標を公表していないのも，このことを見越しているためと思います．

私は，本節執筆のために，地元の愛知県，医師・看護師不足が顕著な北海道，民間病院「激戦区」の大阪府，及び2つの全国的医療組織の関係者等から，各地域・組織の7対1病床病院の今後の対応についての情報を非公式に集めましたが，ごく一部の病院を除いて，7対1病床を維持するために最大限の努力を払っているとのことでした．日本看護協会が2014年3月に発表した「2013年病院における看護職員需給状況調査」（対象は全国の病院の看護部長．調査期間は2013年10月）速報でも，回答した病院の7割が看護職員の採用増を希望しており，8割が入院基本料の現状維持を希望していました．

　ここで注意しなければならないことは，診療報酬操作による医療機関誘導は万能ではないことです．従来，厚生（労働）省は，特定の医療サービスの拡大をはかるときには，その点数を最初から高く設定するか，大幅に引き上げ，その結果，その医療サービスが同省の当初の思惑を超えて拡大することが少なくありませんでした．それの草分けは1970年代の人工腎臓の保険導入と言えます．1994年の「2対1看護基準」（現10対1）新設後も，厚生省の思惑を超えて，同病床が急増しました．2000年に新設された回復期リハビリテーション病棟の増加にも目を見張るものがあります．

　他面，特定の医療サービスを減らそうとして，点数を下げたり施設基準を厳しくしても，医療機関・病院が必死に抵抗・対応して，厚生労働省の思惑通りにならないことも少なくありません．上述した，療養病床の大幅削減の失敗がその典型です．診療報酬操作による医療機関誘導効果については，今後，詳細な事例研究等を行いたいと思っています．

3　7対1病床過剰論の盲点

　最後に，今回の7対1病床大幅削減方針の背後にある，7対1病床過剰論の2つの盲点を指摘します．財政制度等審議会「建議」（2013年7月）は，7対1病床が2006年の新設時に厚生労働省が想定した数値（公式には発表されていないが7万床説が有力）よりも大幅に増加したことを根拠にして「過剰な

病床の供給による高コスト化」が生じたと批判しています．ほとんどの全国紙もこの過剰論を肯定しており，7対1病床が「無駄」，「贅沢」とする報道すら散見されます．このような報道は，2006年に7対1病床が新設された当時は，（急性期）医療の危機・荒廃が社会問題化しており，各紙が急性期医療への診療報酬の重点配分を主張していたのと対照的です．

しかし，7対1病床過剰論は，以下の2点を見落としています．1つは，日本の病床当たり看護職員数は，7対1病床を含めて，他の先進国の水準を下回っていること，もう1つは，7対1病床には，看護職員の労働条件を改善して職務満足度を向上させ，離職率を低下させたという「効果」があることです．以下，順に説明します．

まず，厚生労働省が毎年発表している「医療保障制度に関する国際関係資料」の最新版（2012年12月10日）の「医療分野についての国際比較（2010年）」によると，日本の「病床百床当たり臨床看護職員数」は74.3人であり，アメリカの350人，イギリスの324.7人と隔絶しているだけでなく，ドイツの136.7人，フランスの131.5人と比べても5～6割の低さです（いずれも全病床）．日本の病床に慢性期病床が相当数含まれるのに対して，欧米の病床は急性期病床中心であることを考慮しても，日本と欧米との格差は大きいと言えます．ちなみに，日本看護協会幹部も，2006年に7対1病床が新設されたときに，「諸外国に比べてまだまだ低い水準ですので，さらに手厚い体制を求めていきたい」と明言しました[6]．

次に，7対1病床導入により，看護職員の労働条件が改善された結果，職務満足度が向上したことは，個別病院の詳細な経年調査で示されています[7-9]．日本看護協会「2008年病院における看護職員需給状況調査」の「入院基本料・労働環境変化」でも，超過勤務時間が「減った」との回答は，7対1でもっとも高く47.2％で，平均の36.4％を10.8％ポイントも上回っていました．同じく1人当たり夜勤回数が「減った」との回答も，7対1でもっとも高く23.9％で，平均の17.7％を6.2％ポイント上回っていました．

看護職員の離職率も7対1病床が急増した2008年以降，低下に転じてい

ます.「病院における看護職員需給状況調査」各年版によると,常勤看護職員の年間離職率は,2003年度(「2004年調査」.以下同じ)の11.6%から2007年度の12.6%へと毎年漸増していましたが,2008年には11.9%へと5年ぶりに減少に転じ,その後4年連続低下して,2011年度には10.9%になりました(2012年度は11.0%へと微増).新卒看護職員についてもほぼ同じ傾向が見られます.

　看護職員の離職率の要因は複数あると思いますが,7対1病床による看護職員の労働条件改善・職務満足度向上がそれに大きく寄与したことは確実です.

　現在では,看護師は若い女性の憧れの職業になっており,女子高校生の進路希望ではダントツの一番人気になっています(私の勤務する日本福祉大学でも2015年度に看護学部を設置しました).しかし,今からほんの四半世紀前,「看護婦不足」が深刻だった1990年前後には,「看護婦の仕事」は3K(危険,きつい,汚い)どころか,6K(3Kプラス給料が低い,休暇が少ない,かっこうが悪い)と揶揄されていました[10].しかし,1992年の診療報酬改定での看護料大幅アップから2006年の7対1病床新設に至るまで,診療報酬での看護(職員)の評価が徐々に改善された結果,このような言説はほぼ消失しました.しかし,7対1病床の大幅削減は,せっかくうまれたこの流れを逆転させる危険があると思います.

おわりに──「地獄のシナリオ」予防のために必要な2つのこと

　以上,2014年度診療報酬改定の最大の眼目と言える7対1病床大幅削減方針についての,私の「客観的」将来予測と7対1病床の効果についての私の事実認識を述べてきました.

　私が一番危惧していることは,本節で述べてきた私の予測が外れて,7対1病床大幅削減方針が「成功」した場合,次の2つの不幸な事態が生じ,「2025年モデル」オリジナル版が頓挫することです.1つは,急性期医療への「医療資源の集中投入」が行われないために,高度急性期・一般急性期病

床とも平均在院日数の短縮が行われず，しかも病床数も増やされないために，救急患者や高齢患者の入院受け入れが困難となり，「医療（入院）難民」が生じること．もう1つは7対1病床大幅削減と同時に急性期病床の平均在院日数短縮が強行されて，看護職員の過重労働が生じ，彼らの退職が急増して「看護危機」が再燃することです．

このような「地獄のシナリオ」を予防し，「2025年モデル」オリジナル版を実現するためには，マクロレベルで急性期医療への「医療資源の集中投入」政策を確実に実施すること，およびミクロレベルで個々の病院が従来以上に「活力」を発揮して，7対1病床の削減を最小限にとどめる必要があると思います【補注2】．

【補注1】2014年診療報酬改定全体の問題点と7体1病床削減の医療費削減効果
（2015年7月）

2014年度診療報酬改定について政府・厚生労働省は，0.10％のわずかながらプラス改定であると宣伝しています．ただし，これは消費税引き上げに伴い物品（医薬品・医療機器など）の購入価格が上がり，それに対応した引き上げも含めているので，消費税対応分を除くと，実際上は，医療費全体では▲1.26％の大幅マイナス改定です．これは民主党政権時代にはなかったことです．

医療費全体とは［診療報酬＋薬価］のことです．これまでは薬価を下げた分を診療報酬に振り替えていたのですけれど，今回は薬価の引き下げ分が診療報酬に振り替えられなくなってしまいました．こういうときはパーセントではわかりにくいので，金額でみたほうがよいのです．そうすると，消費税対応分を除いた医療費の本体，つまり診療報酬のみに限定すると，引き上げはわずか400億円です．これがどれくらい少ない額かというと，民主党政権時代に医療費改定が2回（2010年度と2012年度）行なわれました．そのときは，ともに約5,000億円，診療報酬が上がりました．まず民主党政権が成立した直後の2010年には5,700億円上がりました．これは医科と歯科と薬剤を合わせた額ですけれど，医科に限定しても4,800億円上がりました．次に2012年度は，診療報酬全体で5,500億円，医科に限定しても4,700億円上がりました．今回は400億円ですから1/10です．

問題はこれにとどまりません．今回の消費税引き上げ対応分は，病院・診療所共通の初診料と再診料の引き上げで集中的に使われました．しかし，消費税引き上げに対応して薬や医療機器の購入価格が上がるのはほとんどが病院なのです．一見，病院と診療所が平等に見えますけれど，初診料・再診料に限定して上げたために，病院の診療報酬は実質，もっと引き下げになってしまいます．全体でもマイナス

1.26％といいましたが，病院はもっと大きな引き下げになると思います．

　小泉政権の厳しい医療費抑制政策のために医療危機が社会問題化した2006年～2008年には，一般病院の経常利益率は0％近くまで低下しましたが，民主党政権時代には3％台に回復していました（加納繁照氏が，独立行政法人福祉医療機構データより計算．『むつごろう』2014年4月号：2頁）．それが今回の改定により，一般病院の利益率が再急落し，病院医療，とくに救急医療の危機・荒廃が再燃する危険があると思います．

　これが診療報酬改定の全体的問題です．そこで，診療報酬を大幅に引き下げるための目玉として7対1病床の算定基準がきわめて厳しくされました．7体1病床削減方針は独立してあるわけではなく，診療報酬全体を抑制するための，いわば切り札の1つとして位置づけられているのです．

　ただし，7対1病床の医療費削減効果は，実際にはごく小さいのです．仮に財務省が期待しているように9万床減るとした場合，年間646億円で，今の国民医療費ベースでいくとわずか0.2％です．その計算方法は以下の通りです．7対1病床が10対1病床に移行するとして，1日あたり2,590円安くなります．それに9万床，365日，病床利用率0.76を掛けると646億円です．2011年の国民医療費は38兆円ですから0.2％です．2014年度には医療費がもっと増えるでしょうから，割合はさらに低くなります．

　この程度の医療費抑制効果のために，患者にとっても看護師にとってもいろいろな問題が起こる可能性が大きい7対1病床の大幅削減を強行するのは愚策だと思います．本文では厚生労働省は公式には一切，7対1病床削減の数値目標をいっていないと述べましたが，それはこのことを知っているからだと思います．

【補注2】　民間病院の「活力」発揮のマイナス面（2014年7月）

　医療機関が「民間活力」を発揮して7対1病床を維持するために必死に努力する場合，マイナスの影響が患者や看護師に出る可能性が強いと思います．

　まず患者側から見ると，一方で，7対1算定要件に合わない患者の受け入れ制限が起こり得ます．他方で，入院患者の早期の無理な自宅退院が促進される状況が起こるかもしれません．

　次に看護師側に起きる可能性が強いのは，病院が7対1病床を維持するために必要な算定要件——その中心は「重症度，医療・看護必要度」——に合わせる結果，重症患者が増える反面，人員は増えないために，今以上の労働強化が生じることです．

　このように病院が生き残りのために涙ぐましい努力をする結果，7対1病床はそれほど減らないけれども，その悪影響は患者・看護師に出てくる可能性は無視できないと思います．

文 献

（1） 宇都宮啓「2014年改定の全体像と重要ポイント」『月刊／保険診療』2014年3月号（69巻3号）：42-47頁.
（2） 香取照幸・武田俊彦「医療・介護改革の羅針盤——シミュレーションの概要と診療・介護報酬改定の今後」『病院』2012年11月号（71巻11号）：862-869頁.
（3） 「平成26年度診療報酬改定に対する日本看護協会の見解」2014年2月20日（同協会のホームページに公開）．
（4） 二木立『複眼でみる90年代の医療』勁草書房，1991, 100頁.
（5） 二木立『TPPと医療の産業化』勁草書房，2012, 96-97頁.
（6） 小川忍・他「"7対1"入院基本料創設をどう捉えるか」『看護』2006年6月号（58巻12号）：44-49頁.
（7） 原田美佐・他「7対1看護体制導入前後の職務満足度の変化から今後の看護管理のあり方を検討する」『日本看護学会論文集：看護管理』41号：298-301頁, 2011.
（8） 明神一浩・他「7対1と10対1看護体制別でみた職務満足の違いの検討」『日本看護学会論文集：看護管理』42号：424-427頁, 2012.
（9） 松本博美「職務満足度10年の変化　7対1看護体制取得後の職務満足度の変化に焦点をあてて」『新潟市民病院医誌』33巻1号：11-17頁, 2012.
（10） 行天良雄『看護婦が足りない』岩波書店，1990, 20-29頁.

第5節 「非営利ホールディングカンパニー型法人制度」から「地域医療連携推進法人制度」へ

1 大きいことは良いことか？――「メガ医療事業体」論の虚構

(2014年11月)

同床異夢のホールディングカンパニー制度

　安倍政権が2014年6月に閣議決定した「日本再興戦略（改訂2014）」には，「医療・介護等を一体的に提供する非営利ホールディングカンパニー型法人制度（仮称．以下，ホールディングカンパニーと略）の創設」が盛り込まれました．それ以降，医療関係者から，この制度にどう対応すべきかについて質問されることが多くなりました．それに対して，私は，大要以下のように答えています．

　〈ホールディングカンパニーは，2013年8月の「社会保障制度改革国民会議報告書」でも提起されています．ただし，報告書では，「地域における医療・介護サービスのネットワーク化を図るためには，当事者間の競争よりも協調が必要であり，その際，医療法人等が容易に再編・統合できるよう制度の見直しを行うことが重要である」とされ，そのために「非営利性や公共性の堅持を前提としつつ，機能の分化・連携の促進に資する」制度改革の一例として，ホールディングカンパニーが示されています．

　それに対して，「日本再興戦略」のベースになった「産業競争力会議医療・介護等分科会中間整理」（2013年12月26日）のホールディングカンパニーは，「アメリカにおけるIHN（Integrated Healthcare Network）のような規模を持ち，医療イノベーションや医療の国際展開を担う施設や研究機関」という巨大事業体まで含んでいます．これは社会保障制度改革国民会議が想定

第5節 「非営利ホールディングカンパニー型法人制度」から「地域医療連携推進法人制度」へ　79

しているものとはまったく異なり，両者は同床異夢です．ホールディングカンパニーの具体化は，厚生労働省の「医療法人の事業展開等に関する検討会」で検討されていますが，そこでも議論は錯綜しています．同検討会は2014年末までに結論を出すことになっているので，医療機関はそれを待って対応を考えればよいでしょう．〉

　2014年10月10日の上記［第7回］検討会で，厚生労働省は，「地域包括ケアシステムを実現するためのマネジメントの受け皿となる法人」の「選択肢」として，「地域連携型医療法人」を提案しました．これは，国民会議報告書が提起したものの具体化と言えます．

　しかし，医療関係者等の中には，産業競争力会議の松山幸弘氏（キャノングローバル戦略研究所研究主幹）が提唱している年商1兆円規模の「メガ医療事業体」の創設を政府の既定の方針と誤解し，「住民を囲い込み，グループ以外の医療機関等は淘汰される」，「米国のような病院チェーンが日本に参入する地ならしになる」等の「地獄のシナリオ」を語る方が少なくありません．

　そこで，本節1では，日本では，「メガ医療事業体」の創設はありえないことを示します．

「メガ医療事業体」論とそれへの批判

　松山幸弘氏は，いろいろな場で，日本でも，アメリカの巨大IHNに比肩できる「メガ医療事業体」の創設が必要であることを，精力的に主張しています．例えば，厚生労働省の第3回上記検討会（2013年12月4日）で，大規模医療事業体は「医療の質向上とコスト節約を同時達成するための必須要件」として，「医療産業集積の核となりうるメガ非営利事業体（IHN）の創造」を提案し，それが「少なくとも2，3カ所できれば，海外［のIHN］と対抗できる」と主張しました．

　さらに松山氏は，持分のある医療法人は営利事業体であり，それらが「複数集まりホールディングカンパニーを形成することは，ほぼありえない」と，国民会議報告書の提案を否定し，「ホールディングカンパニー機能を与えて

改革するメインターゲットは，公的セクターの病院群である」として，「国立大学から附属病院を分離」し，「大学より大きな医療事業体を創る」ことを提唱しています．ただし，松山氏もこのような「Mayo Clinic や UPMC［共に年収1兆円規模］と競争できる大規模医療法人」は「2つないし3つあれば足りる」として，「地域包括ケアの中核事業体」としては，「担当医療圏人口約100万人，事業規模1千億円が標準」であり，「約100の中核事業体 IHN を創る余地がある」とも主張しています（『Monthly IHEP』2014年3月号）．

　日本の医療提供体制の現実も歴史的特徴も無視して，アメリカ型のメガ事業体の移植を主張する松山氏の壮大な（？）提言には驚かされます．しかし，上記第3回検討会では，松山氏の主張に賛同する委員は皆無であり，逆に，橋本英樹委員（東京大学大学院医学系研究科教授）から，次のような本質的批判を受けました．①松山氏の想定している IHN はアメリカ国内の動きとしても「かなり古いタイプ」，②アメリカのメガ IHN の主たる収入は「医療本体そのものよりは臨床治験，新薬開発のところで，オープンラボを動かして，企業からたくさん［委託研究費として］お金が入るようになっている」，③「［アメリカと日本では医療の］価格が全然違う」．松山氏自身も，③については，「確かにおっしゃるとおり」，「［日本と異なりアメリカでは］医療機関側が値段を決める」と認めました．そのため，その後の厚生労働省の検討会では，松山氏の提案は一顧だにされなくなりました．

　なお，松山氏が「日本版［巨大］IHN」を最初に提唱したのは『人口半減日本経済の活路』（東洋経済，2002）であり，そのときには「最有力候補は九州大学のある福岡」と主張しました．実は，私は，1998～2000年に，「［日本の］複合体と［アメリカの］IDS（Integrated Delivery System．松山氏の IHN と同義）の日米比較研究」を行い，IDS は規模と機能の両面できわめて多様であることを明らかにしました（『21世紀初頭の医療と介護』勁草書房，2001，第Ⅴ章）．この点から見ると，松山氏が紹介している IHN は，アメリカ国内でも例外的な，超巨大例（「最高度統合システム」）です．

病院統合により医療費は増加する

　私の日米比較研究では，アメリカでは，IDS が様々な経営的・経済的効果を持つと理念的・理論的に主張されていたが，それを実証した研究は皆無であることも明らかにしました．私はそれを「理論・事例研究と実証研究との乖離」と表現しました．

　それだけに，松山氏がメガ医療事業体を「医療の質向上とコスト節約を同時達成するための必須要件」と主張していることに違和感を持ちました．そこで，改めて文献検索したところ，アメリカの有名なシンクタンク（Robert Wood Johnson Foundation）が 2006 年と 2012 年に発表した 2 つの体系的文献レビューにより，病院統合が医療費を増加させることが疑問の余地無く確認され，しかも医療の質の向上も実証されていないことを知りました．

　2006 年の研究では，1990 年代～ 2000 年代初頭に発表された費用についての実証研究 13，効果についての実証研究 10 の結果が統合され，病院統合により病院側の原価は多少低下するが，医療機関に支払われる価格・医療費は 5％ 増加する．質についての結果は一定しないが，厳密な研究では質の低下が示されたと結論づけられました（Williams CH, et al: How has hospital Consolidation affected the price and quality of hospital care? Web 上に全文公開）．

　2012 年の「追試研究」では，2000 年以降発表されたアメリカとイギリスの実証研究の結果が統合され，病院統合で医療機関に支払われる価格・医療費が増加することが再確認されました（Gaynor M, et al: The impact of hospital consolidation - Update）．この研究では，オバマ政権の医療保険改革法以降急増している医師と病院との統合についての実証研究の結果も統合され，それが医療の質の向上も医療費の低下ももたらさないと結論づけられました．

　アメリカと異なり，日本では診療報酬は全国一律であるため，アメリカの結論がそのまま当てはまるとは言えません．しかし，私は，日本でも医療統合・ホールディングカンパニーにより，傘下の病院で提供される医療がより高額なものへシフトし，費用が増加する可能性が大きいと判断しています．

2 「地域医療連携推進法人制度」案をどう読むか？

(2015年3月)

　厚生労働省の「医療法人の事業展開等に関する検討会」(以下,「検討会」) は2015年2月9日「地域医療連携推進法人制度(仮称)の創設及び医療法人制度の見直しについて」の「取りまとめ」を行いました．これは2月18日の社会保障審議会医療部会でも示され，多くの委員から疑問が出されましたが，事務局は了承されたとの認識を示し，通常国会に医療法改正案を提出する予定です［同法案は2015年8月に衆議院で可決されました］．

　本節2では,「地域医療連携推進法人制度(仮称)」(以下，非営利新型法人)に絞って検討します．結論的には，この法人は当面はほとんど普及しないと思いますが,「とりまとめ」には将来的な医療の営利産業化につながる火種が残っています．

地域医療連携推進法人制度に至る議論の迷走

　非営利新型法人検討の出発点は，2014年6月の閣議決定「『日本再興戦略』改訂2014」が「複数の医療法人や社会福祉法人等を社員総会等を通じて統括し，一体的な経営を可能とする『非営利ホールディングカンパニー型法人制度(仮称)』を創設する」としたことです．

　ただし「検討会」は，この閣議決定に先立ち2013年12月4日(第3回)から,「非営利ホールディングカンパニー型法人制度」の検討を始めました．しかし，本節1で指摘したように，産業競争力会議や松山幸弘氏等の提唱した，アメリカ型の「医療産業集積の核となりうるメガ非営利事業体(IHN)」は早々と否定されました．

　その結果，第4回以降は,「社会保障制度改革国民会議報告書」(2013年8月)が「地域における医療・介護サービスのネットワーク化を図る」ための制度の見直し策の一例として提起した「非営利ホールディングカンパニー」

の具体化が検討されました.

　しかし,第6回検討会(2014年9月10日)では,田中滋座長自らが「非営利ホールディングカンパニー」という名称への「違和感」を表明したため,第7回検討会(2014年10月10日)で厚生労働省は名称を「非営利新型法人制度」(仮称)に変えると共に,これの設立の趣旨が「地域包括ケアをさらに進めるため」であると明言しました.その後,新型法人の名称として「地域連携型医療法人制度」(厚生労働省)と「統括医療法人」(日本医師会)が提案されましたが,最終的に「地域医療連携推進法人制度」にまとまりました.ただし,非営利新型法人の創設の趣旨は,「地域包括ケアをさらに進めるため」から,「地域医療構想を達成するための一つの選択肢」に変わりました.

　厚生労働省の検討会等で,議論がこれほど迷走し続けたのはきわめて稀です.

医療の営利産業化は否定され,「アライアンス」的要素も加わった

　しかし私は,日本医師会の対案提示や検討会委員の良識ある発言により,産業競争力会議等が目指していた,医療の営利産業化につながる巨大「非営利ホールディングカンパニー」が否定され,非営利新型法人の事業範囲が「地域医療構想区域」を基本とすることとされ,しかも参加法人が非営利法人に限定される等,何重もの「非営利性の確保」のための方策がとられたことには意義があると思います.

　もう1つ注目・評価すべきことは,非営利新型法人の「参加法人の統括方法」として,「予算等の重要事項についての関与の仕方としては,意見聴取・指導を行うという一定の関与の場合と,協議・承認を行うという強い関与の場合のどちらかにするかを事項ごとに選択できる」とされたことです.これは,産業競争力会議が,非営利ホールディングカンパニー型法人についても,一般企業のホールディングカンパニーと同じ「一体的な経営」=「強い関与」を想定していたことからの大きな転換です.実は「取りまとめ」の原案(1月30日の第9回検討会)では「新型法人の業務内容」のトップに「統

一的な事業実施方針の決定」という強い表現が用いられていたのですが，最終版ではそれが「統一的な連携推進方針（仮称）の決定」との弱い表現に変えられました．

　加納繁照氏（日本医療法人協会会長代行［当時．現会長］）は，早くから「非営利ホールディングカンパニー」を批判し，それに対置して参加法人が経営的自律性を保ちつつ連携・提携する「地域包括ケア・アライアンス」を提唱しています（『大阪府私立病院ニュース』2014年9月号等）．堺常雄氏（日本病院会会長）も最近の対談で，同様に，「病院間の連携をアライアンスのような形で行う必要がある」と主張しています（『病院』2015年3月号：163頁）．「取りまとめ」の上記規定は非営利新型法人が「アライアンス」に近づいたことを示しています．

　（持分のない）医療法人の開設者の強いオーナー意識・「一国一城の主」的感覚を考えると，同一地域でライバル関係にある法人の経営統合は極めて困難であるため，この変更は現実的だと思います．

　ただし，私は，非営利新型法人は，同じ理由から，少なくとも当面はほとんど普及しないと思います．非営利新型法人の経営的メリットの1つとして，病床過剰地域での参加法人間の「病床の融通を認める」ことがあげられていますが，これには「地域医療連携推進協議会（仮称）の協議を経る」等，たくさんの縛りがついています．そのため，経営力・資金力のある病院グループは，開設手続きと運用が煩雑な非営利新型法人を設立するより，既存病院のM＆Aによりグループの大規模化を目指すと思います．

将来的な医療の営利産業化の3つの火種

　最後に，「取りまとめ」には，将来的に医療の営利産業化につながる3つの火種が残っていることも見落とせません．

　第1は，2月9日の第10回検討会の「資料2」の「地域医療連携推進法人制度（仮称）の創設による地方創生の取り組み」のイメージ図の中に，「メイヨー・クリニックの特長」（「メイヨーブランド」の確立，70医療機関のアラ

イアンス,事業規模約9000億円,職員数約6万人)が,何の脈絡もなく書き込まれていることです(ただし,検討会ではこれの説明も質疑もなされませんでした).非営利新型法人とは対極にあるこのような「メガ医療事業体」が挿入されたのは,2014年1月のダボス会議で安倍首相が「日本にもメイヨー・クリニックのようなホールディングカンパニー型の大規模医療法人ができてしかるべき」と発言したことに対する,担当者の苦肉の対応と思います.しかし,今後,安倍首相が,これを根拠にして,「国家戦略特区」(特に東京圏と関西圏)で,地域医療構想区域の枠を超えた広域の「メガ医療事業体」を特例的に認可する可能性も否定できません.

第2の火種は,非営利新型法人の「関連事業を行う株式会社・一般社団法人等への出資」について,「例えば100%にする等一定割合以上とすることを条件」に認めるとされている点です.これは100%未満の出資も認めることを意味し,その場合は株式会社等から得られ,本来は医療事業の再生産に当てられるべき資金が,非営利新型法人とは別の出資者を通して,医療の外部に流出することになります.

第3の火種は,非営利新型法人が当初予定されていた医療法人ではなく,「医療法人等を社員とする社団型を基本」とすることとされたため,医療法人と異なり,①理事長が医師であるとする縛り(原則)が外され,しかも②議決権についても1社員1票以外の定めを定款ですることができることです.私は,特に①が危険だと思います.なぜなら,医療法第46条の3は,理事長を原則として「医師又は歯科医師」に限定しており,これが医療法人の剰余金の配当禁止規定(第54条)と並んで,医療法人の非営利性の担保の重要な規定となっているからです.この規定が,理事長である医師に対して,医療倫理と経営の論理(利益の最大化)が対立した場合,前者を優先させる抑止効果を持っているのです(拙著『TPPと医療の産業化』勁草書房,2012,94-95頁).

3 検討会「取りまとめ」の隠れた狙いと今後の病院再編の見通し

(2015年5月)

　本節2で書いたように，医療法人の事業展開等に関する検討会「取りまとめ」の最大の成果・狙いは，産業競争力会議等が目指していた，医療の営利産業化につながる巨大「非営利ホールディングカンパニー」が否定されたことです．しかし，私はそれに加えて，「取りまとめ」にはもう一つのいわば隠れた狙いがあると思います．それは，大規模病院グループ（その大半は，医療法人と社会福祉法人の両方を有する大規模保健・医療・福祉複合体）単独での「地域医療連携推進法人」設立を否定し，それらグループが「地域医療構想区域内」で突出した影響力を持つことを予防することです．

　私がこう判断する根拠は，地域医療連携推進法人について，①「複数の医療法人その他の非営利法人を参加法人とすることを必須とする」とされたこと，および②「非営利新型法人のガバナンスの仕組み」の中に，「地域関係者の意見を，統一的な連携推進方針（仮称）の決定を含む法人運営に反映するため，地域関係者で構成する地域医療連携推進協議会（仮称）を非営利新型法人において開催し，非営利新型法人へ意見具申できる．非営利新型法人はその意見を尊重するものとする」とされたこと等です．中川俊男日本医師会副会長は，「取りまとめ」を議論した2015年2月18日の第39回社会保障審議会医療部会で，「地方においては社会医療法人がM＆Aを繰り返し地域医療を阻害している例がある」とストレートに発言し，地域医療連携推進法人に対して「病床過剰地域において病床の融通を認める特例を設けること」に対しては「直ちに賛成することはできない」と釘をさしました．

　2008年8月の「社会保障制度改革国民会議報告書」で，「地域における医療・介護サービスのネットワーク化」，「機能の分化と連携の推進」のための制度改正の一例として「（非営利）ホールディングカンパニーの枠組み」が提唱された当時，地方の有力複合体（多くは1医療法人と1社会福祉法人）経

営者の中には，自グループだけでそれを形成でき，それによりグループ全体の意思決定・マネジメントが合理化できると期待されていた方がいましたが，その可能性は，少なくとも当面は否定されたと言えます．

ただし，医療過疎地域等に所在する地域（地域医療構想区域）密着型の有力複合体が，現在提携している医療機関（医療法人）と共に地域医療連携推進法人を設立する可能性はあります．その場合は，親法人が参加法人の経営に「強い関与」をするのではなく，「意見聴取・指導を行うという一定の関与」（加藤繁照氏の主張する「アライアンス」）が選択されると思います．

権丈善一氏のオリジナルな提案と今後の病院再編の見通し

なお，社会保障制度改革国民会議で，「非営利ホールディングカンパニーの枠組み」を最初に提起したのは権丈善一氏と増田寛也氏です（2008年4月19日の第9回会議）．権丈氏は，高度急性期病院の過当競争地域である京都府鶴舞市の例をあげて，「高度急性期医療」を担う「大学病院，国立病院，公的病院及び自治体病院」をグループ化するための「新型医療法人（例えば，非営利ホールディングカンパニー）の枠組み」を創設し，それに消費税を財源とする公費を投入することを提起しました（資料3-2:24-27）．増田氏は，より広く「医療法人制度（及び社会福祉法人制度）の経営統合を促進する制度」として「ホールディングカンパニー型の法人類型の創設」を提案しました（資料3-4:18）．

私は，権丈氏の提唱した，高度急性期医療の過当競争地域に焦点化した非営利ホールディングカンパニーは，地域での医療資源の効率的利用の有効な方法だと思います．しかし，「社会保障制度改革国民会議最終報告書」では，非営利ホールディングカンパニーの目的は，高度急性期医療の集約ではなく，「地域における医療・介護サービス［一般］のネットワーク化」に拡散されました．

私は，地域医療が崩壊の危機に瀕している過疎地域や，高度急性期医療の「過当競争」が生じて公的病院が共倒れの危険がある地域という，いわば両

極端の地域を除いた大部分の地域では，まだ民間病院に経営余力があるため，地域医療連携推進法人はほとんど設立されないと判断しています．他面，今後，医療介護総合確保推進法に基づく地域医療構想づくりの過程で，病床機能区分の明確化・棲み分け推進が10年単位で徐々に進み，それに対応して，病院の再編も進む可能性はかなりあります．しかし，その場合も，その主役は地域医療連携推進法人ではなく，大規模病院グループ主導の病院M&Aが優勢になると思います．

第3章　2000年以降の医療・社会保障改革とその加速

　本章では，2000年以降の医療・社会保障改革を鳥瞰した上で，第3次安倍内閣の下で，日本の医療・社会保障改革が加速していることを指摘します．

　第1節では，2000〜2014年の日本の歴代政権の医療・社会保障改革を概観して，政権交代で医療政策は大きく変わらないとの「経験則」を引き出します．次に，これが国際的経験則でもあることを示し，その理由を検討します．

　第2節では，2014年に成立した医療介護総合確保推進法について，医療提供体制改革部分を中心にして，3つの疑問を述べます．

　第3節では，2014年12月の総選挙結果を複眼的に分析した上で，第3次安倍内閣の医療政策を包括的に検討し，医療政策の基調は変わらないが，公的医療費抑制政策の徹底と医療への部分的市場原理導入がさらに進むと予測します．その上で，個別政策の実現可能性を予測します．

　第4節では，財務省が2015年4月に発表した資料「社会保障」の「基本的考え方」と医療制度改革について検討します．まず，今後の医療制度改革の焦点は薬価・調剤技術料の抑制であると指摘し，次に「受診時定額負担・保険免責制」，医療提供体制改革のための診療報酬引き下げと病床の転換命令，及び「保険料の傾斜設定」の諸提案を批判します．

　第5節では，2015年6月の閣議決定「骨太方針2015」が小泉政権時代を上回る社会保障費（国庫負担）の抑制（5年間で1.9兆円）を「目安」としていることを明らかにします．

　第6節では，以上のような政策動向にもかかわらず，私が公的医療費抑制と医療の営利化は「避けられない現実」とは考えていない理由を述べます．

第1節　2000年以降の日本の医療・社会保障改革
——政権交代で医療政策は大きく変わるか？

（2014年11月）

はじめに

　日本では過去6年間に2回政権交代が生じました．第1回は2009年9月で，第二次大戦後ほぼ一貫して続いていた自民党（中心の）政権に代わって，民主党（中心の）政権が誕生しました．しかし，そのわずか3年後の2012年12月の総選挙では，逆に自民党が大勝し，自民党・公明党の連立政権（第二次安倍政権．以下，安倍政権）が復活しました．安倍政権は発足後2年近く高い支持率を維持しており，その主因は「アベノミクス」（3本柱の総合的経済政策）にあると言われています．ただし，アベノミクスの評価は専門家の間で大きく意見が分かれています．私自身もそれに懐疑的です．

　民主党政権は当初，消費税の引き上げの否定と医療・社会保障費の大幅拡充を約束していました．しかし主として財源不足のため，それはほとんど実現できず，2012年に消費税引き上げを財源とする社会保障改革（「社会保障・税一体改革」）に方針転換しました．この方針転換には，当時野党だった自民党も賛成しました．

　安倍政権は，外交と安全保障政策では「タカ派的」側面が非常に強いのですが，医療・社会保障改革の「大枠」は，前政権の方針を踏襲しています．具体的には，その中心は国民皆保険制度の枠内での公的医療費抑制政策の徹底であり，部分的に医療の（営利）産業化・市場原理導入政策も含んでいます[1]．実は，このような二面的改革は，2001～2006年の小泉政権（安倍政権と同じく自民党・公明党の連立政権）が初めて行いました．このことは，安倍政権の医療・社会保障改革を検討する際には，小泉政権時代の改革にまで遡って分析する必要があることを示しています．

私は，2011年に，1980年代以降の主要高所得国（アメリカ，イギリス，ドイツ，フランス等）における政権交代の経験を踏まえて，「政権交代でも医療制度・政策の根幹は変わらない」との「仮説」を立てました[(2)]（文献2:14-15頁）．日本の最近2回の政権交代でもそれが再確認されたと言えます．韓国での2000年代初頭以降の経験もこの仮説を支持しているように思えます．

　以下，3つの柱で述べます．まず，2000～2014年の15年間の日本の各政権の医療・社会保障改革を，医療改革を中心に概観します．次に，アメリカ，イギリス，および韓国を例にして，政権交代でも医療制度・政策の大枠は変わらないという国際的経験則を述べます．第3に，政権交代でもなぜ医療制度の「抜本改革」はないのか，特に新自由主義的改革の全面実施ができないのはなぜかについて，日本の経験を踏まえて検討します．最後に，今後の日本の医療改革の見通しを簡単に述べます．

1　2000～2014年の日本の各政権の医療・社会保障改革の概観

　まず，2000～2014年の日本の各政権の医療・社会保障改革を概観します．日本では，この間2回政権交代が生じただけでなく，2006～2012年の7年間は，毎年，首相が交代しました．この項の結論を先に述べると，次の2点です．①この間，2回（2009年，2012年）政権交代が生じましたが，医療・社会保障制度の「抜本改革」は行われませんでした．②比較的大きな政策転換は，第1回の民主党への政権交代の直前，2007～2008年の自民党・公明党連立政権（福田・麻生首相）時に生じました．

(1)　2001～2006年の小泉政権

　2001～2006年の小泉純一郎政権は，上述したように自民党・公明党の連立政権でしたが，首相主導で，公的医療費・社会保障費の厳しい抑制と医療分野への部分的市場原理導入が行われました．前者については，毎年の政府予算で，社会保障費の自然増が大幅に抑制されました．政権の後半には，

[社会保障費国庫負担] 抑制の「数値目標」（1年当たり2200億円削減）も導入されました．そのために，医療機関に支払われる診療報酬（公定医療価格）も史上初めて引き下げられました．

医療分野への部分的市場原理導入については，以下の3つの制度改革が行われました．①従来，行政運用により禁止されていた保険者と医療機関との個別契約が解禁されました．②従来法的に禁止されていた株式会社の医療機関開設が「医療特区」に限り初めて解禁されれました．③混合診療（保険診療と自由診療の併用）の部分解禁が拡大されました（「保険外併用療養」制度）．

ただし，現実の改革はごく限定的です．①保険者と医療機関との個別契約は現在に至るまで1件もありません．②株式会社の医療機関開設の全国的解禁は見送られ，しかも現在に至るまで医療特区で実際に開設されたのは再生医療を行う1診療所だけです．③混合診療の全面解禁も見送られました．

小泉政権による医療分野への部分的市場原理導入に関して，留意すべきことが2つあります．1つは，日本の歴代の政権でたとえ部分的にせよ，現実の政策で医療分野に市場原理を導入したのは，小泉政権が初めてなことです【注1】．もう1つは，この政策に関しては政権・与党・官庁は一枚岩ではなく，政権内外で激しい論争が繰り広げられたことです．官庁レベルでは，内閣府・経済官庁が積極的であったのに対して，厚生労働省は慎重でした．この「対立の構図」は現在に至るまで継続しています．

小泉政権は，このような改革を行う一方で，「将来にわたり国民皆保険制度を堅持すること」，および医療保険の給付は「必要かつ十分」で「最適の医療」であることを，2003年に閣議決定しました．小泉政権は，近来稀にみる強力な政権でしたが，このように医療改革は「部分改革」にとどまりました．

小泉政権の直後の第一次安倍晋三政権はごく短命であり，しかも拙劣な政策運営のため，独自の医療・社会保障改革は行われませんでした．

(2) 2007〜2009年の福田・麻生自公連立政権

　第一次安倍政権に続く2代の政権，福田康夫政権と麻生太郎政権（2007〜2009年．各1年）は，小泉政権・第一次安倍政権と同じく自民党・公明党の連立政権でしたが，医療・社会保障については，明らかな政策転換を行いました．具体的には，それまでの社会保障費の抑制路線から，「社会保障の機能強化」路線に転換しました．小泉政権時代に導入された社会保障費抑制の「数値目標」も事実上棚上げしました．政策転換の理論的支柱であったのが，有識者で構成される社会保障国民会議で，同会議は租税（消費税引き上げを想定）と社会保険料の引き上げを財源とする「社会保障の機能強化」を提言しました．両政権では，医療分野への市場原理導入の動きも政策の表舞台からは消えました．

　このような政策転換の背景としては，小泉政権時代の過度の医療費抑制により，福田・麻生政権時代に「医療危機」・「医療荒廃」が社会問題化し，政権への強い逆風になったことがあげられます．

(3) 2009年の第1回政権交代――民主党政権の成立

　民主党は，このような自民党・公明党連立政権に対する批判を追い風にして，2009年8月の総選挙で地滑り的に大勝し，同年9月に民主党中心の政権（鳩山由紀夫首相）が誕生しました．民主党は総選挙公約では，消費税の引き上げを否定した上で，行財政改革と国家予算の無駄の排除を徹底的に行い，それにより生み出した財源により，医療費・社会保障費を大幅に引き上げること，および社会保障制度の抜本改革（医療保険・年金制度の一元化等）を掲げていました．しかし，政権発足直後に，消費税に代わる財源の確保ができないことが明らかになりました．その結果，鳩山政権はこの公約を早々と見送り，結果的に，福田・麻生政権時代の，現行制度の大枠を維持した上での「社会保障の機能強化」路線を踏襲・継続しました．と同時に，政権の一部では，福田・麻生政権時代は封印されていた医療への市場原理導入（混

合診療の全面解禁等)の主張が再燃しました.

民主党の第2代政権(菅直人首相)では,新たに,医療を「成長産業」(・営利産業)化する方針が登場しました.その代表例は医療ツーリズム(日本の医療機関を受診する外国人患者の大幅増加)です.小泉政権は,上述したように,医療への部分的市場原理導入を進めましたが,医療政策の主眼は公的医療費抑制にあり,医療の成長産業化という視点はありませんでした.ただし,この政策は麻生政権時代から経済産業省主導で準備されていました.しかし,2011年3月に発生した東日本大震災と福島第一原発事故の影響もあり,ほとんど実現しませんでした.

民主党の第2・3代の政権(菅直人・野田佳彦首相.各1年)は,医療・社会保障改革の財源についての政策転換を行い,消費税引き上げを財源とする社会保障改革(「社会保障・税一体改革」)の検討を進め,2012年8月に社会保障制度改革推進法を成立させました.ただし,この法律は民主党・自民党・公明党が共同提案し,しかも内容的には当時野党であった自民党主導でまとめられました.この法律をめぐり民主党は分裂し,それ以前から低迷していた民主党(政権)の支持率はさらに低下し,2回目の政権交代が確実になりました.

(4) 2012年の第2回政権交代——安倍自公政権の復活

その結果,2012年12月の総選挙では,今度は,自民党が地滑り的に大勝し,第二次安倍晋三政権(自民党・公明党の連立政権)が成立しました.安倍政権は,外交や安全保障政策ではタカ派的色彩が強いのですが,医療・社会保障改革については,大枠で,民主党政権時代に成立した社会保障制度改革推進法に基づいた改革を行っています.ただし,政権が長引くにつれて,小泉政権時代の改革との類似点が強まっています.

まず,社会保障制度改革推進法と安倍政権が2013年12月に成立させた社会保障改革プログラム法により,公的医療費・社会保障費抑制を,小泉政権時代並みに強め始めています.具体的には,医療・介護保険の給付範囲の縮

小と利用者自己負担の拡大，および診療報酬のマイナス改定等です．私は，社会保障改革プログラム法の理念で，社会保険（社会連帯）よりも「自助・自己責任」を重視していること，しかも従来，「自助」は個人レベルとされてきたのと異なり，個人と家族の「自助」を強調していることに注目しています．ここには安倍政権の復古的姿勢が現れていると思います．

医療への部分的市場原理導入に関しては，2つの方針が決定されています（ただし，まだ具体化されていません）．まず，「規制改革方針」（2014年6月閣議決定）により，混合診療の部分解禁のさらなる拡大が目指されています（「患者申出療養」制度）．ただし，混合診療の全面解禁は依然認められていません．もう1つ，「日本再興戦略」（2013年6月，2014年6月閣議決定）により，民主党政権以上に，医療の「成長産業」化，特に輸出産業化が目指されています．例えば，病院・医薬品・医療機器のワンセットでの輸出です．

医療提供体制の改革では，医療介護総合確保推進法（2014年6月成立）により，医療機関の機能分化と連携，および病院病床の削減を促進するために国・都道府県による医療機関の規制が大幅に強化されることになりました．ただし，この改革およびそれとワンセットとされている「地域包括ケアシステム」の推進政策は民主党政権時代から，厚生労働省主導で準備されてきました．株式会社の医療機関経営は依然，認められていません．

2 医療改革の国際的経験則
——政権交代でも医療制度の大枠は変わらない

次に，高所得国における医療改革の国際的経験則，つまり政権交代でも医療制度・政策の大枠は変わらないことについて，アメリカとイギリス，韓国の経験を簡単に述べます．

まずアメリカでは，1980年代にレーガン共和党政権が新自由主義改革を進めましたが，公的医療保障制度（メディケアとメディケイド）は維持しました．逆に，オバマ民主党政権は2010年に国民皆保険制度に接近する医療保険改革法を成立させましたが，それはヨーロッパ諸国や日本・韓国のように

公的医療保険を主体とするものではなく，既存の民間医療保険の適用拡大を柱とする部分改革です．

イギリスでは，1980年代に，新自由主義の旗手とも言えるサッチャー保守党政権が，国営医療（NHS）の民営化（解体）を水面下で模索しましたが，国民の反対が強く断念し，NHS内に「内部市場」を導入する等の部分改革にとどまりました．2000年代にブレア労働党政権は医療費大幅増加政策に転換しましたが，サッチャー改革の一部は踏襲しました．2010年に成立した現キャメロン保守党・自民党連立政権は一転して医療費抑制政策を強めていますが，NHS制度の大枠は維持しています．

韓国は，1990年代～2000年代初頭の医療・社会保障の「超高速拡大」期（キムデジュン政権）に，医療保険制度の全国的統合一本化等の大改革を実施しましたが，それが一段落した後の，3代の政権（ノムヒョン政権，イミョンバク政権，パククネ政権）では，制度の大枠は変えられていません．イミョンバク前大統領は，大統領就任前は，新自由主義的改革の断行を標榜し，医療分野への市場原理導入を目指していましたが，就任後は，国民や官僚機構の反対が強く，それを封印しました．一方で，「進歩派」（革新派）のノムヒョン政権を含め，三代の政権とも，医療分野への部分的市場原理導入政策を検討・実施しています．

ここで注意しなければならないことがあります．それは，日本を含む高所得国で，政権交代によっても医療制度の「抜本改革」が行われていないことは，各国の医療制度・政策が安定していることを意味していないことです．逆に，各国では，医療改革をめぐって激しい論争が継続しており，「抜本改革」が生じていないのはあくまで結果にすぎません．しかも，部分改革を実施するためにも大変な政治的エネルギーが使われています．

3　医療は，なぜ政権交代でも「抜本改革」がないのか？

では，高所得国では，なぜ政権交代でも社会保障制度，なかでも医療制度

の「抜本改革」が起きないのかについて，日本の経験を踏まえて検討します．その際，特に，なぜ新自由主義的改革の全面実施ができないのかに焦点を当てます．逆に，医療・社会保障の大幅拡充を含む「抜本改革（改善）」ができない理由は簡単です．世界的な低成長・デフレ経済と国家予算の厳しい財政制約，国民の経済生活の困難の増大の下では，そのための財源を確保すること（消費税や社会保険料の大幅引き上げ等）がきわめて困難だからです．

　まず，医療制度には，他の社会保障制度（年金，社会福祉・生活保護等）と比べた大きな特色が2つあります．1つは，医療（保障）制度は特定の国民ではなくすべての国民が利用すること，もう1つは制度が複雑で利害関係者がきわめて多いことです．そのために，改革にあたっては，制度の安定性が何よりも求められるのです．支配層からみても，全国民を対象とする公的医療保障制度は社会と国民意識の統合・安定を維持する上で不可欠です．

　それに加えて，私は，医療分野に市場原理を全面的に導入する新自由主義的改革には経済的・政治的な大きな壁があると考えています．以下，日本の経験を紹介します[3]（文献3:52-54頁）．

　まず経済的壁とは，それを行うと，関連企業の市場は拡大する反面，医療費（総医療費と公的医療費の両方）が急増し，医療費抑制という「国是」に反することです．私は2004年にこれを**「新自由主義的医療改革の本質的ジレンマ」**と命名しました[4]（文献4:21頁）．

　医療と医療政策の実態を知らない新自由主義派の研究者や企業家，経済官庁の行政官の中には，医療分野に市場原理を導入すれば，質の向上と費用抑制の両方が実現できるとナイーブに考えている方が少なくありません．しかし，現実は逆で，医療への市場原理導入については，以下の3つの国際的常識があります．①保険者機能の強化により医療保険の事務管理費が増加します．②営利病院は非営利病院に比べて総医療費を増加させます（おそらく医療の質も低い）．③混合診療を全面解禁するためには，私的医療保険を普及させることが不可欠ですが，私的医療保険は過剰な医療利用を誘発し，公的医療費・総医療費が増加します．

私は，厚生労働省が医療分野への市場原理導入に一貫して慎重なのは，この現実を知っているからだと判断しています．最近は，財務省（日本の最強官庁）もこの事実を理解し，混合診療の全面解禁に反対するようになっています．私は，この経済的壁は他国でも同じだと思います．

　次に政治的壁は2つあります．1つは日本の国民意識の壁です．具体的には，日本国民は，医療については「平等意識」が非常に強く，所得・資産の違いにより受けられる医療が異なる「階層医療」に対する抵抗が非常に強いのです．もう1つの政治的壁は，日本医師会を中心とした医療団体が，国民皆保険制度堅持の視点から，医療への市場原理導入に頑強に反対していることです．日本医師会はこの視点から，日本のTPP（環太平洋経済連携協定）参加にも反対しました．これら2つの政治的壁は，日本に固有のものかもしれません．

おわりに

　最後に，今後の日本の医療改革の見通しについて簡単に述べます．私は，日本では今後，公的医療費・社会保障費の抑制政策が強まるが，それでも国民皆保険制度の大枠が維持されることは確実だと判断しています．他面，日本の支配層（与党の政治家，経済官庁の行政官や大企業経営者）には，医療への市場原理導入の志向が根強く存在します．しかもこの傾向は現在の安倍政権の下で強まっています．特に，2014年9月に安倍首相が行った内閣改造では，厚生労働大臣を含め，そのような志向の大臣や自民党役員が増えました[注2]．そのために，今後，国民皆保険制度の周辺部分で営利化・産業化が徐々に進む可能性が大きいと思います．しかも，それと公的医療費・社会保障費抑制の強化が「相乗効果」を発揮した場合には，小泉政権による過度な医療費抑制により社会問題化した「医療危機」・「医療荒廃」が再燃する可能性があると危惧しています．

【注1】医療への市場原理導入論は1990年代末に登場

　医療への市場原理導入論は，小泉政権に先行して，1990年代末に登場しました．政府関連文書で最初に主張したのは，1999年の経済戦略会議（首相の私的諮問機関）の「最終答申」で，小泉首相が導入した3つの改革を直接・間接に示しただけでなく，国民皆保険制度の解体を意味する「日本型マネージドケア」の導入まで提起しました．この「最終答申」発表前後の1999～2000年には，同様の主張が研究者や民間生命保険経営者からもなされました[5]（文献5：9-10頁）．私は，このような新しい主張および小泉政権の現実の医療改革を踏まえて，2001年に「医療・社会保障改革の3つのシナリオ」論（仮説）を提起しました[5]（文献5：序章）．

【注2】「構造改革」派の厚生労働大臣は史上初

　2014年9月3日の内閣改造で厚生労働大臣に任命された塩崎恭久氏は，第一次安倍政権時代から，首相の盟友・「お友達」であると同時に，自由民主党きっての急進的「構造改革」派（医療・社会保障への市場原理導入論を含む）の論客として有名です．この点では，構造改革を推進した小泉首相ですら，3代の厚生労働大臣には「構造改革」派ではなく，社会保障に理解のある議員（坂口力，尾辻秀久，川崎二郎の各氏）を任命したのと対照的です．小泉首相後のすべての首相も同様の人選をしてきました．このことを考えると，今回の塩崎議員の厚生労働大臣任命はきわめて異例です．

　日本の新聞はこの点についてほとんど報じていませんが，イギリスの『エコノミスト』誌は，今回の内閣改造での塩崎大臣の任命にいち早く注目し，以下のように論評しました（[　]は私の補足です）．

　「アベノミクスについての危機感が増大したことが，特別に大胆な［大臣］任命を促進した．自由民主党のもっともあけすけな経済現代化論者である塩崎恭久が厚生労働大臣に任命された．労働組合と一緒に，厚生労働省は常用労働者の解雇をしやすくする改革努力に抵抗してきた．塩崎大臣が主導すれば，意味のある労働改革が実現しうると，安倍首相のアドバイザーである竹中平蔵氏は述べている．［労働規制が改革されれば，］企業は非正規で低賃金の労働者よりも常用労働者をもっと雇うようになる可能性がある．外国の投資家もこの任命に歓喜した．というのは，彼らは塩崎氏が日本の巨大な年金基金［の運用先の］大改革を行い，それにより株式市場を活性化すると期待しているからである．」("Japan's new cabinet" The Economist September 6th, 2014: p.31)．

　ただし，塩崎大臣は就任翌日の記者会見では，医療・社会保障改革についての持論は封印し「安全運転」に徹しました（「内閣の一員として閣議決定に従うのが当然の道で，個人的な考えを申し上げることはない」『社会保険旬報』2014年9月11日号：32頁）．大臣の言動については，今後，注意深い観察が必要と思います．［塩崎大臣は，その後も，持論を封印し，国会答弁等では厚生労働省の伝統的な方針を踏襲しました．］

文　献

（1）　二木立『安倍政権の医療・社会保障改革』勁草書房，2014.
（2）　二木立『民主党政権の医療政策』勁草書房，2011.
（3）　二木立『医療改革と財源選択』勁草書房，2009.
（4）　二木立『医療改革と病院──幻想の「抜本改革」から着実な部分改革へ』勁草書房，2004.
（5）　二木立『21世紀初頭の医療と介護──幻想の「抜本改革」を超えて』勁草書房，2001.

第2節　医療介護総合確保推進法案に対する3つの疑問
——医療提供体制改革部分を中心に

(2014年5月)

　安倍内閣は2014年2月12日に「地域における医療及び介護の総合的な確保を推進するための関係法律の整備等に関する法律案」(以下，医療介護総合確保推進法案)を閣議決定し，現在国会審議が行われています．[本法案は2014年6月に成立し，同年10月〜2015年10月に順次実施されました．]この法案は「史上最大」とも言える包括法案で，とても[『日本医事新報』]1回の「連載」で検討できません．そこで本節では，同法案を読んで感じた3つの疑問・懸念を，医療(提供)体制改革部分を中心に述べます．

1　19本もの法案を一括するのは国会軽視

　第1の疑問は，医療・介護提供体制を一体的に改革するとの大義名分の下に，合計19本もの法案を一括するのはあまりに乱暴であり，国会の審議権を軽視しているという点です．

　本法案は，2013年12月に成立した「持続可能な社会保障制度の確立を図るための改革の推進に関する法律」(プログラム法)に規定されていた諸改革の具体化の第一弾とされています．しかし，プログラム法には全くなく，しかも賛否両論がある「医療の安全の確保のための措置に関する事項」(医療法改正)と「外国医師等が行う臨床修練に係る医師法第17条等の特例等に関する法律の一部改正」まで含めるのは「手続き民主主義」に反し，禁じ手です．

　なお，医療制度の包括的改革法の先例としては，小泉内閣時代の2006年に成立したいわゆる「医療制度改革関連法」がありますが，これは「健康保

険法等の一部を改正する法律」(7法の改正)と「良質な医療を提供する体制の確立を図るための医療法等の一部を改正する法律」(7法の改正)の2法に分けられ,しかも対象は「医療制度改革」に限定されていました.当時の小泉内閣と現在の安倍内閣の共通点は,与党が両院で圧倒的多数を制していることです.政権が強固なうちに,医療・介護費抑制のための法改正を一気に行うという厚生労働省の手法・習性は一貫していると言えます.

2 包括的で曖昧な国民の責務規定

第2の疑問は,医療法の第6条二に,新たに,以下のようなきわめて**包括的な国民の責務規定**が加えられたことです.「国民は,良質かつ適切な医療の効率的な提供に資するよう,医療提供施設相互間の機能の分担及び業務の連携の重要性についての理解を深め,医療提供施設の機能に応じ,医療に関する選択を適切に行い,医療を適切に受けるよう努めなければならない」.4月1日の衆議院本会議で,安倍首相はこの規定の趣旨について,以下のように答弁しました.「ご指摘の法案の規定は,こうした[都道府県に報告された医療機能の――二木]情報に基づき,患者の方々にその状態に合った医療機関を適切に利用していただき,医療機能の分化を進め,良質かつ適切な医療の効率的な提供をしていくという趣旨を明らかにするものです」.この答弁は,法の規定以上にあいまいで,法施行後,**国民の医療を受ける権利,特にフリーアクセスを制限する方向で,恣意的に拡大解釈される危険**があります.

なお,歴史的には,医療法規に国民の責務が初めて明記されたのは,1982年に成立した老人保健法で,第2条に以下のように規定されました.「国民は,自助と連帯の精神に基づき,自ら加齢に伴って生ずる心身の変化を自覚して常に健康の保持増進に努めるとともに,老人の医療に要する費用を公平に負担するものとする.」その後,この規定を根拠にして,高齢者の自己負担が徐々に拡大されました.

3　医療提供体制改革には評価できるものもある

　医療介護総合確保推進法案の医療提供体制改革部分の2つの柱は，①「新たな基金の創設と医療・介護の連携強化」と，②「地域における効率的かつ効果的な医療提供体制の確保」のための医療機関の都道府県知事への「病床［病棟］の医療機能（高度急性期，急性期，回復期，慢性期）等の報告」制度の創設と都道府県知事による「地域医療構想（ビジョン）」の策定です．

　私は，①「新たな基金」については，それが社会保障制度改革国民会議報告書に明記されたように，「診療報酬・介護報酬と適切に組み合わせつつ」運用され，しかも公私の医療機関の区別なく公平に配分される限りでは，積極的な意味があると思います．

　②「病床の医療機能報告」制度についても，厚生労働省が当初示した，急性期病床の要件化・都道府県による「認定制度」案が日本医師会や病院団体の強い反対により撤回され，自主的な報告制度に変わったことは高く評価しています．「地域医療構想（ビジョン）」についても，「診療に関する学識経験者の団体，その他の医療関係者，医療保険等の関係者との協議」が民主的に行われた上で策定されるのであれば，大きな意義があると思います．

4　都道府県の権限強化──「懐に武器を忍ばせている」

　しかし，「地域医療構想」については，**都道府県知事（以下，都道府県）の権限が著しく強化され，医療機関に対する規制が強まる危険があります**．これが第3の疑問です．

　特に私が懸念するのは，都道府県が定める必要病床数が，各都道府県・地域の実情よりも，厚生労働省の「2025年［の医療］モデル」に示されている病床数（高度急性期18万床，一般急性期35万床，亜急性期等26万床，地域に密着した病床24万床等）に引きずられて定められることです．第2章第5節「7

対1病床大幅削減方針の実現可能性と妥当性を考える」で示したように，「2025年モデル」オリジナル版では，高度急性期病床と一般急性期病床への職員配置をそれぞれ2倍化，6割増とし，平均在院日数をそれぞれ15～16日，9日に短縮する（病床回転率を高める）ことにより，一般病床数を増加させることなく，人口高齢化に伴う入院ニーズの急増に対処することになっていました．

しかし，2014年度診療報酬改定で明らかになった7対1病床大幅削減方針では，職員数の大幅増加というこの大前提は事実上否定されました．その場合，「2025年モデル」オリジナル版が想定した在院日数の短縮は困難となり，必要病床数は増えることになります．オリジナル版の「現状投影シナリオ」（在院日数が現在と変わらないと想定）は2025年の一般病床は129万床となり，2011年より22万床増えると想定していましたが，都道府県が「2025年モデル」の病床機能別病床数に拘泥して，各都道府県・地域の病床数の抑制を強行した場合，**「入院難民」が大量に発生する危険性が強い**と思います．

しかも，医療介護総合確保推進法案では，都道府県には，病床数を抑制するために，都道府県の要請に従わない場合，「医療機関名の公表」，「各種補助金の交付対象や福祉医療機構の融資対象からの除外」，「地域医療支援病院・特定機能病院の不承認・承認の取り消し」という，**従来の医療法では考えられなかったほど強い権限**が与えられています．原徳壽医政局長は，4月23日の衆議院厚生労働委員会で，この権限について都道府県が**「懐に武器を忍ばせている」**と，いささか不穏当な表現さえしました．

私は，大半の都道府県は医療政策のノウハウをもっておらず，しかも医師会や病院団体が，各都道府県の地域医療構想の協議の場で積極的役割を果たすことにより，このような「武器」がすぐ使われることはないと思います．しかし，それにもかかわらず，それが地域の医療ニーズに応えて積極的に病床機能を強化しようとする**個々の医療機関に対する強い「抑止力」になる危険**は無視できません．

なお，医療介護総合確保推進法案の医療提供体制改革部分の基礎になった

社会保障審議会医療部会「医療法等改正に関する意見」(2013年12月27日)については，島崎謙治政策研究大学院大学教授が包括的かつ詳細に検討されているので，御一読をお薦めします（「医療提供体制の改革をどう進めるか」『社会保険旬報』2554号，2014)．

第3節　2014年衆院選結果と第三次安倍内閣の医療政策を複眼的に考える

(2015年2月)

　2014年12月14日に投開票された第47回衆議院議員総選挙(以下,衆院選)で,自民党・公明党は事前の予想通り三分の二を超える議席を獲得して大勝し,12月24日に第三次安倍内閣(以下,安倍内閣)が発足しました.本節では,まず今回の衆院選の結果を複眼的に分析し,次に安倍政権の政策全般と医療・社会保障政策の大枠を予測します.その上で,安倍内閣が今後検討・実施するであろう個々の医療制度改革について,次の3側面からやはり複眼的,かつやや大胆に予測します:①消費増税延期による医療改革の財源圧縮,②患者申出療養と非営利ホールディングカンパニー型法人制度の行方,③TPP発足の見通しと医療への影響.最後に,今後の医療・社会保障の財源についての私見を簡単に述べます.

1　衆院選で自民党は大勝したと言えるか?

　まず,今回の衆院選結果を分析します.その際,各党の獲得議席だけでなく比例区の得票数・率にも注目し,それらの2年前(2012年12月)の衆院選と1年前(2013年7月)の参議院議員選挙(以下,参院選)との比較も行います.以下,与党,野党別に分析します.

自公の得票数・率は参院選より後退

　獲得議席については,与党が衆院選で2回連続で三分の二を超える議席を確保したのは戦後初めてであり,この点では大勝と言えます.ただし,自民党が公示前に比べて,295議席から291議席へと4議席減らした反面,公明

党は逆に31議席から35議席へと4議席増やしたことも見落とせません．その結果，両党合計では公示前の議席（326議席）を維持しましたが，与党内での公明党の比重がわずかながらも高まったと言えます．

　自民党，公明党の比例区の得票数・率は，2012年衆院選に比べて増えました．しかし，2013年参院選と比べると，両党は得票数・率とも減らしました．自民党は1846万票・34.7%から1766万票・33.1%へ，公明党も757万票・14.2%から731万票，13.7%に減りました．その結果，両党合計では2603万票・48.9%から2497万票・46.8%へと，得票数で106万票，得票率で2.1%ポイント減りました．

　一般には衆院選の投票率は参院選に比べてかなり高いため，両選挙の得票数を単純比較することはできませんが，今回の衆院選の投票率は史上最低の52.7%で，2013年参院選の52.6%とほとんど同じであるため，両選挙の投票数も比較可能です（投票総数はそれぞれ5333万票，5323万票で，差はわずか10万票，0.2%）．史上最低の投票率により，組織選挙に強いとされる自公両党の得票率が嵩上げされた可能性もあります．

第三極が大幅後退し，共産党が躍進

　野党第一党の民主党は，63議席から73議席へと10議席増やし，比例区の得票数・率も，2012年衆院選だけでなく，2013年参院選に比べても増やしました．このことは，同党が2012年衆院選での惨敗と野党転落から，わずかながらも回復しつつあると評価できます．

　私は，今後の医療政策を考える上で注目すべき野党の帰趨は2つあると思います．1つは，いわゆる「第三極」と言われる政党の大幅後退です．2012年衆院選では，日本維新の会，みんなの党，未来の党の三党が，今回の衆院選では維新の党，次世代の党，生活の党の三党が「第三極」と呼ばれました．この2年間で全政党の名称が変わったことに改めて驚かされます．「第三極」全体では，獲得議席数は81（54+18+9）から45（41+2+2）へと36も減り，比例区得票率も34.8%（20.4+8.7+5.7）から20.3%（15.7+2.7+1.9）へと14.5%

ポイントも減りました.

　これらの諸党のうち,日本維新の会とみんなの党(2012年衆院選),維新の党と次世代の党(今回の衆院選)は,混合診療の全面解禁や医療への株式会社参入等,医療分野への市場原理導入を正面から主張している点で共通しています.実は私は,2012年衆院選以降,国政選挙で自民党・公明党が過半数割れした場合は,両党とこれらの政党の連立が成立し,それにより医療への市場原理導入政策が現在よりも強まると危惧していましたが,その可能性はしばらくは消滅したと言えます.

　もう1つ注目すべき野党の帰趨は日本共産党の躍進です.同党は2012年総選挙に比べ,議席数を8から21へと13議席も増やし,比例区得票数・率も369万票・6.1%から606万票・11.4%へとほぼ倍増させました.その結果,同党は非予算関連法案の提出権を,参議院に続いて,衆議院でも獲得しました.同党は,医療への市場原理導入に反対すると共に,公的医療費の拡大を主張しています.しかも他の野党と異なり,実現可能性は別として社会保障拡充の独自の財源政策も示しているので,今後の国会論戦が盛り上がることが期待できます.

2　安倍政権の基盤は盤石になったか？

　自公両党が獲得議席面で大勝したことを受けて,安倍首相の政権基盤が強化された,安倍首相は新たな「黄金の4年間」を手にしたとの評価が一般的です.安倍首相に近い勢力からは,自民党則で2期6年までとされている総裁任期を延長して,安倍首相が2020年の東京五輪のホスト役を務める構想まで浮上しているそうです(「日本経済新聞」12月17日朝刊,「なるか『黄金の4年間』」).

　私も,安倍首相が党内の強い反対を押し切って消費税率再引き上げを延期すると共に,衆院選で勝利したことにより,首相の党内基盤は,短期的には強化されたと思います.この点で,小泉首相の2015年の「郵政解散」を模

倣した手法は成功したと言えます．

　しかし，私は，それは長くは続かない可能性があるとも思っています．「政界は一寸先は闇」（川島正次郎自民党副総裁．故人）だからです．以下，その理由を述べます．

世論調査の分析——安倍内閣とアベノミクスへの期待は高くない

　私は，与党の獲得議席面での大勝の勝因は，①争点を経済政策・「アベノミクス」一本に絞り，原発再稼働，特定秘密保護法，集団的自衛権の容認・行使，憲法改正等，国民の反対の多い争点を隠す巧みな選挙戦術，および②3年間の民主党政権に対する国民の嫌悪感が現在も続いているためであり，安倍首相・自民党への国民への高い支持・期待があったためではない，と判断しています．

　この点は，全国紙の一連の世論調査から明らかです．安倍内閣の支持率は，衆院選投開票前から漸減し，一部の調査では不支持率が上回っていました．しかも，衆院選で与党が大勝したにもかかわらず，衆院選後の各種世論調査で，安倍内閣の支持率は横ばいで，自民党の支持率は相当低下しています．この動きは，過去3回の衆院選では，圧勝した内閣や政党の支持率が大幅上昇しているのとまったく異なり，与党の大勝は「熱狂なき圧勝」と言えます（「読売新聞」12月17日朝刊）．「朝日新聞」も，投票日直前に，国民の自民党・安倍内閣の支持の「半数強が消極的選択」であるとの世論調査結果を報じていました（12月11日朝刊）．

　しかも，安倍首相の一枚看板である経済政策・アベノミクスに対する国民の評価は，選挙期間中も選挙後も低いままです．「日本経済新聞」の世論調査（11月24日朝刊）では，アベノミクスを「評価する」33%に対して，「評価しない」は51%と半数を超えていました．「読売新聞」の衆院選後の世論調査（12月17日朝刊）でも，自民党が圧勝した最大の理由として「経済政策が評価された」とする回答はわずか7%にとどまり，「他の政党よりましだと思われた」が65%を占めていました．

以上の世論調査の結果は，安倍内閣とアベノミクスに対する国民の支持・期待は高くなく，今後，急速に低下する可能性もあることを示唆しています．

安倍内閣の支持基盤が弱まる2つの可能性

　私は，今後，次の2つの場合，安倍内閣の支持基盤が急速に弱まる可能性があると判断しています．

　1つは，今後，安倍首相が衆院選で白紙委任を受けたと勘違いして，戦後民主主義と第二次大戦後の国際秩序を否定する復古的政治・外交政策を強め，中国・韓国とだけでなく，アメリカやヨーロッパ諸国との摩擦を激化させた場合です．具体的には，靖国神社の公式参拝を繰り返すか，2015年8月15日に発表予定の「戦後70年総理大臣談話」で従来の政府見解を否定した場合です．安倍首相が，衆院選直後の12月15日，および第3次安倍内閣発足直後の12月24日の記者会見で，衆院選中の街頭演説では封印していた憲法改正の意向を繰り返し強調したことはその前触れと言えるかも知れません．

　なお，英『エコノミスト』誌は，日本の衆院選結果の論評で，安倍首相は右翼ナショナリストで，経済よりも憲法改正に関心があると評価した上で，それを実行しようとすると大きな混乱を招くし，しかも成功しそうにないと予測しており，その根拠として以下の3つの選挙結果（と安倍内閣の支持率低下）をあげています[1]．①与党内で比重の高まった公明党が平和志向，②最右翼の次世代の党がほとんど壊滅した，③平和志向の共産党が躍進した．私もこの分析は的を射ていると思います．ただし，2016年の参院選で自公両党が三たび大勝し，衆議院に続いて，参議院でも三分の二の議席を確保した場合は，安倍首相が改憲の動きを本格化させる可能性があると危惧しています．

　安倍内閣の支持基盤が急速に弱まるもう1つの可能性は，安倍首相の看板政策であるアベノミクスの失敗が明らかになった場合です．アベノミクスは，大胆な金融緩和政策，機動的な財政政策，新たな成長戦略の3つの矢から構成されています．第1と第2の矢の経済効果の有無については現在も論争が

続いていますが，それを支持する人々も，その効果がすでに出尽くしており，今後は安倍内閣発足後2年間ほとんど進展していない第3の矢（成長戦略・岩盤規制の打破）に注力すべきと主張しているし，安倍首相もそのことを明言しています．

　しかし，私は第3の矢の経済効果（GDP拡大効果）には強い疑問を持っており，今後日本経済は，再びデフレ・ゼロ成長経済に戻る可能性が大きいと思っています．なぜなら，日本が人口（特に生産年齢人口）減少・超高齢社会に突入した結果，日本経済の潜在成長率が政府サイドの公式推計でも0.5～0.6%に低下していることを考えると，アベノミクスのように長期的にGDPの名目成長率3%を目指すこと自体が非現実的であるからです．私は，日本の今後の経済目標は人口1人当たり実質GDP成長率に変えるべきだと考えています．実は，この指標では日本は他の先進国と同水準です．なお，自民党は2012年衆院選と2013年参院選の公約では「名目3%以上の経済成長を達成する」ことを明記していましたが，今回の衆院選公約ではそれが消えたそうです[2]．

　もちろん，私も，短期間で3度目の政権交代が生じる可能性はないと考えていますが，今後，「アベノミクス」が行き詰まり，自公政権の枠内での路線転換が生じる可能性はゼロではないとも思っています．第一次安倍内閣が2006年に成立した時は，現在と同じく与党が衆議院で三分の二を超す議席を占めており，支持基盤は盤石だと思われていました．しかし，その後，拙劣で強引な国会運営と閣僚等の不祥事続出，および首相自身の持病の悪化により，安倍内閣はわずか1年で自壊し，それを引き継いだ福田・麻生内閣は「社会保障の機能強化」政策への転換を行いました．この歴史を忘れてはなりません．

3　今後の経済政策，社会保障・医療政策の大枠はどうなるか？

　上述したように，安倍内閣が，今後，アベノミクスの第3の矢である「成

長戦略」・「岩盤規制」の打破に注力するのは確実です．私は，その最優先課題は農協改革と雇用・労働改革と法人実効税率の引き下げの3つだと判断しています．農協改革については中央会制度の廃止や協同組合の株式会社化等が，雇用・労働改革では2014年の臨時国会で廃案となった労働者派遣法改正（派遣労働者の受け入れ期限をなくし，派遣固定化）とホワイトカラーエグゼンプション（一定所得以上の被用者の労働時間規制と超過勤務手当の廃止）の導入等が，目指されると思います．法人実効税率の引き下げについては，第三次安倍内閣発足直後の12月30日に，首相の強い指示で，2015年度に一気に2.51％引き下げることが確定しました．

　それに対して，医療政策の基調はほとんど変わらないと思います．具体的には，安倍内閣が従来から進めてきた，公的医療費抑制政策の徹底と医療への市場原理の部分的導入の拡大・医療の（営利）産業化政策です．医療提供体制については，医療介護総合確保推進法等に基づく改革，「地域医療構想」（医療機関の機能分化と連携）と地域包括ケアシステム作りが進められます．

　私がこう判断する根拠は，「成長戦略」中の医療改革の優先順位が低いことです．自民党の衆院選公約（「重点政策集2014」）冒頭の成長戦略（「本格的な成長軌道を」）の項では，「この2年間で農業・雇用・医療・エネルギー等，あらゆる岩盤規制を打ち抜いていきます」と書かれ，農業，雇用の改革が医療より優先されています．この序列は，第3次安倍内閣発足時の首相の記者会見でも同じであり，首相は次のように述べました．「農業やエネルギー，雇用，医療といった分野で大胆な規制改革を断行していきます」．

4　消費増税延期による医療改革の財源圧縮の見通しは？【補足】

　消費税率の8％から10％への再引き上げ（以下，消費増税）を当初予定の2015年10月から2017年4月へと1年半延期することにより，2015年度は4500億円，2016年度は1兆4000億円も財源が不足し，当初予定されていた医療・介護改革の財源が大幅に圧縮されることは確実です．

2015年度予算では，社会保障施策のうち，子育て施策が優先される反面，介護報酬は9年ぶりのマイナス改定（2～3%）とすることは2014年末に早々と確定しました．［最終的には，公称2.27%の引き下げとなりましたが，実質は4.48%引き下げとの指摘もあります］．国民健康保険を中心とする医療保険制度への公費負担拡充も見送られるか圧縮されると思います．2014年度に創設された「地域医療介護総合確保基金」（同年度904億円）の上積みは期待薄です［2015年度予算では，医療分は904億円で上積みされませんでしたが，新たに介護分724億円が認められ，合計1628億円となりました（うち国分は1085億円）］．

2016年度については，今後経済状況がよほど好転しない限り，診療報酬本体のマイナス改定が行われる可能性が濃厚です．2014年診療報酬改定では，薬価基準引き下げにより得られる財源を診療報酬に振り替えるという1972年以来40年間も続けられてきた慣行が否定されましたが，それが踏襲されると思います．ただし，この財源を医療以外に流用することには抵抗が大きいので，社会保障改革プログラム法で規定されている国民健康保険への公費負担拡充等に使われると思います．

これを契機にして，診療報酬以外の医療保障の財源確保のため，薬価基準の引き下げ圧力がさらに強まることは確実です．その場合の焦点は長期収載品薬価の大幅引き下げです．さらに，2017年に消費増税が実施されれば，2016～2018年の3年連続の薬価基準引き下げとなることはほぼ確実で，その後，薬価基準の毎年改定が制度化される可能性も大きいと思います．

患者負担増の見通し

次に，突然の国会解散・総選挙で棚上げされた一連の患者負担引き上げが早々と（2015年度から）実施される可能性も大きいと思います．具体的には，2014年11月13日に厚生労働省が発表予定だったが，自民党の圧力で急遽中止された「医療保険制度改革試案」に含まれると言われていた以下の負担増です．

- 後期高齢者の保険料軽減特例措置の廃止
- 入院時食事療養費・入院時生活療養費の見直し
- 紹介状なしの大病院受診時の定額自己負担導入 等．

　ただし，これら負担増（の一部）は2015年4月の統一地方選挙後に先延ばしにされる可能性もあります．公明党は統一地方選挙をもっとも重視しており，選挙前の負担増に難色を示す可能性があるからです．後期高齢者の保険料軽減特例措置の廃止については，2017年4月まで（当初予定より）2年間延期する調整に入ったとの報道もあります（「日本経済新聞」12月23日）．

　これらの費用抑制効果は限られているため，早晩，市販品類似薬の保険外しや外来受診時定額負担が導入される可能性もあります．これらは，2014年10月8日の財政制度等審議会財政制度分科会に財務省主計局が提出した資料「社会保障①（総論，医療・介護，子育て支援）」に明記されていました．

　この資料では，先発品と後発品の差額を自己負担とする参照価格制度を「検討する必要」も示されていました．ただし，この制度は，政府の医薬品産業育成政策と矛盾するだけでなく，医薬品についての混合診療導入とも言えるため，アメリカ政府と国内外の大手製薬企業，さらには日本医師会等医療団体が強く反対するのは確実です．しかも，厚生省（当時）は，15年前の2000年に予定されていた「医療保険抜本改革」で，当初参照価格制度の導入を最大の柱にしようとしたものの，強い反対にあい早々と断念したため，この時の「トラウマ」が現在も残っている可能性があります．そのために，参照価格制度が財務省の思惑通り，早期に導入される可能性は低いと思います．

5　「患者申出療養」とホールディングカンパニー型法人の行方は？

　上述したように，安倍内閣の成長戦略の中で，医療の位置づけは低いと言えます．

　ただし，自民党の選挙公約（「重点政策集2014」）冒頭の成長戦略（「本格的

な成長軌道を」）の項に，「健康医療分野では，新たな保険外併用療養費制度として患者申出療養（仮称）を創設する」ことと，「同じ地域にある病院・社会福祉施設を一つのグループとして経営することで，住民に対して医療及び介護サービス等を総合的かつ効率的に提供できるような，新たな医療・福祉法人制度を創設」することの2つが明示されたことも無視できません．

　これら2つの改革は，2014年6月の閣議決定（それぞれ「規制改革実施計画」，「日本再興戦略（改訂版）」）に盛り込まれましたが，その後の厚生労働省の審議会や委員会の検討を経て，当初安倍首相・官邸が想定していたものよりも「現実的」なものになりつつありました．具体的には，「患者申出療養」については，11月5日の中医協総会で対象医療機関が相当限定され，しかも審査期間の縛りも事実上緩められました．非営利ホールディングカンパニー型法人制度についても，11月27日の医療法人の事業展開等に関する検討会で，名称は「地域連携型医療法人制度」（仮称）とすること，事業地域範囲は「地域医療構想区域」（旧・第二次医療圏）を基本とすること等を，事務局が提案しました．しかも，同日の検討会では，この制度の名称に対して田中滋座長を初め多くの委員から異論が出されて棚上げされるなど，議論の迷走が続いています．

　しかし，衆院選大勝による官邸優位と官邸での経産省の影響力増大により，衆院選前までは厚生労働省や医療団体ペースで進んできた上記2つの改革が，今後少し「押し戻される」危険があります．まず，「患者申出療養」については，実施医療機関の拡大と審査期間の短縮の厳守がされる可能性があります．この場合，有害事象発生の危険が高まりますが，その場合の責任はまだ曖昧なままです．次に，ホールディングカンパニー型法人制度については，2014年1月22日のダボス会議での安倍首相発言（「日本にも，メイヨー・クリニックのような，ホールディング・カンパニー型の大規模医療法人ができてしかるべき」）に沿って，「地域医療構想区域」を超えた巨大法人をトップダウンで例外的に認める可能性があります．

　ただし，これらにより医療分野への市場原理導入が一気に進むとは考えに

くいと思います．その理由は2つあります．1つは「新自由主義的医療改革の本質的ジレンマ」で，医療の市場化・営利化は，当該企業にとっては新しい市場の拡大を意味する反面，医療費増加（総医療費と公的医療費の両方）をもたらすため，（公的）医療費抑制という「国是」と矛盾します[3]．もう1つは小泉政権時代の経験です．小泉首相は，2003年に日本医師会の強い反対を押し切って，医療特区での株式会社の医療機関開設を裁断しましたが，横浜市に再生医療の診療所が開設されただけに終わりました．

新型法人制度化で「複合体」がさらに拡大

　私は，今後，ホールディング・カンパニー型の「新たな医療・福祉法人」（以下，新型法人）が制度化されても，それの開設は一部の地域に限られ，一部の医療団体や研究者が危惧しているように，新型法人が地域の医療・福祉市場を支配することは，ごくごく一部の地域を除いてはありえないと判断しています．その理由は，医療法人等の開設者（医師）の「オーナー意識」が極めて強く，同一地域でライバル関係にある法人の統合はきわめて困難だからです．

　その結果，新たに発足する新型法人の大半は，既存の（同族・同一グループの）大規模保健・医療・福祉複合体（以下，「複合体」）が衣替えしたもの，または経営力・資金力のある複合体による既存病院のM&Aにより成立した法人である可能性が大きいと思います．医療法人の事業展開等に関する検討会でも，新型法人の検討と並行して，医療法人の合併の規制緩和が検討されています．

　医薬品卸業界等で一時危惧された，新型法人の傘下にある医薬品等の共同購入会社の「バイイングパワー」が大きく強化されることも，一部地域を除いてはありえません．その理由は2つあります．1つは産業競争力会議や松山幸弘氏が夢想した，「事業規模1000億円が標準」，「地域の市場シェア20%〜30%」の「メガ医療事業体」が形成される地域医療構想区域はほとんどないからです[4,5]．もう1つの理由は，大規模複合体傘下の既存の共同

購入会社はもともと相当のバイイングパワーを持っているからです.

なお,私は,医療への部分的市場原理導入と医療の(営利)産業化政策に関しては,これら2つの改革に加えて,「国家戦略特区」の動きも注視すべきと考えています.この特区は,従来の曲がりなりにも地方分権を名目としていた構造改革特区等と異なり,「総理大臣がトップダウンで進め,国全体の改革のモデルとなる成功例を創出していく」(「日本再興戦略」)とされており,すでに政府の指定を受けた6圏域の特区のうち,東京圏と関西圏では,保険外併用療養の特例実施等が予定されています.

6 TPP発足の見通しと医療への影響は？

自民党の選挙公約はTPP(環太平洋経済連携協定)については抽象的に書いているだけでした.安倍首相も総選挙期間中の街頭演説等で,TPPについてはほとんど触れませんでした.しかし,首相は英『エコノミスト』2014年12月6日号のインタビューでは,「TPP参加国の中で,私が最も強力に交渉を推進している」,「今年の首脳会談でも,交渉担当者に柔軟になるよう強く指示した.だからこそ,早期の妥結は実現するだろう」と明言していました[6].

そのため,自公大勝により,「TPP交渉に弾み」がつくとの観測もあります(『日本経済新聞』12月15日朝刊).さらに,経産省関係者は2014年11月のアメリカ議会の中間選挙で,自由貿易に積極的な共和党が上下両院で多数を占めたことが「TPPについては,追い風になる可能性がある」と説明しているそうです(『公研』2014年12月号:83頁).しかし,これは中間選挙の大敗でオバマ政権が死に体になったこと,および同政権と共和党との感情的とも言える確執を無視した超楽観論です.[訂正:「死に体」は言い過ぎでした.オバマ大領は,2015年6月,与党・民主党の大半の議員の反対を押し切り,野党・共和党の支持を得てTPA法(大統領貿易促進権限法)を成立させました.同月には,連邦最高裁判所が下した次の2つの判決も,オバマ政権への追い風にな

っています：①オバマ政権の目玉政策である医療保険制度改革（オバマケア）施行に当たって違法性を問われた施策について「違法ではない」との判決．②大統領がかねてから容認を訴えてきた同姓婚を全米50州で認める判決.]．しかも，TPPに関しては，知的財産や政府系企業の保護をめぐってアメリカと途上国との対立も深まっています［その結果，2015年7月末にアメリカ・ハワイで開かれたTPP閣僚会議でも「大筋合意」は見送られました］．

　私は2012年11月に韓国で開かれた日本福祉大学と延世大学共催の「第8回日韓定期シンポジウム」で，「TPPの発足は今後空中分解する可能性」があることを指摘すると同時に，「TPPが発足するとしても，当初予定より大幅に遅れ，しかも米韓ＦＴＡに比べ，合意水準は低くなる可能性が大きい」と予測しました[7]．現在もこの予測を変える必要はないと考えています．仮に今後TPPが発足したとしても，混合診療全面解禁はもちろん，現行の医薬品価格規制の撤廃が盛り込まれないのは確実です．

　その理由は，アメリカ政府や多国籍製薬企業が，日本医師会等のTPP参加反対運動の影響もあり，TPP交渉の過程で，混合診療の全面解禁は求めないことを明言し，日本の現行の医療・医薬品制度の枠内での自国・自社利益の拡大に方針転換しているからです．その象徴が，2013年9月に日本医師会とPhRMA（米国研究製薬工業協会）が共催したシンポジウムで，PhRMA側は「日本の医療制度にダメージを与える考えはない」と一般論を述べるだけでなく，TPPを活用して日本の薬価制度の見直しを求める可能性についても明確に「ノー」と否定しました（『日本医事新報』2013年9月28日号：130頁）．

　PhRMAは，現在では，混合診療の全面解禁に代えて，日本の大手製薬企業（製薬協）と歩調を合わせて，新薬創出加算制度の恒久化と市場拡大算定ルールの廃止を「優先的取り組み事項」としています．しかしこれは，今後，財務省・厚生労働省が進めようとしている薬価引き下げ・薬剤費圧縮政策と矛盾するため，アメリカ側の思惑通りに実現するとは限りません．

7 今後どのように医療・社会保障費財源を捻出すべきか？

最後に，今後どのように医療・社会保障費財源を捻出すべきかについて，簡単に私見を述べます．

私は，消費税が医療・社会保障費増加の重要な財源であることは理解していますが，それのみに依存するのは危険であるとも考えています．これは，今回の消費増税の延期が即，医療・社会保障費予算増見直しに直結したことの教訓とも言えます．

私は，以前から主張しているように，医療保険の主たる財源は社会保険料であり，ヨーロッパ諸国に比べてまだはるかに低い社会保険料の引き上げは必須だと判断しています（もちろん，その場合，低所得者への配慮は不可欠です）．もう1つ，最近の格差拡大と日本では税による所得再分配効果がほとんどないことを考慮すると，所得税の累進性を（再）強化することも不可欠だと考えます[8]．この2つについては，最近，土田武史氏も主張されています[9]．

消費税以外の医療・社会保障の公費財源確保という視点からは，法人実効税率引き下げは中止すべきと考えます．法人実効税率1%引き下げは4700億円に相当するため，安倍内閣が計画しているように，それを今後数年間（3〜5年）で，現行の35%から29%に引き下げると約3兆円もの税財源を失うことになるからです．

私は，それに加えて，醍醐聰氏が提案している，新たに内部留保税を新設するとのアイデアも検討に値すると思います[10]．従来，自民党は企業の内部留保の活用を「タブー」視していましたが，自民党谷垣幹事長は，2014年12月15日のNHKの政党討論番組で，次のように内部留保の活用に賛意を表明しました．「［内部留保を］賃上げに結びつけていくことは必要」，「手法はいろいろと［共産党の］志位さんのところと同じかどうかわかりませんが，内部留保を活用する意味では大きな発想は共通のところがあるかもしれ

ません」．この点についての今後の議論に注目したいと思います．

【補足】厚労省が「医療保険制度改革骨子（案）」を発表

　厚生労働省は2015年1月9日の社会保障審議会医療保険部会に，以下の8項目の「医療保険制度改革骨子（案）」を示しました．1. 国民健康保険の安定化，2. 高齢者医療における後期高齢者支援金の全面総報酬割の導入，3. 協会けんぽの国庫補助率の安定化と財政特例措置，4. 医療費適正化計画の見直し，5. 個人や保険者による予防・健康づくりの促進，6. 負担の公平化等，7. 患者申出療養（仮称）の創設，8. 今後さらに検討を進めるべき事項．

　私は，本文では，「国民健康保険を中心とする医療保険制度への公費負担拡充も［2015年度は］見送られるか圧縮される」と予測しましたが，「保険者支援制度の拡充」は当初の予定通り2015年度から実施とされました．延期しないのは，全国知事会がこれを国民健康保険の財政運営の市町村から都道府県への移管（2018年度）受け入れの条件としているためです．

　「負担の公平化等」には，本文の「患者負担増の見通し」で示した3種類が示されましたが，①「入院時食事療養費等の見直し」は「調整中」として具体案は示されませんでした．[法案では，食事療養標準負担額は「平均的な家計における食費及び特定介護保険施設等における食事の提供に要する平均的な費用の額を勘案して労働大臣が定める額」とされました．] ②「紹介状なしで大病院を受診する場合等の定額負担」（5000円～1万円を例示）は2016年度から導入，③「後期高齢者の保険料軽減特例（予算措置）の見直し」は2017年度から「原則的に本則に戻すと共に，急激な負担増となるものについては，きめ細かな激変緩和措置を講ずる」とされました．これらの導入・実施時期は，2014年の総選挙前に想定されていた時期より1～2年延期されました．

　「負担の公平化等」には，この3つに加えて，「所得水準の高い国保組合の国庫補助の見直し」と「標準報酬月額の上限見直し等」が示されました．この2つと「高齢者医療における後期高齢者支援金の全面報酬割」の実施（現行制度では3分の1であるものを，2015度から2分の1に引きあげ，2017年度に全面実施）は社会保障制度改革国民会議報告書が「負担能力に応じて応分の負担を求めること」として明示したものです．

　[その後，この骨子に沿って医療保険制度改革法案（正式名称は「持続可能な医療保険制度を構築するための国民健康保険法等の一部を改正する法律」）がまとめられ，2015年5月27日に成立しました].

文　献

（1）　Japan's election - The Abe habit. The Economist, December 20th, 2014：34-35.
（2）　浦松丈二「超軽量化マニフェスト 自民 成長目標の数字を削除」『毎日新聞』

2014年11月28日夕刊.
（３）　二木立『医療改革と病院』勁草書房，2004, 21頁.
（４）　松山幸弘「アベノミクスと医療改革（第1回）非営利ホールディングカンパニー」『Monthly IHEP』（医療経済研究機構）228号：1〜5頁，2014年.
（５）　二木立「大きいことは良いことか？──『メガ医療事業体』論の虚構」『日本医事新報』2014年11月15日号（4725号）：16-17頁.［本書第2章第5節1］
（６）　Japan and Abenomics: Moment of reckoning. The Economist, December 6th, 2014：21-23.
（７）　二木立「日本のTPP参加が医療に与える影響についての論争──第7回日韓定期シンポジウムでの報告」『文化連情報』2012年12月号：12-18頁（『安倍政権の医療・社会保障改革』勁草書房，2014, 90-91頁）.
（８）　二木立『医療改革と財源選択』勁草書房，2009, 32-39頁.
（９）　土田武史「医療保険改革試案の見送りと政治リスク」『週刊社会保障』2014年12月8日号：30-31頁.
（10）　醍醐聰「消費税に頼らない社会保障財源はある」「全国保険医新聞」2014年12月5日号.

第4節　財務省の社会保障改革提案の「基本的考え方」と医療制度改革を複眼的に読む

(2015年6月)

はじめに

　財務省主計局は，2015年4月27日の財政制度等審議会財政制度分科会（分科会長＝吉川洋東京大学大学院経済学研究科教授）に資料「社会保障」を提出しました．この資料（全86頁）は社会保障のほとんどすべての領域について，財務省が目指す改革を，総論（「当面の社会保障制度改革の基本的考え方」10頁）と各論（76頁）に分けて網羅的に述べています．各論の中心は「医療・介護等に関する制度改革・効率化の具体案」で，しかも医療制度改革がその大半を占めています．

　財務省がこのような社会保障制度についての包括的な分析と改革メニューを示すのは，2013年10月21日に財政制度分科会に資料「社会保障②（平成26年度予算編成の課題等）」（全57頁）を提出して以来，1年半ぶりです［訂正］．当時は，その1か月後に，これをベースにした財政制度等審議会「平成26年度予算の編成等に関する建議」がまとめられ，それに含まれていた薬価引き下げ分の診療報酬への振り替え否定論が，2014年度診療報酬改定で採用されました[(1)]．今回も，この「資料」をベースにして，財政制度等審議会「建議」がまとめられ，それが2016年度診療報酬改定に反映されることになると思います．そこで，本節では，財務省「資料」の「総論」と医療制度改革部分を複眼的に検討します．

1　「改革の基本的考え方」には評価できる点も3つある

　総論の中心は，社会保障関係費の伸びの大幅抑制です．具体的には「今後

5年間［2015〜2020年度］の社会保障関係費の伸びを，少なくとも高齢化による伸び（＋2兆円強〜2.5兆円）相当の範囲内としていく必要」があるとし，そのための「社会保障制度の改革の柱」を示しており，そのすべてが医療制度改革です（9頁）．安倍内閣は，基礎的財政収支（新たな借金をしないで政策経費を賄う指標）を2020年度までに黒字化する目標を掲げており，そのためには社会保障費の抑制が最大の課題と位置づけられているのです．

　私は，一方で歳入減を招く大企業減税を行いつつ，他方で他分野の歳出の無駄に切り込まない「基本的考え方」，及び後述する医療制度改革の個々のメニューの多くには賛成できません．しかし，「基本的考え方」には注目・評価すべき点も3つあります．

　第1は，高齢化に伴う伸びを「やむを得ない増」と認め，それと「消費税増収分を活用した社会保障の充実等（＋1.5兆円程度）」を合わせた3兆円後半〜4兆円程度の増加を予定していること，および社会保障費［国庫負担，以下同じ］抑制の具体的数値目標は示していないことです．これは，小泉政権時代の社会保障費抑制の数値目標設定（毎年2200億円）とその断行が，医療危機・医療荒廃を招いたことについての「学習効果」が残っているためと思います［訂正：その後，この評価は甘いことに気づきました．その理由は，次の第5節で述べます］．ただし，財政制度分科会では，委員から「高齢化による社会保障費の伸びにも切り込むべきだ」との意見も出されたとのことで，楽観はできません．

　第2は，経済産業省や産業競争力会議，規制改革会議等の文書と異なり，医療・社会保障への市場原理導入提案が含まれていないことです．これは各論になりますが，医療制度改革では，混合診療の拡大・解禁にも，「患者申出療養」にも全く言及していません．これは，財務省が，2013年以降，医療分野に市場原理を導入すれば，私的医療費だけでなく公的医療費も増加することを理解したためと思います（その象徴は，新川浩嗣主計局主計官（当時）の，2013年9月の医療経済フォーラム・ジャパンのシンポジウムでの「混合診療全面解禁には反対」発言です）．

厳密に言えば、各論の「[医療] 保険給付の範囲の見直し（総括）」（14頁）の最後に、「公的保険給付の範囲の重点化は、保険給付費の伸びの抑制と同時に、雇用・成長分野としての医療介護市場の発展・育成に寄与することが出来る」とチラリと書いていますが、これは経済学的には、公費から私費へのコストシフティングにすぎず、経済成長とは無関係です。

第3は、「社会保障給付費の伸びを『少なくとも高齢化による伸び相当の範囲内』とできれば、名目3%の経済成長率の実現と相まって、後代への負担のつけ回し（中略）の拡散をギリギリ防ぐことが可能となり、制度の持続可能性確保につなげることができる」と言い切っていることです（10頁）。この点は、日本の社会保障・財政崩壊を必然視する論者（その多くは医療への市場原理導入論者）との決定的違いです。ただし私は、日本の近年の潜在成長力が1%を下回っていることを考えると、「名目3%の経済成長の実現」（アベノミクスの公式目標）の達成は困難とも考えています。

2 医療制度改革の焦点は薬価・調剤技術料の抑制

各論の医療制度改革部分は、「国民皆保険を維持するための制度改革」と「医療の効率化」の2本立てで、前者には保険給付範囲の縮小、サービス単価の抑制、および患者窓口負担や保険料の引き上げのメニューを網羅的に示しています。

「サービス単価の抑制（総括）」（26頁）では、「診療報酬・介護報酬についても、（中略）保険料等の国民負担の上昇を抑制する視点からマイナスとする必要」と断言しています。

しかも「総括」の最後では、「公的保険給付範囲の抜本的見直しができず、幅広く公的保険でカバーしていく場合は、皆保険制度を持続するためには公的な保険給付の総量の伸びを抑制せざるを得ず、2016〜2018年度において、サービス単価（診療報酬本体・薬価、介護報酬）をさらに大幅に抑制することが必要」とまとめています。このような、保険給付範囲の縮小とサービス単

価の抑制を二者択一で迫るいわば「悪魔の選択」は，2013年10月の財務省「資料」にはありませんでした．2014年の診療報酬改定で否定された，薬価引き下げ分を診療報酬本体に振り替える慣行は，今回もあっさりと否定されており，財務省としては「決着済み」という扱いです（「『薬価改定影響額』は，診療報酬改定の財源にはならない」29頁）．

医療制度改革部分でもっとも注目されることは，診療報酬引き下げよりも，薬価と（院外処方の）調剤技術料の引き下げに焦点が当てられていることです．特に後者については5頁が割かれ，「調剤技術料について抜本的な適正化が必要」と結論づけています（34頁）．医療制度改革部分で，「抜本的」という強い表現が用いられているのはここだけです．さらに，それに続いて，(参考1) として，大手調剤薬局4社の内部留保（利益剰余金）が2010年の263億円から2014年の577億円へとわずか4年間で2.2倍化したとするセンセーショナルな図も示されています（35頁）．ちなみに，2013年の財務省「資料」には，「大手調剤薬局（8社）の売上高の推移」［40頁］が示されていただけであり，調剤技術料の抑制を目指す財務省の強い決意が感じられます．

医薬品費抑制の改革でもう1つ注目されるのは，長期収載品（特許切れ先発医薬品）の保険給付において，保険給付の基準額を超えた「先発薬を選択した患者の追加負担」が提案されていることです（17頁）．これは旧厚生省が2000年の「医療保険抜本改革」の柱として提案したものの，医師会等の医療団体，日米の製薬大企業，研究者等の強い反対にあって頓挫した「参照価格制度」の蒸し返しです．しかし，参照価格制度は，医薬品給付における混合診療解禁であり，今回もその実現可能性は低いと思います．そのために，この提案の隠れた狙い（落とし所）は，諸外国に比べて高止まりしている日本の長期収載品の薬価の大幅引き下げにあると判断します．

3 「受診時定額負担・保険免責制」の蒸し返し

以上，財務省提案を複眼的に検討してきましたが，最後に，それには医療

保険そのものと現在の医療提供体制改革の理念・根本原則を覆す3つの重大な提案が含まれていることを指摘します（以下，提案順）．

第1は，「保険給付の範囲の見直し」として，「受診時定額負担・保険免責制の導入」をワンセットで提案していることです（19頁）．「保険免責制」は小泉政権時代の2005年に吉川洋氏が経済財政諮問会議で提案し，「受診時定額負担」は民主党政権時代の2011年に同じく吉川洋氏が社会保障改革に関する集中検討会議で提案し，それぞれの政権の医療制度改革の原案に盛り込まれました．しかし，医療保険給付の理念に反するとの与党内外の強い反対により，最終案では削除されました．このような歴史的経過を無視した両制度の蒸し返しはあまりに乱暴であり，実現可能性は低いと思います．

ただし，私には気になることが1つあります．それは，現在国会で審議されている医療保険制度改革法案に，紹介状なしの大病院受診に対する定額負担を「選定療養」として義務化することが盛り込まれていることです．私は，これは，患者の「選定」（嗜好・選択）に委ねられることを前提にして制度化された「選定療養」の不適切な拡大であると考えますが，それだけでなく，神奈川県保険医協会が鋭く指摘しているように「受診時定額負担」の一種とも言えます[2]．これの導入が「蟻の一穴」になって，将来的に「受診時定額負担」が全面的に導入される危険は小さくないと思います．

なお，吉川氏は，受診時定額負担・免責制が保険の原点と主張していますが，これは国民皆保険の理念を否定し，公的保険の特性を無視した主張であり，しかも両制度は民間保険にとっても自明の原理ではなく「保険金給付支払いの諸工夫」にすぎないことは，別に詳しく論じました[3]．

4 医療提供体制改革のための診療報酬の引き下げと病床の転換命令

第2は，「医療提供体制改革（総括）」の「病床の機能分化・不合理な地域差解消に向けた枠組みの強化」の諸メニュー（51頁）の中に，「県の勧告等に従わない病院の報酬単価の減額」と「都道府県の権限強化・民間医療機関

に対する他施設への転換命令等」が入っていることです.

現在,各都道府県では,2014年に成立した医療介護総合確保推進法に基づく「地域医療構想」の策定作業が始まっていますが,厚生労働省担当者はこれが「医療機関の自主的取組」を基礎にした,当事者間の合意の下に進められることを繰り返し強調しています.しかし,財務省のこのような強権的提案は,当事者の信頼関係を破壊し,医療提供体制改革の妨げになります.言うまでもなく,法的にも都道府県知事に,個別病院の「診療報酬単価の減額」や「他施設への転換命令」を行う権限はありません.このような無理筋の提案を,しかも具体的説明なしに唐突に行う財務省の粗暴さ,驕りには驚かされます.

5 「保険料の傾斜設定」は社会保険の民間保険化

第3.そして私がもっとも重大だと思うことは,「医療の無駄排除,予防の推進等(総括)」の「医療保険者による予防の推進」として,「受診・投薬が少ない被保険者へのインセンティブ措置(ヘルスポイント,保険料の傾斜設定)の普及等」が含まれていることです(55頁.これについても具体的な説明なし).

しかし,「保険料の傾斜設定」は,「『社会保険』は,人々の連帯により,リスクの高い人々はもちろん,全ての人々の生活のリスクをシェアするための仕組みであり,(中略)保険料は各自のリスクに見合ったものではなく,賃金等の負担能力に応じたもの」とされている社会保険の根本原則(『平成24年版厚生労働白書』41頁,「社会保険と民間保険の違いは?」)を否定し,社会保険の民間保険化(リスクに応じた保険料設定)をめざしたものと言えます.

実は,現在国会で審議されている医療保険制度改革法案(具体的には,健康保険法第150条の改正)では保険者が被保険者等の「自助努力についての支援」を行うこととされ,同法成立後は,国が策定するガイドラインに沿って「保険者が,加入者の予防・健康づくりに向けた取組に応じ,ヘルスケア

ポイント付与や保険料への支援等を実施」することが予定されています（4月14日産業競争力会議実行実現点検会合への厚生労働省提出資料）［同法は2015年5月に成立しました］．

このうちの「保険料への支援」に対しては，2014年10月15日の社会保障審議会医療保険部会で，白川修二委員（健保連副会長）や松原謙二委員（日本医師会副会長）等が強い疑念・反対を表明したにもかかわらず，法案に盛り込まれました．

現時点では，「保険料への支援策」はごく限定的になる予定ですが，今後，財務省の圧力によりそれが拡大された場合には，「保険料の傾斜設定」に限りなく近づく危険があります．

6 白川健保連副会長の保険料の現金給付批判の見識ある発言

なお，上記医療保険部会での白川委員の保険料の現金給付批判の発言はきわめて見識と説得力があるので，少し長いですが，ここで紹介しておきます．
「閣議決定されました内容を見ますと，保険者とか事業主とか，そちらに対するインセンティブというのは理解できるのですけれども，個人のところが実態としては非常に難しいと思っております．健康増進に努める，あるいは疾病の早期発見等に努力される被保険者，加入者に対して一定程度インセンティブを与えるというのは，今でも保険者は一部でやっておりますけれども，これが現金給付とか，あるいは保険料の引き下げという話になりますと，これは非常に別の問題を引き起こしかねないと若干危惧しております．／例えば［資料2］27ページに個人に対するインセンティブの取り組み例が出ておりまして，左下にB国保における取り組み例というのがありまして，要件を満たせば1万円を支給する．まず，過去1年間，被保険者が保険診療を受けなかった世帯．これをやりますと，本当は病院に行かなければいけない人が診療を抑制するということにもなりかねないという懸念がどうしても生じます．／現金給付ということは，結局は保険料の還付みたいな話ですので，

保険料の引き下げということになると思うのですけれども,保険料を一部健康な方あるいは健康増進に努めた方の保険料を下げるということは,それ以外の方々の保険料負担を理論的には増やすということになりますと,病気で苦しんでいらっしゃる方,生活習慣病ではなくて,いわゆる難病とかがんとか,こういったことで医療費の負担の多い方の保険料を上げろと,こういう話になりますので,これはなかなか加入者,被保険者の理解を得るのは相当難しい部分があると思っております./多分選択性ということで保険者が健保組合でいいますと組合会等で議論をして,選択すれば実行してよいという形になるのだとは思いますけれども,保険料とか現金給付については慎重に考えるべきだと思います」(2014年10月15日第82回社会保障審議会医療保険部会・議事録12頁).

おわりに

以上,財務省の社会保障制度改革提案の総論と医療制度改革について,複眼的・批判的に検討してきました.言うまでもありませんが,医療制度改革については,2014年に成立した医療介護総合確保推進法と現在通常国会で審議されている医療保険制度改革関連法案により,政府の改革方針が明示されています.それにもかかわらず,それを大幅に超える「最大限要求」的提案を,しかも厚生労働省との調整を行うことなく一方的に発表する財務省の強引さには驚かされます.しかし,安倍内閣が今後,財政健全化を旗印にして,社会保障費の抑制に本格的に乗り出し,その中心に医療費抑制を据える可能性は高く,その場合は,今回の財務省の改革提案が「叩き台」にされると思います.

文 献

(1) 二木立「財政審『建議』の診療報酬引き下げ論の検証」『文化連情報』2014年3月号 (432号):12-17頁(『安倍政権の医療・社会保障改革』勁草書房,2014, 58-66頁).

（2） 桑島政臣（神奈川県保険医協会政策部長）「紹介状なし初診患者は大病院の外来患者の3%に過ぎない　5000円徴収でも患者数に変化なし　選定療養の義務化に反対する」2015年4月24日（http://www.iiiryou.com「いい医療.com」).
（3） 二木立「受診時定額負担・免責制は保険の原点か？――吉川洋氏の主張とその問題点」,『TPPと医療の産業化』勁草書房, 2012, 128-131頁.

［訂正］財務省主計局は2014年10月8日の財政制度分科会にも, 資料「社会保障①（総論, 医療・介護, 子育て支援)」を提出していました．［→本章第3節4（114頁)］.

第5節 「骨太方針2015」の社会保障費抑制の数値目標をどう読むか？

(2015年7月)

　安倍内閣は2015年6月30日，「経済財政運営と改革の基本方針2015」(以下，「骨太方針2015」)を閣議決定しました．この日は「『日本再興戦略』改訂2015」と「規制改革実施計画」も閣議決定されましたが，「非営利ホールディングカンパニー型法人制度」や「患者申出療養」が目玉とされた2014年と比べ新味に欠けます．そこで本節では「骨太方針2015」の医療・社会保障改革方針に絞り，「骨太方針2014」と「骨太の方針2006」との異同を検討します．

1　9年ぶりに社会保障費抑制の数値目標

　「骨太方針2015」でもっとも注目すべきことは，社会保障の「基本的な考え方」の最後で，以下のように，今後5年間の社会保障関係費（一般会計の国庫負担）の抑制の数値目標が明記されたことです【補注】．

　「安倍内閣のこれまで3年間の経済再生や改革の成果と合わせ，社会保障関係費の実質的な増加が高齢化による増加分に相当する伸び（1.5兆円程度）となっていること，経済・物価動向等を踏まえ，その基調を2018年度まで継続していくことを目安とし，効率化，予防等や制度改革に取り組む．この点も含め，2020年度に向けて，社会保障関係費の伸びを，高齢化による増加分と消費税引上げとあわせ行う充実等に相当する水準におさめることを目指す」．なお，「目安」は6月22日発表の「素案」にはなく，最終決定で急遽挿入されました．

　数値目標の明記とは対照的に，「骨太方針2015」では，「骨太方針2014」

で用いられていた「社会保障の機能強化」という表現が削除されました．

政府の閣議決定で，今後5年間の社会保障費抑制の数値目標が明記されたのは，小泉内閣時代の「骨太の方針2006」に以下のように示されて以来，9年ぶりです：「過去5年間の［社会保障］改革（国の一般会計予算ベースで▲1.1兆円（国・地方合わせて▲1.6兆円に相当）の伸びの抑制）を踏まえ，今後5年間においても改革努力を継続する」．

これに基づき，社会保障関係費の自然増を毎年2200億円（1.1兆円の5分の1）抑制する「社会保障構造改革」が強行され，それにより「セーフティネット機能の低下や医療・介護の現場の疲弊などの問題が顕著にみられるようになった」のです（『平成24年版厚生労働白書』15頁）．

2 「骨太の方針2006」を上回る削減目標

「骨太の方針2006」と異なり，「骨太方針2015」は社会保障費の今後5年間の削減額は明示していません．しかし，塩崎厚生労働相は2015年5月26日の参議院厚生労働委員会で，「過去3年間を見ますと，概算要求時点で社会保障関係費の自然増として政府全体で平成25年度は8400億円，平成26年度は9900億円，平成27年度は8300億円というふうに予想をして」いたと答弁しています．3年間の自然増合計は2.66兆円であり，これを5年分に換算すると4.43兆円になります．これから「骨太の方針2015」が許容している「高齢化による増加分」（5年分）2.5兆円を引くと，今後5年間の削減額は1.9兆円になります．これは「骨太の方針2006」で示された5年間の国庫負担削減額1.1兆円を7割も上回ります（表3-1参照）．

なお，「骨太方針2015」では，今後の社会保障関係費増加として，「高齢化による増加分」に加え，「消費税引上げとあわせ行う充実等」（1.5兆円）も想定していますが，これらは「子ども子育て・家族支援等」に用いられることになっています．その結果，今後5年間の自然増削減額1.9兆円の大半は，医療・介護費の抑制で捻出されることになります．

表 3-1 「骨太の方針 2006」と「骨太方針 2015」の今後 5 年間の社会保障費削減額の比較

「骨太の方針 2006」 (国庫・地方合計)	2006 年度	2011 年度 自然体	2011 年度 改革後の姿	削減額
	31.1 兆円	39.9 兆円	38.3 兆円	▲1.6 兆円 (うち国庫負担▲1.1 兆円)
「骨太方針 2015」 (国庫負担のみ)	2015 年度	2020 年度 自然体	2020 年度 改革後の姿	削減額
	31.5 兆円	35.9 兆円	34.0 兆円	▲1.9 兆円

1) 「骨太の方針 2006」の数値は「別表 今後 5 年間の歳出改革の概要」.
2) 「骨太方針 2015」の 2020 年度の数値は二木計算:「自然体」の数値は 2013～2015 年度 (3 年間) の概算要求時点での社会保障関係費の自然増予想の合計 2.66 兆円を 5 年分に換算した 4.43 兆円を,2015 年度予算額に加えた.2.66 兆円は 5 月 26 日の参議院厚生労働委員会で,塩崎厚生労働大臣が示した各年度の数値の合計 (本文参照).2020 年度の「改革後の姿」は今後 5 年間の「高齢化による増加分」(2.5 兆円) を,2015 年度予算額に加えた.
3) 「骨太方針 2015」では,「消費税率引上げとあわせ行う充実等」(1.5 兆円) も「別途考慮する」とされているが,これは「子ども子育て・家族支援等」に充当される.
4) 「自然体」,「改革後の姿」は「骨太の方針 2006」の用語.
5) 「骨太の方針 2006」の 2011 年度の「改革後の姿」は「改革努力」,「骨太方針 2015」の 2020 年度の「改革後の姿」は「目安」.

　安倍首相は,おそらく「骨太の方針 2006」を念頭において,「社会保障費の削減額を機械的に決めるやり方ではなく,国民皆保険を維持するための制度改革に取り組み,経済再生に向けた取組と併せて,社会保障制度を持続可能なものとする努力を続けていく」と弁明しています (5 月 26 日参院厚労委員会).しかし,「骨太の方針 2006」でも,社会保障費削減の「改革努力を継続する」とされていたにもかかわらず,現実には「機械的」に 2200 億円削減が目標とされました.今後,同じことが繰り返される危険は大きいと思います.

3　医療技術進歩による医療費増を否定

　「骨太の方針 2006」が社会保障費の増加要因について触れず,一律に抑制しようとしていたのと異なり,「骨太方針 2015」では,それを「高齢化による増加分」とそれ以外に区別して,前者を許容しているため,一見ソフトに見えます [そのため,私自身も前節の「1 『改革の基本的考え方』には評価でき

る点も3つある」(123頁)の第1では,甘い評価をしてしまいました].しかし,医療費増加の主因は人口高齢化ではなく医療技術の進歩であるという医療経済学の常識に基づくと,技術進歩による医療費増加を認めない「骨太方針2015」は,史上最も厳しい医療費抑制方針と言えます.

現実には,診療報酬改定で技術進歩による医療費増をある程度は許容せざるを得ないため,「高齢化による増加分」が抑制されることになるのです.この点は,6月10日の経済財政諮問会議に塩崎厚生労働相が提出した文書「社会保障に関する主な論点について」も,以下のように指摘していました:「今後5年間の社会保障関係費の伸びについて,『高齢化による伸び相当の範囲内』という水準ありきの基準を定める場合,これらの不可欠な伸びは一切考慮されず,その確保のために,高齢化による増加分を機械的に削減しなければならなくなる」(7頁).しかし,この真っ当な指摘(反論?)は「骨太方針2015」では一顧だにされませんでした.

4 「医療・介護提供体制の適正化」による費用抑制

「骨太方針2015」では社会保障改革の各論のトップに「医療・介護提供体制の適正化」が掲げられており,この順番は「骨太方針2014」と同じです.そこに書かれている方針は,地域医療構想や医療費適正化計画,地域包括ケアシステムの構築等,すでに法的裏付けをもって実施されつつあるものが大半です.しかし,上述した厳しい社会保障関係費の抑制政策の中心が医療・介護費の抑制であることを考えると,2016年の診療報酬のマイナス改定を皮切りに,医療機関と患者にとって厳しい政策が連続して打ち出される可能性が大きいと思います.

「骨太方針2015」では新たに「公的サービスの産業化」が提起され,「民間企業等が公的主体と協力して[公共サービスを]担うことにより,選択肢を多様化するとともに,サービスを効率化する」とされました.この考え方に基づく「社会保障に関連する多様な公的保険外サービスの産業化を促進す

る」施策は新味に欠けますが，今後，医療・社会保障の営利産業化が進む危険は大きいと思います．

私は，安倍内閣発足時から，「安倍内閣の医療政策の中心は，伝統的な（公的）医療費抑制政策の徹底であり，部分的に医療の（営利）産業化政策も含んでいる」と評価していました（『安倍政権の医療・社会保障改革』(勁草書房，2014)．「骨太方針2015」により，この2本柱の改革が加速すると思います．

【補注】社会保障費には「社会保障給付費」と「社会保障関係費」の2つがある
　「社会保障費」は，一般的には，保険料負担と公費負担（国・自治体）を合計した「社会保障給付費」のことを意味します．ただし，財務省がとりまとめる予算書では，伝統的に「一般会計の国庫負担分」のみを意味する「社会保障関係費」が用いられます．それに対して，小泉政権時代の「骨太の方針2006」の「今後5年間の歳出改革の概要」（48頁）では，なぜか「社会保障」費の削減額（正確には「自然増」の削減額．以下同じ）として，「国・地方合計」額（5年間で1.6兆円）が示されていました．ただし，「別紙」では「国の一般会計予算ベース」の削減（同1.1兆円）も示されていました（38頁）．
　2015年度予算ベースでは，「社会保障給付費」116.8兆円のうち国庫負担は29.1%です（http://www.mhlw.go.jp/file/06-Seisakujouhou-12600000-Seisakutoukatsukan/kyufutofutan2015.pdf)．この割合が一定のまま，社会保障関係費（国費）が抑制された場合，いわば「レバレッジ」（テコの原理）が効いて，社会保障関係費はその約3.4倍（1/0.291）も抑制されることになります．「骨太方針2015」では，社会保障関係費を5年間で1.9兆円削減することが予定されていますが，これを達成するためには同じ期間に社会保障給付費の6.5兆円もの削減が必要になります．

第6節　公的医療費抑制と医療の営利化は「避けられない現実」か？

(2014年10月)

1　社会保障国際フォーラムでの報告

　私は，2014年9月13・14日に中国・北京市で開催された第10回社会保障国際フォーラムで，「2000年以降の日本の医療・社会保障改革――政権交代で医療政策は大きく変わるか？」をテーマに報告を行い，大要，以下のように述べました［報告全文は本章第1節］．

　①2001～2006年の小泉政権時代には公的医療費の厳しい抑制と医療分野への部分的市場原理導入が行われたが，「抜本改革」は行われなかった．②その後2009年と2012年に2度政権交代が生じたが，やはり医療制度の「抜本改革」は行われなかった．③医療制度の明らかな政策転換（「社会保障の機能強化」）は，2009年の第1回の政権交代（民主党政権成立）直前の2008～2009年に，福田・麻生自公連立政権の下で行われ，それが初期の民主党政権でも踏襲された．④2012年12月の第2回政権交代で成立した第二次安倍政権は大枠では民主党政権時代の医療政策を踏襲しているが，政権が長引くに連れて，小泉政権時代の改革との類似が強まっている．

　以上の分析を踏まえて，私は報告の「おわりに」で，今後の日本の医療改革について，次のようなやや悲観的見通しを述べました．「私は，日本では今後，公的医療費・社会保障費の抑制政策が強まるが，それでも国民皆保険制度の大枠が維持されることは確実だと判断しています．他面，(中略)今後，国民皆保険制度の周辺部分で営利化・産業化が徐々に進む可能性が大きいと思います．しかも，それと公的医療費・社会保障費抑制の強化が『相乗効

果』を発揮した場合には,小泉政権による過度な医療費抑制により社会問題化した『医療危機』・『医療荒廃』が再燃する可能性があると危惧しています」.

国際フォーラム終了後,ある日本人研究者から,この報告に対して次の質問を受けました.「今後の,日本における公的医療費抑制,国民皆保険制度の周辺部分での営利化・産業化の進行というベクトルの変化は避けられない現実であると理解すべきでしょうか?」以下は,それに対する私の回答です.結論を先に言えば,この変化は決して必然ではなく,「未来はまだ決まっていない」と言えます.

2　変化のスピードはきわめて遅い

私は,安倍政権あるいはその路線を継承する政権が長期間続いた場合,その期間の「大きな流れ」としては,この「ベクトルの変化は,避けられない現実」かもしれないと思います.

ただし,その場合でも,1980年代以降の医療政策の現実・経験を踏まえると,変化のスピードは,きわめて遅いと思います.私は,2013年に発表した論文「私が『保険外併用療養拡大』より『法定患者負担拡大』を危惧する理由」(『日本医事新報』4670号,2013年10月26日.『安倍政権の医療・社会保障改革』勁草書房,2014,91-96頁)で,私が28年前の1985年に行った,今後の医療改革により,「階層医療」(アメリカ流の富者用と貧者用の医療の「二重構造」)が生じる危険が強いとの懸念・予測を検証しました.

その結果,1980年代後半以降,日本でも混合診療の部分解禁(当初特定療養費制度.2006年から保険外併用療養制度)が拡大されるに伴い,「階層医療」化が徐々に進んでおり,特に低所得患者の受診困難・抑制が生じているが,それはなお限定的にとどまり,まだ「全面的」階層化には至っていない,つまり私の28年前の懸念は,まだ実現していないと結論づけました.

ちなみに,保険外併用療養制度のうち「選定療養」の中心である差額ベッ

ド代(「特別の療養環境の提供」)の総費用は2013年度には4614億円に達していますが,これは「国民医療費」の1.2%にすぎません(中医協「主な選定療養に係る報告状況」2014年9月10日.差額ベッドの1日当たり平均徴収額(5918円)×差額ベッド総数(263,687床)×365日×全病床の平均利用率(81.0%)=4614億円).「評価療養」の中心である「先進医療」の2013年度の総費用(保険診療プラス自由診療分)は204億円で,国民医療費のわずか0.05%にすぎません(中医協先進医療会議「先進医療の実績報告について」2014年1月26日).

安倍政権は,2015年度から保険外併用療養制度の第3のカテゴリーとして「患者申出療養」の新設を閣議決定しています.しかし,これは既存の「評価療養」と大きな違いがないため,導入されても,混合診療の費用が急増しないことは確実です.

3 「ベクトルの変化」を止めることは可能

もう一つ見落としてならないことは,医療政策の転換により,この「ベクトルの変化」を部分的に止めるか,多少でも逆転することは十分可能だし,過去にもその実績があることです.私が国際フォーラムでの報告で,福田・麻生政権の下で,「社会保障の機能強化」路線への転換が生じ,それが初期の民主党政権でも踏襲されたことを強調したのは,そのためです.

具体的には麻生政権時代に,小泉政権時代に閣議決定された,社会保障費[国庫負担分]の自然増を毎年2200億円抑制するとの数値目標は事実上棚上げされました.さらに,民主党政権時代の2010年と2012年の診療報酬改定では,薬価引き下げ分の薬剤費節減額全額が,医療機関に支払われる診療報酬引き上げの財源に振り替えられたために,診療報酬「本体」は,それぞれ約5000億円引き上げられました(ただし,薬価引き下げ分を含む医療費「全体」の引き上げ幅はほとんどゼロでした).これらの政策転換により,医療危機・医療荒廃が相当程度改善しました.

ただし,このような政策転換は決して自然に生じたのではなく,小泉政権

がもたらした医療危機・医療荒廃に対して，日本医師会等の医療団体，良識ある医師，諸政党（民主党等当時の野党だけでなく，自民党内良識派も含む），医療・社会保障の運動団体，多くの患者団体，良心的ジャーナリスト等が立ち上がった「運動」の結果生じたと評価できます．

4 研究者の研究・言論活動も寄与

そして，このような流れの変化に，私や権丈善一氏（慶應義塾大学商学部教授）をはじめとした「社会保障の機能強化」派の研究者の研究・言論活動が多少は寄与したと思います．

例えば，医師会・医療団体が小泉政権の厳しい公的医療費抑制政策にまだ打ちのめされていた2007年4月に大阪市で開かれた第27回日本医学会総会シンポジウム「世界の医療と日本の医療」の基調講演「『よりよい医療制度』を目指した改革」で，私は初めて，3種類の「医療改革の希望の芽」が生じていることを指摘しました．①医療・経営情報公開の制度化と医療法人制度改革，および医療専門職団体の自己規律が強化された．②小泉政権全盛時には医療費抑制政策を支持していた全国紙の報道姿勢が変化し始めた．②第一次安倍政権が小泉政権が導入した厳しい医療費抑制政策の部分的な見直しを行った（「医療改革――敢えて『希望を語る』」『日本医事新報』4335号：77-80頁．その後補足して，『医療改革――危機から希望へ』勁草書房，2007，第1章第3節）．この「芽」は，その後，福田・麻生政権時代に拡大しました．

権丈善一氏が，福田・麻生政権時代に設けられた社会保障国民会議で八面六臂の活躍をし，「社会保障の機能強化」への路線転換を主導したこともよく知られています．

このような経験を踏まえれば，今後の公的医療費抑制と医療の営利化・産業化の進行は決して「避けられない現実」であるとは言えません．ただし，この流れをもう一度逆転させ，再び「社会保障の機能強化」を行うためには，医師会・医療団体が国民・患者に対して医療改革の明確な青写真（医療者・

医療団体の自己改革を含む）を示すと共に，そのための財源を提示する必要があると思います．

第4章　日本における混合診療解禁論争と「患者申出療養」

　本章では，日本において，医療への市場原理導入論の象徴となっている混合診療解禁についての論争を概観した上で，安倍首相が2014年に閣議決定した「患者申出療養」について検討します．

　第1節では，まず現行「保険外併用療養制度」（混合診療の部分解禁）の概要と実態を説明し，次に2000年以降続いている混合診療解禁論争の概略を述べます．その上で第2次安倍政権が閣議決定した「患者申出療養」について簡単に説明し，最後に日本で混合診療全面解禁が不可能な経済的・政治的理由を述べます．本節は本章全体の総括論文です．

　第2・3節は，規制改革会議が2014年3月に突然提案した「選択療養制度」提案とその修正案のライブの分析であり，それが穴だらけの混合診療全面解禁論であり，実現可能性はない理由を説明します．

　第4節では，「選択療養制度」に代わって制度化されることになった「患者申出療養」の内容と背景と影響を複眼的に考えます．まず，それが混合診療全面解禁に通じる「選択療制度」とは別物であることを指摘し，次に医療団体や患者団体・保険者の強い反対にもかかわらず法改正により制度化される政治的背景を推察し，第3に「患者申出療養」が制度化された場合の「楽観シナリオ」と「悲観シナリオ」を述べます．最後に，「選択療養」は今後の医療改革の脇役にすぎないことを指摘します．

　補論では，少し古いですが，2013年に韓国で生じた医療産業化政策をめぐる論争を紹介します．韓国の医療制度は世界でもっとも日本と類似しているため，今後の日本における同種政策を考える上で参考になるからです．

第1節　日本における混合診療解禁論争
　　　──全面解禁論の退場と「患者申出療養」

（2014 年 11 月）

はじめに

　日本と韓国の医療制度は，共に，全国民対象の公的医療保険制度と民間中心の医療提供体制を持つ点で，類似しています．医療保険給付に関しても，全国統一の診療報酬点数表に基づいた出来高払い方式を主とし，一部包括払い方式を採用している点で類似しています．しかし，保険診療と自由診療との併用（混合診療）が，韓国では医療保険制度発足以来，原則的に認められているのと異なり，それは日本では「原則禁止」されている点で大きく異なります【注1】．ただし，日本でも混合診療は「全面禁止」されているわけではなく，一定の条件下で部分的に認められています．これを混合診療の「部分解禁」と呼びます．

　日本では 2000 年前後から現在に至るまで，医療への市場原理導入論の柱として，混合診療の「全面解禁」論が何度も提唱され，政権の内外で激しい論争が繰り広げられてきました．しかし，その度に，混合診療の全面解禁は否定され，部分解禁の拡大で妥協が成立してきました．それの最新版が，安倍晋三政権が 2014 年 6 月に閣議決定した「患者申出療養」です．

　本節では，まず混合診療を「部分解禁」している日本の現行制度＝「保険外併用療養制度」の概要と実態を紹介します．次に，日本で 2000 年前後以降，現在まで約 15 年間続いている，混合診療全面解禁論争の概略を紹介します．第 3 に，安倍政権が 2014 年 6 月に閣議決定した「患者申出療養」について説明します．第 4 に，日本では混合診療の全面解禁が不可能である経済的・政治的理由について述べます．最後に，混合診療問題の枠を超えて，今後の日本の医療改革の見通しを簡単に述べます．

1 「保険外併用療養制度」の概要と実態——混合診療の部分解禁

　日本では，2014年現在，2006年の健康保険法等改正により制度化された「保険外併用療養制度」により，混合診療が部分解禁されています．ただし，日本で混合診療が部分解禁されたのはこれが初めてではなく，1984年の健康保険法等改正により新設された「特定療養費制度」によりすでに部分解禁されていました（より正確に言うと，差額ベッドは1927年の健康保険制度の施行時から行政的に容認されていました）[1]．保険外併用療養制度はこの特定療養費制度を拡大・再構成したものです．いずれの制度でも，患者は，混合診療のうち，保険で認められている診療部分については定率負担（1～3割）を行い，保険で認められない診療部分については全額自己負担を行います．
　保険外併用療養は「選定療養」と「評価療養」の2つのカテゴリーに分けられます．

「選定療養」の中心は「差額ベッド」

　選定療養とは，患者自身が選択する「アメニティ・サービス」（快適サービス，医療周辺サービス）であり，将来的な保険導入は前提としていません．現在は，次の10種類のサービスが含まれます．①特別の療養環境の提供（差額ベッド．大半は個室または2人部屋），②歯科の金合金等，③金属床総義歯，④予約診療，⑤時間外診療，⑥200床以上の大病院の紹介状なしの初診，⑦同再診，⑧小児う触の指導管理，⑨入院期間が180日を超える入院，⑩制限回数を超える医療行為．
　選定療養のうち，もっとも広く行われているのは，①の差額ベッドで，2013年では，総病床138.0万床のうち26.3万床（19.1%）が差額ベッドであり，1日当たり平均料金は5918円です（中医協「主な選定療養に係る報告状況」2014年9月10日）．

「評価療養」の中心は「先進医療」

　評価療養は，まだ保険診療の対象とされていないが，一定の効果と安全性が確認された診断治療サービス・医薬品・医療機器を対象として，「保険導入のための評価」を行います．現在は，次の7種類があります．①先進医療，②医薬品の治験に係る診療，③医療機器の治験に係る診療，④薬事法承認後で保険収載前の医薬品の使用，⑤薬事法承認後で保険収載前の医療機器の使用，⑥適用外の医薬品の使用，⑦適用外の医療機器の使用．

　評価療養の中心・大半は①先進医療であり，2013年度では合計107の医療技術が認められています．金額的には，陽子線治療と重粒子線治療が群を抜いて多く，両者で総費用の55.1%を占めています．3番目に費用が多いのは，多焦点眼内レンズを用いた水晶体再建術（白内障治療）です（中医協「先進医療の実績報告について」2014年1月26日）．

混合診療の費用は保険診療費よりはるかに少ない

　このように，選定療養，評価療養とも種類は多様で，しかもその価格・回数は徐々に増加しています．しかし，それらの総費用は，保険診療費に比べるとごくわずかです．選定療養のうちもっとも金額の多い差額ベッドの年間総費用は2013年度でも4614億円であり，「国民医療費」（ほぼ保険診療費．差額ベッド代は含まない）の1.2%にすぎません．評価療養のうち先進医療の年間総費用（保険診療分プラス自由診療分）は2013年度でも204億円（このうち70.6億円は保険診療から支払われる）で，国民医療費のわずか0.05%にすぎません[注2]．

　このように選定療養・先進医療の費用がごくごく少ない主な理由は，日本の医療保険制度では，効果と安全性が確認された技術・医薬品は比較的速やかに保険給付の対象となるからです．例えば，現在の日本の医療保険では，①臓器移植等の最先端かつ高額な医療技術も，②乳癌による乳房切除後の人工乳房を用いた乳房再建等の（一昔前なら「アメニティ」領域と見なされた）医療技術も，③かつては「予防」と見なされていた禁煙・禁酒薬も，保険適

用されています.

しかも,日本では,理念的にも,「診療報酬の基本的な考え方」として,「少子高齢化や疾病構造の変化,医療技術の進歩等を踏まえ,社会保障として必要かつ十分な医療を確保しつつ,患者の視点から質が高く最適の医療が効率的に提供される」ことが公式に確認されています.やや意外なことに,この表現は,歴代政権の中でもっとも厳しい医療費抑制政策と医療分野への部分的市場原理導入を推進した小泉純一郎政権が2003年に閣議決定した「医療制度改革基本方針」に初めて盛り込まれ,その後の歴代政権でも踏襲されています.

2　2000年以降の混合診療解禁論争の概略

日本では2000年前後に,突然,医療分野への市場原理導入論が登場しました.当初,それは,①混合診療の全面解禁論,②株式会社による病院経営の解禁論,③保険者と医療機関の個別契約の解禁論の三本柱だったのですが,②と③は2000年代初頭に一時的に主張されただけで,現実の政策レベルではすぐに消失しました.

それに対して,混合診療全面解禁論だけは,2011年まで約10年間繰り返し,浮上しました.

政権レベルでの論争

上述した小泉政権時代(2001〜2006年)の初期には,政府の審議会(経済財政諮問会議,規制改革民間開放推進会議等)や経済官庁が混合診療全面解禁論を,日本の医療政策史上初めて公式に主張しました.それに対して,日本医師会を中心とする医療団体はそれに絶対反対し,厚生労働省もそれに慎重な姿勢をとりました.その結果,政権の内外で,激しい混合診療解禁論争が繰り広げられました.しかし,最終的には,混合診療の全面解禁は否定され,上述した「保険外併用療養制度」による部分解禁の拡大で政治決着が図られ

ました$^{(2)}$．同制度は，2006年の健康保険法等改正で制度化されました．

その後の3代・3年間の自民党・公明党連立政権（安倍・福田・麻生首相）ではこの問題は沈静化しました．2009年に第二次大戦後初めてとも言える本格的な政権交代が生じ，民主党を中心とする政権（鳩山首相）が誕生しました．民主党は右派・市場原理派から中道左派までの寄せ集め政党であり，政権発足直後から，政権の一部で，混合診療全面解禁論が再燃し，翌年の閣議決定にも「保険外併用療養の拡大」＝混合診療の部分解禁の拡大方針が盛り込まれました．ただし，最終的には，3代・3年間の民主党政権（鳩山・菅・野田首相）では，それは実施されませんでした$^{(3)}$．

2012年12月の総選挙で自民党は地滑り的に勝利し，第2次安倍政権（自民党・公明党の連立政権）が成立しました．安倍首相は2013年7月の参議院議員選挙でも大勝して，衆議院と参議院の両方で絶対多数を確保しました．それを背景にして，安倍首相は強権的政権運営を強めており，2014年6月の閣議決定で「保険外併用療養制度」の拡大＝「患者申出療養制度」の新設を決定しました．この点については後述します．

混合診療裁判——最高裁が原則禁止を合法と認める

2007年に東京地方裁判所は，混合診療を原則禁止している厚生労働省の法運用には「理由がない」とする判決を言い渡しました．これは，腎臓がんに対するインターフェロン療法（保険診療）と活性化自己リンパ球移植療法（自由診療）との併用療法を混合診療として受けることを否定された患者が起こした裁判でした．実は，その18年前の1989年に，同じ東京地方裁判所は混合診療原則禁止を適法とするまったく逆の判決を出し，しかもそれが確定していたのですが，2007年の判決ではそのことはまったく考慮されませんでした．そのため，この新しい判決後，混合診療全面解禁論が一時的に再燃しました$^{(4)}$．

しかし，その2年後の2009年に東京高等裁判所は逆に混合診療原則禁止の適法性を認め，東京地裁判決を取り消して，国側の全面勝訴とする判決を

言い渡しました[3]（文献3:66頁）．さらにその2年後の2011年には，最高裁判所は，法解釈と政策の妥当性の両面で，混合診療原則禁止を適法と認めました．これにより，司法的には混合診療原則禁止が適法であることが確定し，これ以降，混合診療全面解禁が正面から主張されることはなくなりました[5]．

TPP参加をめぐる論争と混合診療解禁論

　日本では，2010年10月に，民主党の菅直人首相が突然，TPP（環太平洋経済連携協定）交渉参加の意思表明を行ってから，TPP交渉（参加）の是非をめぐって激しい論争が生じました．自由民主党は，まだ野党だった2012年の総選挙ではTPP参加反対を公約に掲げていたのですが，安倍晋三首相は2013年3月に日本のTPP参加表明を公式に行い，同年7月から正式交渉が始まっています．

　この論争では，当初，一部の医療団体・ジャーナリスト等は，TPPに参加すると，混合診療が全面解禁され，国民皆保険制度が崩壊するとの「地獄のシナリオ」を主張する一方，TPP賛成派はTPPは医療とは無関係とする「楽観シナリオ」を主張しました．私は，それら両シナリオを批判して，日本の「TPP参加で，アメリカは日本医療に何を要求し，何が実現するか？」について分析的に検討し，次の3段階予測＝「第3のシナリオ」を提唱しました．

第1段階：医療機器・医薬品価格規制の撤廃・緩和
第2段階：医療特区に限定した医療への市場原理導入
第3段階：ISDS条項［投資家と国家観の紛争解決手続き］をテコとした医療への市場原理の全面的導入

　その上で，私は第1段階は実現可能性が高い「今そこにある危機」であり，第2段階も将来的に生じる可能性があるが，第3段階は将来的にも生じる可能性がないと予測しました[6,7]．

　この3段階予測は，その後，医療団体・関係者の間で広く受け入れられるようになりました．しかも，アメリカ政府の交渉担当者は，日本側の懸念に

配慮してか,混合診療全面解禁は求めないことを繰り返し述べました.そのためもあり,上記「地獄のシナリオ」は最近ではほとんど主張されなくなりました.ただし,安倍政権が「アベノミクス」の成長戦略の重要な柱として位置づけている「国家戦略特区」のうち「東京圏」・「関西圏」では,現行保険外併用療養制度の「特例」措置の導入＝混合診療の部分解禁の拡大が提案されています.これは,将来のTPP参加を想定し,その第2段階を先取りしていると言えるかも知れません.

他面,TPPの全体交渉も,日米間での個別交渉も,その後難航しており,現時点では2014年末までの合意は困難になっています.私は,2年前の第7回日韓定期シンポジウムで「日本のTPP参加が医療に与える影響についての論争」について報告したとき,最後にこう述べました[8].「最後に強調したいことは,日本のTPP参加だけでなく,TPPの発足そのものさえ既定の事実ではなく,今後空中分解する可能性もあることです.（中略）TPPがこれ［WTO（世界貿易機関）の交渉決裂］の繰り返しになる可能性は決して小さくないと私は判断しています.TPPが発足するとしても当初予定よりも大幅に遅れ,しかも米韓FTAに比べ,合意水準は低くなる可能性が大きいと思います」.その後2年間,事態は私のこの予測通りに進んでいると言えます.

製薬企業は混合診療の全面解禁は求めていない

この項の最後に,大手製薬企業の混合診療に対する姿勢について触れます[7]（文献7:86頁）.日本では,TPP参加による混合診療全面解禁を危惧する人々の中には,製薬企業が混合診療全面解禁を求めていると主張している方が少なくありません.しかし,これは事実誤認で,製薬企業は,内資・外資とも,混合診療全面解禁はもちろん,保険外併用療養制度の大幅拡大も望んでいません.

なぜなら,混合診療全面解禁または保険外併用療養制度の大幅拡大により,高額な新薬が混合診療の対象にされた場合,製薬企業は新薬の価格を自由に

設定できる反面，全額自費の患者負担も非常に高額になるため販売量が伸び悩み，大きな利益を出せないからです．それに比べて，現行制度のように，高額な新薬が薬事法上の承認を受けたら速やかに保険適用されることになっている場合，公定価格（薬価）は自由価格時よりも多少抑制される反面，高額療養費制度により患者負担が大幅に低下し，販売量が激増するため，巨額の利益を得られるからです．

3 第二次安倍政権と「患者申出療養」

第二次安倍政権の「規制改革会議」は2014年3月に，「選択療養制度の創設」案を発表しました．これは，「困難な病気と闘う」患者の選択権と医師の裁量権を尊重し，①患者が選択した医療については，安全性・有効性の確認も，医療機関の限定も，医療行為の限定も行うことなく，医療保険者への届出のみで混合診療を認めることにする．しかし②現行の「保険外併用療養制度」（先進医療等）とは異なり，それらの将来的な保険収載は約束しないという，混合診療全面解禁に通じる提案でした（ただし，提案者は「混合診療の全面解禁」ではないと主張しました）[9]．

この提案に対しては，日本医師会，患者団体だけでなく，異例なことに，保険者団体も反対し，厚生労働省も慎重な姿勢を崩しませんでした．しかし，安倍首相の保険外併用療養制度拡大の強い指示があり，規制改革会議と厚生労働省側との間で折衝が行われた結果，2014年6月に，現行の保険外併用療養制度を拡大し，「選定療養」，「評価療養」に次ぐ第3のカテゴリーとして「患者申出療養」を新設することで妥協が成立しました．これは上述した「選択療養」とは次の3点で異なっています．①国の責任で，安全性・有効性を確認する．②実施する医療機関を限定する．③それで認められた医療の保険収載への道を確保する．③については，安倍首相自身が，「安全性や有効性が確立すれば，最終的には国民皆保険の下，保険の適用を行っていく」と明言しました．

この患者申出療養は2014年6月の閣議決定に盛り込まれ，2015年に必要な健康保険法等改正を行う方向で準備が進んでいます［患者申出療養の創設（患者からの申出を起点とする新たな保険外併用療養の仕組み）を含む，医療保険制度改革法は2015年に成立しました．それの施行は2016年4月です］．

　ただし，識者の間では，これと既存の「評価療養」との違いはほとんどないとの理解が一般的です．私も，そのような「楽観シナリオ」の可能性が大きいと思いますが，安倍首相側の強い圧力と，インターネットの情報を鵜呑みにして自分が望む治療を求める患者の増加により，安全性・有効性の確認よりも，「患者申出療養」の対象拡大が優先され，医療事故が多発する「地獄のシナリオ」の可能性も否定できないと思っています．ただし，後者の場合ですら，それがストレートに混合診療全面解禁にはつながらないとも判断しています[10]．

　安倍政権は2014年6月の閣議決定「日本再興戦略（改定）」で医療を成長産業にすることを掲げており，患者申出療養がそれの起爆剤になると期待している向きもあります．しかし，既に述べたように，現行の先進医療の総費用が国民医療費の0.05%にすぎないことを考えると，それは幻想です．実は，「患者申出療養」制度を推進した規制改革会議の岡議長も，5月28日の記者会見で，新しい「制度によって，即，経済成長に，あるいは成長戦略につながるということにはならない」と明言しています．

　そのために，私は「患者申出療養」は今後の医療改革の「脇役」にすぎず，「主役」は，2014年に成立した医療介護総合確保推進法に示された医療提供体制改革と2015年の健康保険法等改正で予定されているさまざまな法定患者負担の拡大だと判断しています[10]．

4　日本で混合診療全面解禁が不可能な経済的・政治的理由

　以上述べてきたように，日本では，2000年前後以降，混合診療全面解禁論が繰り返し主張されてきましたが，2014年の「選択療養制度」案を含め

てすべて挫折し，混合診療の部分解禁の拡大で妥協が成立しました．

私は，混合診療全面解禁には，上述した司法の壁に加えて，経済的・政治的な大きな壁があると考えています．最後に，それについて簡単に述べます(11)．

まず経済的壁とは，それを行うと，関連企業の市場は拡大する反面，医療費（総医療費と公的医療費の両方）が急増し，医療費抑制という「国是」に反することです．私は2004年にこれを**「新自由主義的医療改革の本質的ジレンマ」**と命名しました．

医療と医療政策の実態を知らない新自由主義派の研究者や企業家，経済官庁の行政官の中には，混合診療を全面解禁すれば，質の向上と費用抑制の両方が実現できるとナイーブに考えている方が少なくありません．しかし，現実は逆です．なぜなら，混合診療を全面解禁するためには，私的医療保険を普及させることが不可欠ですが，私的医療保険は過剰な医療利用を誘発し，公的医療費・総医療費が増加することが，国際的に確認されているからです．

私は，厚生労働省が混合診療の全面解禁に一貫して慎重なのは，この現実を知っているからだと判断しています．最近は，財務省（日本の最強官庁）もこの事実を理解し，混合診療の全面解禁に反対するようになっています．実は，1990年代末には，財務省の担当者（中川真主計局厚生第三係主査）は，医師の診察料，看護料，薬剤費等，「あらゆる診療を混合診療的なものに組み替えていく」こと，つまり混合診療の全面解禁論を主張していました[6]（文献6:52頁）．しかし，2000年代に入ってからはこのような主張をしなくなり，逆に，20013年には現在の担当者（新川浩嗣主計局主計官）は「個人的には，混合診療の全面的な解禁には反対の立場をとっている」とストレートに発言するようになりました[7]（文献7:89頁）．

次に政治的壁は2つあります．1つは日本の国民意識の壁です．具体的には，日本国民は，医療については「平等意識」が非常に強く，所得・資産の違いにより受けられる医療が異なる「階層医療」に対する抵抗が非常に強いのです．もう1つの政治的壁は，日本医師会を中心とした医療団体が，国民

皆保険制度堅持の視点から，医療への市場原理導入に頑強に反対していることです．日本医師会はこの視点から，日本のTPP参加にも反対しました．

おわりに――今後の日本における医療改革の見通し

最後に，混合診療問題の枠を超えて，今後の日本の医療改革の見通しを簡単に述べます[12]．私は，日本では今後，公的医療費・社会保障費の抑制政策が強まるが，それでも国民皆保険制度の大枠が維持されることは確実だと判断しています．他面，日本の支配層（与党の政治家，経済官庁の行政官や大企業経営者）には，混合診療解禁を含め，医療への市場原理導入の志向が根強く存在します．しかもこの傾向は現在の安倍政権の下で強まっています．特に，2014年9月に安倍首相が行った内閣改造では，厚生労働大臣を含め，そのような志向の大臣や自民党役員が増えました．そのために，今後，国民皆保険制度の周辺部分で営利化・産業化が徐々に進む可能性が大きいと思います．しかも，それと公的医療費・社会保障費抑制の強化が「相乗効果」を発揮した場合には，小泉政権による過度な医療費抑制により社会問題化した「医療危機」・「医療荒廃」が再燃する可能性があると危惧しています．

【注1】韓国の「非給付（保険外）診療費」は総医療費の3割
　　韓国には「混合診療」という概念・用語はなく，患者全額負担の「保険外診療費」は「非給付診療費」と呼ばれており，それには以下の費用が含まれます：選択診療費，室料差額，超音波，歯科補綴，一般売薬，看病費（付添看護費），韓方調剤薬，個人検診等）．「非給付診療費」総額は2012年で23.9兆ウォンと推計され，同年の総医療費（施設・設備費と公衆衛生・保険行政費を除く）84.2兆ウォンの28.4%を占めています．法定患者負担はそれぞれ11.7兆ウォン，13.9%です．両者を合わせた患者負担総額は，総医療費の42.3%に達しています（丁炯先「韓国の非給付（保険外）診療：現状と対策」第9回日韓定期シンポジウム報告，2014年10月18日［その後，一部加筆し，『月刊／保険診療』2015年2月号（72巻2号：48-52頁）に掲載：「韓国における『非給付・保険外医療』および新医療技術の受け入れ」］）．

【注2】差額ベッド代と「先進医療」の国民医療費に対する割合の計算方法
　○2013年の差額ベッドの1日当たり平均徴収額（5918円）×差額ベッド総数

(263,687 床）× 365 日 × 全病床の平均利用率（81.0%）= 4614 億円．2013 年度の国民医療費 = 2013 年度「概算医療費」÷0.98 = 40.1 兆円．4614 億円 ÷40.1 兆円 = 1.15%

○ 2013 年の先進医療（204 億円）÷40.1 兆円 = 0.05%．

文　献

（1） 二木立「特定療養費制度の『一般』制度化は成功するか？」(『「世界一」の医療費抑制政策を見直す時期』勁草書房，1994, 3 章).
（2） 二木立「混合診療問題の政治決着の評価と医療機関への影響」(『医療改革──危機から希望へ』勁草書房，2007, 第 2 章第 1 節 2).
（3） 二木立「民主党政権下の混合診療原則解禁論争」(『民主党政権の医療政策』勁草書房，2011, 第 3 章).
（4） 二木立「混合診療解禁論の一時的再燃と凋落」(『医療改革と財源選択』勁草書房，2009, 第 3 章第 2 節)
（5） 二木立「混合診療裁判の最高裁判決とその新聞報道等を改めて考える」(『TPP と医療の産業化』勁草書房，2012, 第 1 章第 5 節).
（6） 二木立「TPP と混合診療」(『TPP と医療の産業化』勁草書房，2012, 第 1 章).
（7） 二木立「TPP と混合診療問題」(『安倍政権の医療・社会保障改革』勁草書房，2014, 第 2 章).
（8） 二木立「日本の TPP 参加が医療に与える影響についての論争──第 7 回日韓定期シンポジウムでの報告」『文化連情報』2012 年 12 月号：12-18 頁.
（9） 二木立「規制改革会議『選択療養制度』提案の問題点と実現可能性を考える」『文化連情報』2014 年 6 月号：18-23 頁.［本章第 2・3 節］.
（10） 二木立「『患者申出療養』の内容と背景と影響を複眼的に考える」『文化連情報』2014 年 8 月号：18-22 頁.［本章第 4 節］
（11） 二木立「新自由主義的医療改革の挫折とその理由」(『医療改革と財源選択』勁草書房，2009, 第 2 章第 1 節 2).
（12） 二木立「2000 年以降の日本の医療・社会保障改革──政権交代で医療政策は大きく変わるか？」『文化連情報』2014 年 11 月号：10-16 頁.［本書第 3 章第 1 節］

第2節　規制改革会議の「選択療養制度」創設提案をどう読むか？

(2014年4月)

はじめに

　規制改革会議は 2014 年 3 月 27 日「選択療養制度（仮称）の創設について（論点整理）」(以下，「論点整理」) を発表しました．「選択療養」は，現行の保険外併用療養制度の「評価療養」と「選定療養」とは別の第 3 の制度・仕組みであり，「治療に対する患者の主体的な選択権と医師の裁量権を尊重し，困難な病気と闘う患者が治療の選択肢を拡大できるようにする」ために，「一定の手続き・ルールの枠内で，患者が選択した治療については極めて短期間に保険外併用療養の支給が受けられる」ことを「目的」としているとされています．規制改革会議は，「今後，この制度の手続き・ルール等についてさらに検討を重ね，最終的な提案を行う」としています．

　私は，この「論点整理」を読んで，混合診療解禁に関わる今までの議論の積み重ねを無視したズサンで穴だらけの提案であるとあきれました．と同時に，10 年前の 2004 年 8 月に，規制改革・民間開放推進会議が「中間とりまとめ」(以下，「中間とりまとめ」) を発表し，「いわゆる『混合診療』を全面解禁すべき」と主張したことを思い出しました．本節では，「論点整理」の問題点を「中間とりまとめ」と比べながら 3 点指摘すると共に，「中間とりまとめ」が発表された 10 年前と現在との 3 つの政治的条件の違いを指摘します．

1　穴だらけの混合診療全面解禁論

　まず，強調したいことは，「選択療養」が，混合診療の事実上の全面解禁

第2節　規制改革会議の「選択療養制度」創設提案をどう読むか？　155

を意味することです．このような批判を避けるために，「論点整理」では，「選択療養」は「一定の手続き・ルールに基づく」とされていますが，その手続き・ルールには医療機関の限定も，医療行為の限定も，含まれていません．

　それに対して，「中間とりまとめ」は，混合診療の全面解禁を主張しつつも，それの対象を「新しい検査法，薬，治療法等」に限定し，しかも実施施設を「質の高いサービスを提供することができる一定水準以上の医療機関」に限定していました．当時，混合診療全面解禁論を主導した八代尚宏氏は，新著でも「厚労省が認める一定の質以上の医療機関」に限定した混合診療解禁を主張しています（『社会保障を立て直す』日経プレミアシリーズ，2013，137頁）．

　これらと比べると，「選択療養」が医療の安全や質の保証への配慮を欠いた，実にアブナイ提案であることがよく分かります．私の知る限り，ここまで徹底した混合診療全面解禁を主張したのは，混合診療裁判の原告・清郷伸人氏だけです．氏は，「混合診療における自己責任とは，有効性・安全性も含んで自主判断し，自己決定すること」であり，「民間療法の保険医［療──二木］版」と言い切りました（『混合診療を解禁せよ　違憲の医療制度』ごま書房，2006，54頁）．

　次に，「論点整理」は，金持ち患者優遇との批判を避けるためにか，「選択療養」により行われる医療行為が「広く使用される実績に応じて保険収載され得る」としています．しかし，これでは安全性や効果が科学的に実証されていなくても「広く使用される実績」のある民間療法が保険収載されることになり，混合診療全面解禁どころか，安全で効果的な医療のみを給付するという保険診療の大原則すら崩し，しかも保険医療費の無用な増加を招きかねません．このようなズサンな提案も「中間とりまとめ」には含まれていませんでしたが，上述した清郷氏の主張とは通じると思います．

　第3に，「論点整理」は，「無用な診療に対するけん制効果を働かせるため」，「手続き・ルール」について次のように保険者の役割を持ち出していま

す．「①患者・医師間の診療契約書を保険者に届け出ることで保険給付が行われるようにする，②患者から保険者に対して保険給付の切替を申請し，保険診療に悪影響を及ぼすことが明らかな場合等を除き，保険給付が認められるようにする」．しかも，「選択療養（仮称）に該当するかどうかは極めて短期間に判断できる仕組みとする」とされています．

これも「中間とりまとめ」にはなかった新提案ですが，アメリカの民間医療保険会社と異なり，**医療専門職をほとんど雇用していない日本の公的医療保険が保険給付の是非を判断することは不可能**です．大変異例なことに，「保険者３団体」（健康保険組合連合会，国民健康保険中央会，全国健康保険協会）は「論点整理」の発表からわずか７日後の４月３日に，「選択療養」に明確に反対する「保険者３団体の見解」を発表しました．

2 「選択療養」が不発に終わる３つの理由

医療関係者の中には，安倍内閣が「医療の（営利）産業化」を進めているため，この「選択療養」が実現するのではないか？　と心配している方がいるようです．しかし，私は混合診療解禁論争が燃えさかった 10 年前と現在とでは政治的条件が大きく異なり，「選択療養」は不発に終わると予測しています．その理由は以下の３つです．

第１は，**時の首相の姿勢の違い**です．10 年前には，小泉首相が 2004 年９月の経済財政諮問会議で，「混合診療については，（中略）年内に解禁の方向で結論を出してほしい」と指示しました．それに対して，安倍首相は集団自衛権の憲法解釈変更の政府決定に異常な執念を見せる一方，混合診療解禁どころか，医療・社会保障制度改革にほとんど関心を示していません．この点については，八代尚宏氏と共に医療・社会保障への市場原理導入を主張する鈴木亘氏も，トップダウンで改革を断行した小泉首相と対比して，安倍首相を「社会保障改革は実質的に厚生労働省への丸投げ」，「これほどの無関心，放置は歴代政権のナンバーワン」と酷評しています（『社会保障亡国論』講談

第2節 規制改革会議の「選択療養制度」創設提案をどう読むか？

社現代新書, 2014, 262頁).

第2は, **政府内部での意思統一の違い**です. 10年前には, 規制改革・民間開放推進会議と経済財政諮問会議が一体となって混合診療解禁論を主張し, 医療保険への公費投入抑制を至上命題とする財務省もそれを事実上支持しました. しかし, 現在は, 混合診療解禁を主張しているのは規制改革会議だけです. まず, 経済財政諮問会議は2013年6月に「骨太方針2014」をとりまとめて以降, 社会保障については1回しか議論していません (2013年11月15日). しかも提出された資料「持続可能な社会保障に向けて」は混合診療解禁にも, 保険外併用療養制度の拡大にも言及していません. 産業競争力会議医療・介護等分科会は2013年12月26日にとりまとめた「中間整理」で, 「保険外併用療養費制度の大幅拡大」を掲げましたが, 具体的には現行制度の枠内での4つの改革に限定しました. しかも座長の増田寛也主査は「いわゆる混合診療の問題」については「有効性・安全性を担保した上で, 患者ニーズに沿った必要な医療が速やかに受けられることが大前提」と明言しました. さらに, 財務省の高官 (新川浩嗣主計官) は, 2013年10月に開かれた医療経済フォーラム・ジャパンのシンポジウムで「混合診療の全面解禁には反対」と断言しました (『週刊社会保障』2013年10月28日号：27頁. 『日本医事新報』2013年10月26日号：124頁). それに加え, 上述したように10年前の論争では沈黙を守った保険者3団体も, 今回は「選択療養」に反対する見解を早々と発表しました.

第3に, **患者団体の態度の違い**です. 10年前には一部の (がん) 患者団体が, やむにやまれぬ気持ちから混合診療解禁を求め, 規制改革・民間開放推進会議はそれを錦の御旗にしましたが, 現在では, それに賛成している患者団体は, 私の調べた限り皆無です. 逆に, 日本最大の患者団体である日本難病・疾病団体協議会 (構成員総数約30万人. 伊藤たてお代表理事) は, 4月3日に「選択療養制度 (仮称) の導入は事実上の『混合診療解禁』であり, 多くの患者にとっては最先端の医療が受けられなくなる恐れがあり, 患者団体の声を聴いていただけるよう要望します」の文書を厚生労働大臣と規制改革

会議議長に提出しました．これは，「困難な病気と闘う患者」のために「選択療養」を制度化するとの規制改革会議の大義名分を突き崩すものと言えます．

第3節　「選択療養制度」修正案と安倍首相の指示を読む

(2014年6月)

　前節発表直後に2つの動きがありました．1つは規制改革会議が2014年4月16日と4月23日に「選択療養制度」の修正案と再修正案を発表したこと，もう1つは4月16日の経済財政諮問会議で，安倍首相が混合診療拡大（正確には「保険外併用療養費制度の仕組みを大きく変えるための制度改革」）を指示したことです．以下，これらについて，私の事実認識と「客観的」将来予測を述べます．「選択療養費制度」が不発に終わるという前節で述べた結論は変わりませんが，それに代わる妥協案が浮上する可能性が出てきたと言えます．

1　「選択療養制度」の修正案の要旨

　4月16日の修正案「『選択療養（仮称）』における手続き・ルール等の考え方（論点整理②）」には，前節で検討した原案からの大きな変更が2つあります．1つは「選択療養」の対象から「合理的な根拠が疑わしい医療等を除外する」ことを明記したこと，もう1つは実施に当たっての保険者への届け出・申請を撤回し，「全国的な中立の専門家によって評価する」としたことです．また，「選択療養」から「評価療養への移行を検討」し，「それによって保険収載の道が開ける」とされ，原案の「広く使用される実績に応じて保険収載され得る」という表記より，踏み込んだ表現もなされました．4月23日の再修正案「『選択療養（仮称）』の趣旨，仕組み及び効用」では，この点がさらに強調されました．なお，修正案・再修正案では，「選択療養費制度」から「選択療養」に用語が変わりましたが，その理由は書かれていません．

これらの修正は原案に対する強い批判を踏まえた「譲歩案」とも言え，現行の「評価療養」（特に先進医療）と一見違わないようにも見えます．しかし，相変わらず「選択療養」を実施する医師・医療機関の限定は含まれておらず，本質的な修正とは言えません．岡議長も4月23日の会議後の記者会見で，記者からの質問に答えて「はじめから医療機関を限定することは考えていない」と明言しました．そのためもあり，日本医師会だけでなく，保険者団体も反対の態度を変えていません．

なお，岡議長は同日の記者会見で，「選択療養」に対する患者の賛成の声は「まだきていない」ことを認める一方で，「選択療養」を提唱する理由を聞かれ，評価療養では救いきれない患者を「少なくとも［岡議長の］回りに3人見ている」と（正直に？）述べました．さらに，岡議長は，「あくまで［選択療養の］制度設計は厚労省の仕事．そうなるように考えてくださいと厚労省に申し上げているしそうせざるを得ない」と，選択療養に頑強に反対している厚生労働省への「丸投げ」をアッサリ認めました．

2　諮問会議への提出資料と議事要旨

4月16日の第5回経済財政諮問会議の一部は産業競争力会議との合同会議とされ，「社会保障制度，健康産業」について議論されました．まず，①諮問会議民間議員，②増田産業競争力会議医療・介護等分科会主査，③田村厚生労働大臣，④茂木経済産業大臣が資料を提出し，説明しましたが，4つの資料のいずれにも，「選択療養」や混合診療についての言及はありませんでした．①民間議員提出資料「社会保障制度・健康産業について」は保険外併用療養にさえ触れていませんでした．②増田主査提出資料「医療・介護分野の成長戦略改訂に向けて」は，「保険外併用療養費制度を大幅に拡大」として〈具体策〉を4つ示しましたが，これらは2013年12月26日の医療・介護等分科会の「中間整理」で示されたものと同じでした（ただし，表現と順番は変更）．③田村大臣提出資料「国民の健康寿命を延伸する社会の実現

に向けた取組」は,「保険外併用療養の見直し」として「改善案」を4つ示しており,それらは③の4つの〈具体策〉に完全対応していました.④茂木大臣提出資料「公的保険外のサービス産業の活性化」は,(意外なことに)保険外併用療養には触れていませんでした.これは経済産業省の狙いが,「医療」ではなく,医療保険給付外の「予防・健康管理サービス」の拡大にあるからだと思います.

次に,「議事要旨」では,岡産業競争力会議議員(兼規制改革会議議長)と稲田内閣府特命大臣が,それぞれ「選択療養」,「選択療養費制度」について一言触れましたが,他の参加者は誰もそれに同調しませんでした.最後のまとめで,安倍首相は「保険外サービスの活性化を図ることが重要」,「困難な病気と闘う患者さんが未承認の医薬品等を迅速に使用できるように,保険外併用療養費制度の仕組みを大きく変えるための制度改革について,関係大臣で協力して案をまとめてもらいたい」と指示しましたが,「選択療養」にはまったく触れませんでした.

なお,安倍首相は,4月1日の衆議院本会議で,中島克仁議員(みんなの党)が,混合診療の全面解禁を求め,それに反対する日本医師会を激しく批判したのに対して,「混合診療」という表現は用いず,「保険外併用療養費制度のさらなる改善に取り組んでまいります」と模範答弁し(?),日本医師会への批判にも同調しませんでした.

3 「選択療養」の実現可能性はゼロ

規制改革会議の岡議長は,4月16・23日の規制改革会議後の記者会見で,6月にまとめる予定の答申に「選択療養」を盛り込みたいと意気込みを語りました.岡議長は,上述した安倍首相の指示を追い風にしようとしていますが,私は,前節で予測した通り不発に終わると思います.

その理由は,「選択療養」の創設は規制改革会議が一方的に主張しているだけで,厚生労働省はもちろん,規制改革会議よりも格上の経済財政諮問会

議と産業競争力会議では「黙殺」されていること，および肝心の安倍首相も「選択療養」支持を表明しないだけでなく，それに一言も言及していないからです（3つの会議の格の違いについては，『安倍政権の医療・社会保障改革』勁草書房，2014, 27-28頁）．

前節では触れませんでしたが，3月12日の中医協総会で了承された「国家戦略特区における先進医療制度の運用について」では，「保険外併用療養の拡充」の対象医療機関は「臨床研究中核病院等と同水準の国際医療拠点」に限定されています．それに対して，「特区」を超えて全国の医師・医療機関で「選択療養」の実施を認めるとの規制改革の提案は「浮世離れ」しています．

4 「選択療養」に代わる2つの妥協案

ただし，安倍首相が「保険外併用療養費制度の仕組みを大きく変えるための制度改革」を指示した以上，厚生労働省も「ゼロ回答」はできず，今後，関係大臣間で何らかの妥協案がまとまる可能性が強いと思います．その軸は，産業競争力会議が示している4つの〈具体策〉で，第1・3・4（略）は，現行制度の枠内で実施可能です．問題は，第2「費用対効果評価を導入し，費用対効果の低い医療技術等について継続的に保険外併用療養費制度が利用可能になる仕組み等を創設」で，厚生労働省も「費用対効果が低い医薬品等への保険外併用療養費制度上の対応を検討」することを約束しています．

もし，産業競争力会議の主張通りに，「評価療養」，「選定療養」に代わる第3の「仕組み」が導入されれば，「評価療養」は当該医療技術・サービスの将来的な「保険導入のための評価を行う」という基本理念の変更につながります．

それに代えて，新しい「仕組み」は作らずに，「費用対効果の低い医療技術等」を現行の「選定療養」（患者が選定．保険導入を前提にしない）の対象に加え，「継続的に保険外併用療養費制度が利用可能になる」ようにする妥

協案が成立する可能性もあります（私はこちらの可能性が大きいと思います）．この扱いは，厚生労働省が2016年度からの試験的導入を検討している，医療技術の経済評価（効果が確認されても，費用対効果が著しく低いものは保険適用を見送る）とも整合的だからです．田村厚生労働大臣が，4月18日の閣議後記者会見で，安倍首相から保険外併用療養費制度の見直しを指示されたことに触れて，「安全性は絶対に外せない」と力説しつつ，「有用性も一定程度確保しなければならない」と発言し，従来と異なり，安全性と有用性を切り離したことは，その伏線かもしれません（『週刊社会保障』4月28日号：16-17頁）．

現時点では，上述した2案のどちらで妥協が成立するか判断できませんが，それが規制改革会議が提唱している「選択療養」とはまったく別物であることは間違いありません．

5　混合診療拡大論者が臨床試験で倫理違反

なお，2013年11月28日の規制改革会議「公開ディスカッション」で，土屋弘行金沢大学整形外科教授は，自己が行っている「カフェイン併用化学療法」を例にして，現行の「先進医療B」の問題点を（一方的に）主張し，規制改革会議の主張に同調しましたが，金沢大学病院は3月22日，同教授が上記療法の臨床試験で倫理違反を犯したことを発表しました．その違反は，以下の3つです．①同病院の倫理審査委員会の承認を得た試験期間終了後，1年9か月にわたって新規患者の治療を継続していた．②試験計画で定められた「被験者の適格基準」を満たさない患者に対しても治療を行なっていた可能性がある．③患者の死亡に際して，必要とされる報告が行われていなかった（同日の「金沢大学記者会見資料」）．それに伴い，5大学・病院で行われていた上記療法の臨床試験も中止されました

この不祥事が，「選択療養」の今後の議論にどう影響するかは不明ですが，私は，土屋教授が「悪意はなかった」，「（臨床試験制度について）誤解してい

た」と弁明したのを知り（4月23日の「北國新聞」,「北陸中日新聞」），小保方晴子さんレベルの研究者倫理しか持ち合わせていない方であると思いました．

第4節 「患者申出療養」の内容と背景と影響を複眼的に考える

(2014年8月)

はじめに

　2014年6月10日朝，田村憲久厚生労働大臣と稲田朋美行政改革大臣は，安倍首相の指示を受けて「患者申出療養（仮称）」を創設することで合意し，同日午後，安倍首相は慶應義塾大学病院視察時にそれを公表しました．

　両大臣合意文書「新たな保険外併用療養の仕組みの創設」冒頭の「趣旨」は，以下の通りです．「困難な病気と闘う患者からの申出を起点として，国内未承認医薬品等の使用や国内承認済みの医薬品等の適応外使用などを迅速に保険外併用療養として使用できるよう，保険外併用療養費制度の中に，法改正により，新たな仕組みとして，『患者申出療養（仮称）』を創設し，患者の治療の選択肢を拡大する」（以下，「仮称」は略）．

　この方針は，6月13日の規制改革会議第2次答申，6月24日の閣議決定「規制改革実施計画」にそのまま盛り込まれました．両文書とも，「患者申出療養」を「健康・医療分野」の改革の「個別措置事項」のトップに位置づけました．この点は，1年前の2013年の「規制改革実施計画」では，保険外併用療養の拡大は「再生医療の推進」の中に「先進医療の大幅拡大」としてごく限定的に書かれたにすぎなかったのと大違いです．そのために，医療団体・医療関係者の中には，「患者申出療養」が「混合診療の全面解禁に道を開く」等との激しい反応も見られます．

　本節では，この「患者申出療養」について，以下の4本柱で検討します．まず，「患者申出療養」と規制改革会議が3月27日に提案した「選択療養制度」原案を比較し，内容的には両者は別物であることを指摘します（以下，「原案」は略）．次に，この制度が閣議決定された「政治的背景」について推

察します．3番目に，今後「患者申出療養」が制度化された場合の影響（「楽観シナリオ」と「悲観シナリオ」）を予測し，それがすぐには「混合診療全面解禁」につながらないことを指摘します．最後に，「患者申出療養」は今後の医療改革の「脇役」にすぎないことに注意を喚起します．

1 「選択療養制度」と「患者申出療養」は別物

　「患者申出療養」は，形式的には，「選択療養制度」を「起点」としているのは確かです．しかし，内容的にはまったく別物と言えます．

　第2節で指摘したように，「選択療養制度」は，医療機関の限定も，医療行為の限定も含まない，「医療の安全や質の保障への配慮を欠いた，実にアブナイ提案」であり，「混合診療の事実上の全面解禁を意味」していました．

　それに対して，「患者申出療養」には，以下の3点の変更・確認が加えられ，現行の保険外併用療養制度の枠内での改革であることが明示されました．

　①「選択療養制度」では安全性・有効性は事実上「事後確認」とされていましたが，「患者申出療養」では「国において，専門家の合議で安全性・有効性を確認する」とされ，「事前確認」の原則が守られました．規制改革会議の「選択療養制度」に対する批判は，安全性・有効性の「事前確認」がないことに集中していたため，規制改革会議も，この点については，4月16日に発表した選択療養制度第一次修正案の段階で，早々と譲歩しました（第3節参照）．

　②「選択療養制度」では，それを実施する医療機関の限定はまったくされませんでしたが，「患者申出療養」では，「対応医療機関」は「前例がない診療」については臨床研究中核病院（全国で15病院を予定）に限定されました．これは，2014年3月12日の中医協総会で了承された「国家戦略特区における先進医療制度の運用について」で，対象医療機関が「臨床研究中核病院等と同水準の国際医療拠点」に限定されたのと，ほぼ同じ扱いです．「前例がある診療」についても，実施を希望する「患者に身近な医療機関」が，前例

を扱った臨床研究中核病院に申請することになりました．規制改革会議は，①で早々と妥協したのと異なり，医療機関を限定しないことには最後までこだわり，岡素之議長も4月23日の記者会見でそのことを何度も強調しました（記者会見録7, 16頁）．それだけに，両大臣文書に医療機関の限定が盛り込まれた政治的意味は大きいと思います．

③「選択療養制度」では，それで認められた医療の保険収載への道が曖昧でしたが，「患者申出療養」では，「保険収載に向け，治験等に進むための判断ができるよう，実施計画を作成し，国において確認するとともに，実施に伴う重篤な有害事象や実施状況，結果等について報告を求める」と明記されました．これは，現行の「先進医療」の扱いに準じています．安倍首相も，6月10日の記者会見で，「安全性や有効性が確立すれば，最終的には国民皆保険の下，保険の適用を行っていく」と明言しました．

この限りでは，規制改革会議・首相・官邸が「名」を取り，厚生労働省がギリギリ「実」をとったと言えなくもありません．

2 「法改正により」制度化する政治的背景

他面，このような表層的理解にとどまっていては，法技術上は，現行の保険外併用療養制度の運用変更により実施できる改革をわざわざ「法改正により，新たな仕組み」とすることになった理由，政治的背景を説明できません．私は，それは安倍首相の強い意志・思い入れがあること，および厚生労働省の側に「弱み」があり首相・官邸の指示に最後までは抵抗できなかったことだと推察しています．以下は，医療政策の内実に精通している私の友人約20人から得た非公式情報を私なりに整理した「仮説」です．

安倍首相の意志・思い入れは2つあると思います．1つは政治的思い入れです．安倍首相は，「アベノミクス」の第3の矢（成長戦略）の柱の1つとして，2013年の「日本再興戦略」で「健康長寿産業」を掲げたにもかかわらず，中身は民主党政権時代の「新成長戦略」を手直ししたレベルにとどま

り，市場へのインパクトに欠けました．安倍首相は，その反省に立って，「患者申出療養」を医療改革の目玉にしようとしたと思います．ただし，規制改革会議の岡議長は5月28日の記者会見で，新しい「制度によって，即，経済成長に，あるいは成長戦略につながるということにはならない」と明言しており，安倍首相の思い入れとの間には大きなズレがあります（記者会見録7頁）．私自身は，この点については，岡議長の判断が正しいと思いますし，これが大方の理解です．

もう1つは個人的思い入れです．安倍首相が2007年に首相退陣をした直接の契機は持病の潰瘍性大腸炎の悪化でしたが，その難病を2009年に保険収載された「特効薬」（アサコール）により克服できたとされています．この新薬が，保険収載される前に使用可能であったなら，2007年に退陣しないでしないで済んだとの首相の無念の思いが，「患者申出療養」にこだわったもう一つの理由と思います（同薬は1984年に開発国のスイスで承認され，その後1985年にイギリスで，1992年にアメリカで承認されました）．この「総理の思い」は，4月23日の規制改革会議で，森下竜一委員が二度も指摘しました（議事録14, 26頁）．

なお，私の調べた限りでは，10年前の小泉政権時代の混合診療解禁論争時には，宮内義彦氏，竹中平蔵氏，八代尚宏氏等の強力な「ブレーン」がいたのと異なり，安倍首相にはこの面での特定の「ブレーン」はいないようです．ただし，経済産業省から内閣府や官邸に出向している官僚が，成長戦略の一環としての混合診療拡大を首相に強く進言したことは間違いないようです．

私は，このような安倍首相サイドの事情に加えて，厚生労働省の側に2つの「弱み」があり，安倍首相・官邸の指示に最後まで抵抗できなかったと推察しています．1つは，通常国会に提出された厚生労働省所管の法案の不備が次々と明らかになったことです．主なものは，医療介護総合確保推進法案の趣旨説明の配布文書の誤りと労働者派遣法改正案の条文の誤りです．このために，医療介護総合確保推進法の成立は当初予定より大幅に遅れ，労働者

派遣法改正案は廃案に追い込まれました．もう1つは，2014年7月から，全省庁の審議官級以上の幹部人事は内閣人事局が一元管理することになり，しかもその担当大臣に「選択療養制度」の急先鋒である稲田行政改革大臣が就任したことです．特に，人事・出世に敏感な事務官にとってこれは大変な脅威であり，省内外で「正論」を言えない雰囲気が生まれたようです．

3 「楽観シナリオ」と「悲観シナリオ」

「患者申出療養」はまだ骨格が決まっただけであり，しかも両大臣合意文書には「玉虫色」の表現が少なくありません．今後，厚生労働省サイドでは，社会保障制度審議会医療保険部会と中医協で制度具体化の議論が進められますが，それに対する安倍首相・官邸サイドからの強い圧力が加わることは確実であり，最終的な制度の姿は不透明です．そもそも，「政局は一寸先は闇」であり，安倍首相が，現在の独裁的とも言える政権運営を今後も貫けるとは限りません．これらのことを踏まえた上で，少し気が早いですが，「患者申出療養」についての「楽観シナリオ」と「悲観シナリオ」についての思考実験をしてみました．

「楽観シナリオ」は，厚生労働省サイドの奮闘により，「患者申出療養」の審査が厳格に行われ，それの普及がごく限定的にとどまることです．首相・規制改革会議サイドは，現行の先進医療制度でカバーされない「国内未承認医薬品等」が多数存在するかのように主張していますが，2014年4月17日の先進医療会議では，多くの構成員がそれに疑問を呈しました．例えば，福井次矢氏は次のように述べました．「私は診療ガイドラインの作成に随分かかわってきたのですけれども，10年近く前は確かに海外で承認されていて日本で使えないという薬をガイドラインに書かざるを得ない状況があったのですが，最近はほとんどなくなってきていて，ちゃんとエビデンスがあってこれを進められるという事柄については最近，私が見ているガイドラインについては，随分目に触れなかったというのが感触です」．

「悲観シナリオ」は，ネットの情報を鵜呑みにして自分が望む治療を求める患者の増加を背景にして，「患者申出療養」の申請が殺到する一方，「前例がない診療」については，「原則6週間で国が判断し，受診できるようにする」とのシバリがあるために，「専門家の合議」での安全性・有効性の確認が疎かにされ，医療事故が多発することです．ここで注意すべきことは，両大臣合意文書では，「専門家の会議」ではなく「専門家の合議」と書かれていることであり，これは正規の委員会（だけ）でなく，ネット上の意見交換での「合議」も想定されていることです．特に，官邸の意向で，混合診療解禁派の医師が「専門家」として送り込まれた場合は，安全性・有効性の確認よりも，「患者申出療養」の対象拡大が優先される危険があります．

4 「混合診療全面解禁」にはつながらない

ただし，今回の「患者申出療養」がストレートに混合診療の全面解禁あるいは実質解禁につながる「地獄のシナリオ」は考えられません．まず，10年前の混合診療解禁論争時と異なり，現在は，公式に混合診療全面解禁を主張している団体や個人は存在しません．他面，安全性・有効性が確認された新薬等が保険収載されず，「患者申出療養」に長期間据え置かれ，しかもそれの実施施設が診療所・中小病院まで広く認められた場合は，混合診療の実質解禁に近くなります．しかし，その場合は高所得患者しかそれを受けられないことになり，国民・患者の憤激を生むことは確実で，政治的に不可能です．

財政的に見ても，「患者申出療養」が両大臣合意通りに実施された場合には，結果的に現在よりも保険収載される医薬品等が増し，その分公的医療費も増えることになります．これを予防するためにも，「患者申出療養」の対象が厳格化される可能性が大きいと思います．

5 「患者申出療養」は脇役にすぎない

　最後に，「患者申出療養」についての一般の報道では見落とされている盲点を指摘します．それは，「患者申出療養」は今後の医療改革の「主役」ではなく，「脇役」，「当て馬」にすぎないことです．これには二重の意味があります．

　大きくは，今後の医療改革の「主役」は医療介護総合確保推進法に示された医療提供体制改革と2015年の健康保険法改正で予定されているさまざまな法定患者負担拡大（入院時給食の自己負担増，外来受診時定額負担等）だからです．

　混合診療（保険外併用療養制度）の拡大に限定しても，実は「患者申出療養」は脇役にすぎません．この点は，6月24日に「規制改革実施計画」と共に閣議決定された「日本再興戦略（改訂版）」と「骨太方針2014」を見れば，明らかです．まず，「日本再興戦略（改訂版）」では，「国民の『健康寿命』の延伸」（第1の「戦略市場創造プラン」）の「新たに講ずべき具体的施策」が4つ上げられていますが，「保険給付対象範囲の整理・検討」の順位は3番目であり，しかも「患者申出療養」はそれの「最先端の医療技術・医薬品等への迅速なアクセス確保（保険外併用療養費制度の大幅拡大）」の5つの施策の5番目（最後）に書かれているだけです（97-98頁）．それよりも上位に書かれているのは，以下の施策です：先進的な医療へのアクセス向上（評価療養），療養時のアメニティの向上（選定療養），革新的な医療技術等の保険適用の評価時の費用対効果分析の導入等，「日本版コンパッショネートユース」の導入．さらに「骨太方針2014」には，意外なことに「患者申出療養」そのものの記述がなく，「健康長寿を社会の活力に」の項の注に，小さく「国民皆保険を堅持した上で，保険外併用療養費制度の拡充（国内未承認医薬品等の迅速な使用）を行う」と1行書かれているだけです（10頁）．

　しかも，同じ閣議決定と言っても，「日本再興戦略（改訂版）」と「骨太方

針2014」は「規制改革実施計画」よりも「格上」です．医療団体・医療関係者は，「患者申出療養」への過度な不安を持つことなく，冷静に対処すべきと思います．

補　論　韓国の医療産業化政策をめぐる論争を読む

(2014年1月)

　韓国の企画財政部・保健福祉部など8つの「部」(日本の「省」に相当)は2013年12月13日,パク・クネ大統領主催の第4次貿易投資振興会議で,合同文書「第4次投資活性化対策——サービス・雇用・自治体規制改革を中心に」(以下,合同文書)を発表しました.これに含まれる医療の産業化政策に対して,韓国では医療界中心に反対運動が起きています.

　私は,以前から,日本と韓国の医療制度,特に民間主体の医療提供体制は国際的にみてもっとも類似しており,相互に学びあえると考えています.私の勤務先の日本福祉大学と韓国・延世大学は,2006年以来,毎年「日韓定期シンポジウム」を共催しており,常に医療の日韓比較を取り上げています.

　しかし,日本では全国紙・専門誌とも,上記合同文書についてまったく報道していません.そこで,本論では,合同文書の医療の産業化政策の概略を紹介し,簡単に解説します.なお,本論は,私の韓国の友人研究者4人から得た情報とコメントに依拠しています.

1　合同文書中の医療の産業化政策の概要

　パク政権は「有望産業育成」のため,2013年7月以来,「貿易投資振興会議」を開催しています.最初の3回の会議は,IT関連産業,観光,金融サービスを取り上げ,第4次会議で,医療,教育,ソフトウェア産業の3つを取り上げました.

　このうち,医療の「重点推進課題」では,「医療分野の公共性を阻害しないようにしながら新しい市場と事業を創出する実質的な改革案を用意する」

として，①医療機関の附帯事業目的の子会社設立の許容，②医療市場への進出・退出と営業規制の改革，③海外患者誘致の促進——の3つを示しました．

①では，外部資本の調達，医療関連企業との共同投資の活性化，海外進出支援などを目的として，医療法人が子会社を設立することを認めるとしています．子会社には株式会社も含まれますが，附帯目的事業のためのものに限定されます．これは，学校法人には子会社設立が認められていることに対応した措置とされていますが，子会社の乱用防止策と公共性ある医療法人の支援策が合わせて用意されます．附帯事業は，現在，医療関係者の教育，産後管理，葬礼式場に限定されていますが，研究開発，医療観光，医療関連産業などに大幅拡大されます（日本と異なり，韓国では，大病院が葬礼式場を直営することが一般化しています）．

②では，医療法人間の合併を許容し医療資源活用の効率性を向上させること，法人薬局の許容，および新医療機器の早期承認の3つがあげられています．韓国では日本と異なり，法人薬局は薬事法で禁止されていますが，それが憲法の職業選択に自由に反するとの最高裁判決が出されたため，有限責任会社の形態に限定して認めることになりました．

③の中心は，「上級病院（総合病院）」に課せられている外国人患者向けの病床規制（5％）の12％への引き上げが中心で，他に外国語表記の医療広告の大幅拡大と，国民の需要が多い民間資格（音楽心理指導士等）の国家資格化の推進が含まれます．

2　韓国医師会も「医療の営利化」と反対

この改革案が発表されるや，医療運動団体や野党（民主党）だけでなく，韓国医師会（大韓医師協会）も，特に病院の子会社設立や附帯事業の拡大，医療法人間の合併の許容に対して，「医療民営化の扉を開いた」，「事実上の営利病院の許容」，「（財閥病院等の）大型病院の市場独占」，「国民医療費の（不必要な）上昇につながる」等と強い反対の声をあげています（詳しくは

「レイバーネット」の12月13日のユン・ジョン記者の解説記事〈「医療の民営化」の扉を開いた政府〉参照 http://www.labornetjp.org/worldnews/korea/issue/privatization/1387003523529Staff）.

　実は，韓国医師会は，従来，医療の営利化・産業化政策に対して明確な態度表明をしてこなかったのですが，ノ・ファンギュ現医師会長はそれに反対する立場を鮮明にし，ナイフを首に突きつけるパフォーマンスを敢行するなどしたため，マスコミでも大きく取り上げられました．一方，病院団体はこの改革案に対して沈黙を守っています．

3　韓国における医療産業化政策の流れ

　日本ではほとんど知られていませんが，医療の産業化政策は韓国の方が先行しています．日本で，医療の産業化が政府文書に初めて登場したのは2010年の菅・民主党内閣の閣議決定「新成長戦略」であり，安倍内閣の「日本再興戦略」（2013年6月閣議決定）は，これを引き継ぐものです．

　それに対して，韓国では進歩政権と言われたノ・ムヒョン政権（2003-2008年）が経済成長の低迷と雇用不安を打開するために，大統領直属の「医療産業先進化委員会」を設置し，2006年には医療の国際化，外国人患者の受け入れを目的として，特区に限定して営利病院の開設を認める特別法を制定しました．

　この流れは，2008年に成立し，当初新自由主義的改革を掲げたイ・ミョンバク政権で本格化しました（鄭在哲「韓国医療保険制度の一本化後の現状と課題」『健保連海外情報』92号，2011）．2013年2月に成立したパク・クネ政権は，この流れをさらに促進しています．

　ただし，日本で医療の（営利）産業化政策をめぐって経済産業省と厚生労働省の間に少なからぬ対立があるのと同じように，韓国政府内でも，それに積極的な企画財政部と消極的な保健福祉部との間で相当の葛藤があります．合同文書公表後，保健福祉部の高官は「医療の営利産業化には反対．合同文

書はそれとは無関係」とコメントしたそうです．ただし，韓国の企画財政部は日本の財務省と経済産業省の両機能を持つ強大な官庁であり，合同文書も同部主導でまとめられました．

　もう一つ見落とせないことは，韓国の病院団体は，従来から伝統的な低診療報酬政策に強い不満をもっており，医療の営利化政策を暗黙に支持してきたことです．上述したように，合同文書に対しても沈黙しています（内心は喜んでいるとの推測もあります）．

　そのために，医療法人の子会社の許容と附帯事業の拡大および医療法人間の合併許容は，医師会と病院団体との温度差を利用し，医療への国庫負担を抑制するために低い診療報酬を維持した上で，それを補填する高等戦術とも言えます．なお，韓国では，国民健康保険発足時から，低い診療報酬を補填するために混合診療が許容されているので，日本のような混合診療解禁論争は生じていません［この点について詳しくは，本章第1節参照］．

第5章　リハビリテーション医療と健康・予防活動の経済分析

　本章では，近年の保健・医療制度改革で注目を集めるようになっているリハビリテーション医療と健康・予防活動について，医療経済・政策学の視点から分析します．

　第1節では，効果的・効率的で公平なリハビリテーションを検討・実現するために必要な医療経済・政策学の視点と基礎知識を以下の5つの柱立てで述べます．①社会の中での医療の経済的位置づけについては2つの潮流がある．②「効率」について正確に理解する——効率化と医療費抑制は同じではない．③医療効率・医療の経済評価を行う諸手法——実用的なのは費用効果分析．④地域・在宅ケアは入院・施設ケアに比べて安くはない．⑤医療・リハビリテーションの経済評価を行う場合，短期的視点と長期的視点を区別する必要がある．

　第2節では，2015年介護報酬改定での訪問リハビリテーション医療の評価見直しを複眼的に検討します．まず，訪問看護ステーションのリハビリテーション単位引き下げとその背景を検討し，次に新設された「リハビリテーションマネジメント加算（Ⅱ）」について3つの「深読み」を行います．

　第3節では，『平成26年版厚生労働白書』の第1部「健康長寿社会の実現に向けて～健康・予防元年」の概要を紹介し，白書は健康寿命の延伸により医療・介護費用の増加が抑制されると主張しているが，その根拠は示されていないことを指摘します．第4節は前節の「文献編」で，欧米で行われた膨大な実証研究により，予防や健康増進活動による健康改善は確認されているが，医療費節減効果はほとんど確認されていないこと，逆に，厳密なランダム化比較試験に基づき，広く社会的次元で費用計算を行った研究では医療費を増加させるとの結果が得られていることを紹介します．

第1節　リハビリテーション科医に必要な医療経済・政策学の視点と基礎知識
　　　──効果的・効率的で公平なリハビリテーションのために

(2014年7月)

はじめに

　私は1947年生まれの「団塊の世代」で，医学生運動を通して社会科学の面白さに目覚め，1972年に東京医科歯科大学医学部を卒業してから13年間，リハビリテーション医と医療問題（特に医療経済学）の勉強・研究の「二本立」生活を続けました．具体的には，東京都心の地域病院（代々木病院）で脳卒中患者の早期リハビリテーションに携わるとともに，上田敏先生と故川上武先生の指導を受けながら，次の2つの研究に取り組みました．1つは脳卒中リハビリテーション患者の最終自立度の早期予測および脳卒中患者の障害の構造の研究（臨床医学研究），もう1つは脳卒中医療・リハビリテーションの体系化の研究（社会医学研究）です．これらは一見まったく別種の研究に見えるかもしれませんが，「脳卒中リハビリテーションを科学的，効果的，効率的に進めるための研究」という点で共通していました[1]．これらを行う上では，限られた資源の有効利用という（近代）経済学の基本命題・視点が非常に役立ちました[2]．最近，『総合リハビリテーション』2014年5月号に掲載された小山哲男さんの論文「急性期における機能回復の予後予測」[3]を読んで，第1の研究の一環として私が1982年に発表した論文「脳卒中リハビリテーション患者の早期自立度予測」[4]が「二木の予後予測」と呼ばれ，「論文公表から既に30年以上を経ているが，今でも多くの臨床家が参考にしている実用的な手法である」と評価されているのを知り，大変うれしく思いました．

　その後，1985年に，医療の現実と医療技術の特性を踏まえた医療経済学の確立・研究を志して，日本福祉大学教授に転身しました．ただし，2004

年まで19年間,大学教授と臨床医(代々木病院での非常勤診療:リハビリテーション診療と往診)の「二本立」生活を続けました.日本福祉大学勤務中は,政策的意味合いが明確な医療経済学的実証研究と医療・介護の政策研究との「二本立」研究を継続しました[5].2005年には,両者の統合を意味する「医療経済・政策学」(「政策的意味合いが明確な医療経済学的研究と,経済分析に裏打ちされた医療政策研究との統合・融合をめざし」た学問)概念を提唱しました(『講座＊医療経済・政策学』勁草書房).日本福祉大学には28年間勤務し,2013年3月に65歳で定年退職しましたが,同年4月から学長に就任しました.学長就任後も,学長業務と政策研究との「二本立」生活を継続しており,「二木立の医療経済・政策学関連ニューズレター」を毎月配信しています(http://www.inhcc.org/jp/research/news/niki/).

本節では,過去40年間の私の医療経済・政策学研究を振り返りつつ,最新の研究動向も紹介しながら,リハビリテーション科医・専門職に必要な,医療経済・政策学の視点と基礎知識について,以下の5つの柱立てで,分かりやすく述べます.①社会の中での医療の経済的位置付けについては2つの「潮流」がある.②「効率」について正確に理解する——効率化と医療費抑制は同じではない.③医療効率・医療の経済評価を行う諸手法——実用的なのは「費用効果分析」.④地域・在宅でのケア・リハビリテーションは入院医療・施設ケアに比べ安くはない.⑤医療・リハビリテーションの経済評価を行う場合,短期的視点と長期的視点を区別する必要がある.

1　社会の中での医療の経済的位置付けについては 2つの「潮流」がある

まず,第一の柱について述べます[5].ここで強調したいことは,自然科学や医学と異なり,経済学を含めた社会科学には,常に複数の潮流・「学説」があることです.自然科学や医学でも,自然現象や疾病の理解について論争があることは珍しくありませんが,長期的に見れば,実験や実証研究が積み重ねられることにより,1つの見解・理論に収斂するのが普通です.それに

対して，社会科学では社会・人間についての異なる見解・学説（多くの場合は根本的な価値観の対立も含む）が存在・併存するのが一般的で，長期的にもそれらが1つに収斂することはほとんどありません．

経済学および医療経済学にもさまざまな潮流・学派が存在しますが，現在では「新古典派」と「非新古典派」・「制度派」の2つが有力です．新古典派が市場メカニズムに基づく資源配分を絶対化するのに対して，制度派は市場の役割を認めつつ，それが各国の制度・歴史によって規定されていることを強調します．両者の違い・対立点については「講座＊医療経済・政策学」第1巻の巻頭論文で，権丈善一氏が詳細に論じています[6]．

経済学全般では，国際的にも日本でも，新古典派が「主流派経済学」となっていますが，医療経済学では制度派経済学も有力です．特に日本では，純粋な新古典派医療経済学研究者は少数です．私自身は，新古典派と制度派の両方の（医療）経済学を勉強しましたが，制度派経済学の立場に立ちます．

新古典派は，医療も，一般のモノやサービスと同じく，市場メカニズムに基づいて供給・消費されるべき「市場財」とみなします．この場合，消費者である患者は自己の支払い能力と支払い意志に基づいて医療サービスを購入するので，所得水準によって受けられる医療の量と質が異なる「階層医療」が生じることになります．ただし，新古典派も，公衆衛生・予防接種等の「外部性」のある医療については，例外的に，国・自治体による公的供給を認めています．ここで「外部性」とは，ある経済主体の活動が，市場での取り引きを経ずに，他の経済主体に与える影響を言い，公衆衛生や予防接種等の正（プラス）の外部性と環境汚染や公害等の負（マイナス）の外部性の両方があります．

日本で，もっとも有名・高名な制度派経済学者は故宇沢弘文先生［2014年死去］で，先生は，医療を教育や福祉等と共に「社会的共通資本」と位置づけています．先生の『社会的共通資本』（2000）では，以下のように説明されています[7]．「一つの国ないし特定の地域に住む人々が，ゆたかな経済生活を営み，すぐれた文化を展開し，人間的に魅力のある社会を持続的，安定

的に維持することを可能にするような社会的装置」,「一人一人の人間的尊厳を守り,魂の自立を支え,市民の基本的権利を最大限に維持するために,不可欠な役割を果たすもの」[7].

　この立場からは,医療は,国民に公平・平等に提供すべきとされます.よく知られているように,アメリカ以外のほとんどの高所得国は,国民全体（大半）を対象にした公的医療保障制度を有していますが,その背景には,医療をこのような「社会的共通資本」とする考え方があると言えます.

　日本では,小泉政権（2001～2006年）以降,現在の第二・三次安倍政権に至るまで,10数年間,混合診療解禁論争（保険診療と自由診療の自由な組み合わせを全面解禁するか否か）が続いていますが,この論争の「ルーツ」には,以上述べたような医療の経済的位置づけについての根本的対立（「市場財」か「社会的共通資本」か）があると言えます.

2　「効率」について正確に理解する
　　──効率化と医療費抑制は同じではない

　次に,経済学的な意味での「効率」について正確に理解する必要を述べます[8,9].ここで私がまず強調したいことは,「効率（化）」は医療費抑制と同じではないことです.実は,日本で厚生省（当時）が「医療の効率化」を初めて公式に提起したのは,1987年6月の「国民医療総合対策本部中間報告」で,そこでは「良質で効率的な医療」が今後の医療改革のキーワードとされました.そして「中間報告」以降,厚生（労働）省の公式文書では,医療の効率化が医療費抑制とほとんど同じ意味で使われ続けたために,医療関係者や医療団体の一部には,医療の効率化＝医療費抑制,あるいは厳しい医療費抑制政策の下で医療経営を維持するための必要悪という「刷り込み」が生じてしまいました.

　しかしこのような理解は経済学的には誤りです.原理的には,効率とは限られた「資源（コスト）」をもっとも有効に用いて最大の「効果」を引き出すこと,あるいは効果÷費用（費用対効果比）を最大化することであり,医

療費抑制と同じではありません．私は，他の医療分野に比べて，普及が遅れているリハビリテーション医療では，このような意味での効率化が不可欠であると考えています．冒頭に紹介したように，私は，代々木病院勤務医時代から，この視点に基づいて，「脳卒中リハビリテーションを科学的，効果的，効率的に進めるための研究」を行いました．

現実には，医療の効率化により医療費が節減されることが多いのですが，逆にそれにより医療費が増える場合が少なくとも2つあります．1つは，費用は増えるがそれ以上に大きな効果を生み出す新しい画期的な医療技術が開発された場合です．もう1つは，医療ニーズに比べて，医療供給が不足している分野では，医療効率化による在院日数の短縮により総医療費が増加します．その好例が，脳卒中の早期リハビリテーションです．早期リハビリテーションにより，廃用症候群の予防，機能障害やADLの改善等の医学的効果が向上するだけでなく，平均在院日数も短縮されます．その結果，入院患者1人当たりの医療費は減少し，医療効率は向上しますが，平均在院日数の短縮に伴い，入院患者総数が増加することにより，総医療費は逆に増加するのです．

先に述べた「効率」の定義は，医療に限らず一般のモノやサービスの生産にも共通していますが，医療の効率化を考える場合には，以下の3点に留意することが必要である，と私は考えています．①医療効率を考える前提として，国民・患者が最適な医療を受ける権利を公平に保障する．②資源（コスト）の範囲を広く社会的次元で把握し，公的医療費以外の私的な医療費負担，金銭表示されない資源・費用も含む．③効果を総合的，多面的，科学的に評価する．

②について付言すると，金銭表示されるコストを「マネーコスト」，金銭表示されるコストとされないコストの両方を含んだ総コストを「リアルコスト」と呼びます．例えば，患者負担の増加や保険給付範囲の縮小による保険給付費の削減は，マネーコストの枠内での公的コストから私的コストへの「コストシフティング」にすぎず，経済学的な意味での効率化ではありませ

ん。その上、このような改革により、特に低所得患者の医療受診が抑制される結果、①の医療の公平性も損なわれます。これに限らず、政府が長年進めている医療・介護保険制度改革の大半は、医療経済学的には偽りの効率化と言えます。

3　医療効率・医療の経済評価を行う諸手法
　　　　──実用的なのは「費用効果分析」

　第3に、医療効率・医療の経済評価を行う手法について簡単に紹介します[9]。なお、この学問領域は以前は「臨床経済学」と呼ばれることが多かったのですが、現在では「医療の経済評価」という用法が定着しているようです。これについては世界標準とも言える英語の教科書が2冊あり、共に日本語訳が出版されています（ゴールド等『医療の経済評価』とドラモンド等『保健医療の経済的評価』）[10, 11]。

　医療の経済評価の手法にはさまざまなものがありますが、代表的なものは、費用便益分析（cost-benefit analysis: CBA）、費用効果分析（cost-effectiveness analysis: CEA）、および費用効用分析（cost-utility analysis: CUA）の3つです。費用便益分析では、費用（コスト）だけでなく、「便益」も金銭表示します。その結果、原理的には、医療に限らずすべての行為・事業の経済評価と序列付けが可能になります。ただし、医療の「便益」を測定する際には、人命の経済評価をしなければならないという倫理的難問が生じるため、医療分野ではほとんど行われていません。

　次に、費用効果分析は、医療の「効果」を、死亡率の低下や延命、ADLやQOLの改善等により、「実物表示」します。そのため、費用便益分析のような倫理的問題は避けられ、医療分野ではもっとも広く用いられています。リハビリテーションに関連する分野でも、脳卒中患者の早期リハビリテーションと非早期リハビリテーション、入院リハビリテーションと在宅リハビリテーションなどの費用効果分析が行われています。他面、評価尺度に普遍性がないため、医療の枠内でも、異なった分野・領域の比較ができないという

弱点があります．

　第3の費用効用分析は費用効果分析のこの弱点を克服するために1980年代以降開発された手法で，「効用」を「質を調整した生存年」(quality-adjusted life years: QALY)で表示し，それぞれの医療の効率，経済性をQALYを1年延長するために必要な追加費用という同一の尺度で測定します．QALYの基礎になる「健康（あるいは疾病・障害）の質」は，完全な健康を1，死亡を0とする尺度を用い，各種の疾病や障害をその中間段階に位置づけることにより，示されます．これにより，原理的にはすべての医療分野・領域の効率の評価と序列付けが可能になります．ヨーロッパ諸国，特にイギリスではCUAが普及しています．イギリスの国営医療（NHS）では，この結果に基づいて，新しい医療技術・医薬品を公的給付に加えるべきか否かの判断がなされます．ただし，QALY評価に対しては，高齢者や障害者が不利な扱いを受けるという批判も根強くあり，私もそう思います．

　そのため，私はリハビリテーション医療で実際的・実用的なのは費用効果分析であると考えています．なお，日本でも，厚生労働省は2012年以降，新しい医療技術・医薬品の経済評価の導入の検討を始め，2016年の診療報酬改定で「試行的導入を視野に入れる」としています．私はそれについての論評で，「経済評価で留意すべき点」として，次の3点を指摘しました[12]．①経済評価自体に多額の費用がかかる．②経済評価の「国際標準」は存在しない．③もっとも重要なことは，新しい医療技術や医薬品の現在の極端な高価格を既定の事実として経済評価を行わない．

4　地域・在宅ケアは入院・施設ケアに比べ安くはない
　　――費用効果分析の結論

　第4に，費用効果分析による地域・在宅でのケア・リハビリテーション（以下，地域・在宅ケアと略記）の経済評価（費用効果分析）で得られた知見を紹介します[9]．私は，医療の経済評価でもっとも研究の蓄積があるのはこの分野の研究であると判断しています．

実は，その結果は，時代により異なっています．1970〜80年代前半までは，世界的にみても，地域・在宅ケアは入院医療・施設ケアよりも安価だという理解が一般的でした．ただし，これは，費用を医療保険で給付される費用や公的福祉・介護費用，つまり「マネーコスト」に限定した主張でした．当時は，地域・在宅での家族や近隣住民によるインフォーマルなケア・介護の費用（コスト）はタダとみなされていました．

それに対して，1980年代後半以降は，家族介護等を加えた「リアルコスト」でみると，地域・在宅ケアが施設ケアに比べて安上がりとは言えないこと，特に長時間の介護・ケアを必要とする重度障害者については，地域・在宅ケアの方が高くなることが，学問的にも，政策的にも確認されるようになりました．さらに，1990年代以降は，公的費用（マネーコスト）に限定しても，地域・在宅ケアの方が高いとの研究が多くなりました．少し古いですが，1994年にワイザート等が発表した「地域基盤の長期ケアの効果についての研究」のメタアナリシス（対象は32研究．うち22はランダム化比較試験）では，地域ケアによるナーシングホームや病院への入院の抑制効果はごく限定的であり，地域ケア群の総公的費用（地域ケア費用と施設・入院費用の合計）は対照群に比べて平均15％高いという決定的結果が得られました[13]．その後も，この結論を覆すような厳密な個別研究も，メタアナリシスも発表されていません．例えば，グラボウスキーは2006年に，1994〜2004年の11年間にアメリカで発表された，いくつかの新しい「非施設系長期ケアモデル」の費用効果分析の「最新文献のレビューと統合」を行いましたが，それらにより利用者と介護者の福祉と費用（マネーコスト）の両方が増えていることを再確認しました[14]．

その結果，21世紀に入ってからは，日本の厚生労働省の担当者もこのことを公式に認めるようになりました．例えば，佐藤敏信保険局医療課長（当時）は，2008年11月の全国公私病院連盟「国民の健康会議」での講演で，次のように述べました．「在宅と入院を比較した場合，在宅のほうが安いと言い続けてきたが，経済学的には正しくない．例えば女性が仕事を辞めて親

の介護をしたり，在宅をバリアフリーにしたりする場合のコストなども含めて，本当の意味での議論をしていく時代になった」[15]．

　なお，私は，元リハビリテーション科医であることもあり，代々木病院勤務医時代から長年，重度障害者の地域・在宅ケアの費用について調査・推計するとともに，文献レビューを行ってきました．**表5-1「重度障害者の在宅ケア費用は施設ケア費用よりも高いことに言及した拙著一覧」**のポイントは，以下の通りです[15]．

　『医療経済学』(1985)では，「脳卒中医療・リハビリテーションの施設間連携の経済的効果の試算」(シミュレーション)を行い，自宅退院患者の医療費に「生活費・介護手当の加算」を行った「『社会全体としての資源の利用』という枠組みでみる限り，重度患者[全介助患者]の在宅費用は，施設入所に比べて決して安くはない」ことを示しました．

　『リハビリテーション医療の社会経済学』(1988)では，欧米諸国での費用効果分析の結果を紹介して，「障害老人の在宅ケアは費用を節減しない」ことを示すとともに，その理由を説明し，今後求められるのは「在宅ケアと施設ケア両方の充実」であると主張しました．

　『90年代の医療』(1990)では，私が指導した日本福祉大学大学院生(当時)吉浦輪君の修士論文中の「寝たきり老人の在宅ケアのADL自立度別社会的総費用」データを紹介して，完全寝たきり群の社会的総費用は老人病院費用や特養費用を上回ることを示しました．

　『複眼でみる90年代の医療』(1991)では，在宅介護の大半を「外部化」した事例の金銭費用(マネーコスト)調査に基づいて，「在宅ケアは施設ケアに比べて安価ではない」ことを示すとともに，ある精神障害者団体が行ったシミュレーション調査に基づいて，精神病院に長期間入院している精神障害者を病院から退院させ，地域ケアに切り換えた場合には，入院時よりもはるかに多額の公的費用がかかることを示しました．

　『90年代の医療と診療報酬』(1992)では，予防接種ワクチン禍訴訟の原告(重度の脳障害児)の生活時間調査に基づいて，障害児が家族の手厚い介護に

表 5-1 重度障害者の在宅ケア費用は施設ケア費用よりも高いことに言及した拙著一覧

(『医療改革と財源選択』勁草書房，2009, 132 頁)

○『医療経済学』(医学書院，1985)：第 3 章Ⅱ「医療の質を落とさない医療費削減」で「脳卒中医療・リハビリテーションの施設間連携の経済的効果の試算」(シミュレーション) を行い，自宅退院患者の医療費に「生活費・介護手当の加算」を行った「『社会全体としての資源の利用』という枠組みでみる限り，重度患者 [全介助患者] の在宅費用は，施設入所に比べて決して安くはない」ことを示した (77-92 頁．元論文は『病院』42：37-42, 1983).

○『リハビリテーション医療の社会経済学』(勁草書房，1988)：Ⅰ-5「障害老人の在宅ケア——条件と費用効果分析」で，「欧米諸国での費用効果分析の結果を紹介して，「障害老人の在宅ケアは費用を節減しない」ことを示すとともに，その理由を説明し，最後に今後求められるのは「在宅ケアと施設ケア両方の充実」であると主張した (98-120 頁).

○『90 年代の医療』(勁草書房，1990)：Ⅱ-3「在宅ケアの問題点を探る」で，私が指導した日本福祉大学大学院生吉浦輪君の修士論文中の「寝たきり老人の在宅ケアの ADL 自立度別社会的総費用」データを紹介して，完全寝たきり群の社会的総費用は老人病院費用や特養費用を上回ることを示した (123-137 頁).

○『複眼でみる 90 年代の医療』(勁草書房，1991)：3 章「90 年代の医療供給制度」の中で，在宅介護の大半を「外部化」した事例の金銭費用調査に基づいて，「在宅ケアは施設ケアに比べて安価ではない」ことを示すとともに，ある精神障害者団体が行ったシミュレーション調査に基づいて，精神病院に長期間入院している精神障害者を病院から退院させ，地域ケアに切り換えた場合には，入院時よりもはるかに多額の公的費用がかかることを示した (122-126 頁).

○『90 年代の医療と診療報酬』(勁草書房，1992)：Ⅱ-5「90 年代の在宅ケアを考える」の「在宅ケアの医療費節減効果をめぐる論争の決算」で，予防接種ワクチン禍訴訟の原告 (重度の脳障害児) の生活時間調査に基づいて，障害児が家族の手厚い介護により「寝かせきり」の生活を脱してより高い QOL を享受するためには，「寝かせきり」の介護より，はるかにコスト (介護時間・金銭的出費) がかかることを示した (134-140 頁).

○『日本の医療費』(医学書院，1995)：第 4 章「医療効率と費用効果分析」で，「欧米諸国の地域ケアの費用効果分析の概要」を詳しく紹介し，「驚くべきことに，費用に家族の介護費用を含めず，公的医療費・福祉費に狭く限定した場合にさえ，地域ケアのほうが費用を増加させるとする報告が多い」ことを示した (173-197 頁).

○『21 世紀初頭の医療と介護』(勁草書房，2001)：第Ⅲ章「わが国の高齢者ケア費用——神話と真実」の 5 で，わが国の実証研究データ (国民健康保険中央会，広島県御調町) を紹介して，「在宅ケアを拡充すれば施設ケアは減らせる，わけではない」ことを示した．最後に，「わが国の地域包括ケア最先進地域で，いわば介護保険を先取りした高水準の在宅ケアを提供している……御調町の経験は，今後わが国で介護保険制度により在宅ケアを大幅に拡充しても，施設ケアを減らすことはできないことを暗示している」と指摘した (192-197 頁).

より「寝かせきり」の生活を脱してより高い QOL を享受するためには,「寝かせきり」の介護より,はるかに「リアルコスト(介護時間と金銭的出費)」がかかることを示しました.

『**日本の医療費**』(1995)では,「欧米諸国の地域ケアの費用効果分析の概要」を詳しく紹介し,「驚くべきことに,費用に家族の介護費用を含めず,公的医療費・福祉費に狭く限定した場合にさえ,地域ケアのほうが費用を増加させるとする報告が多い」ことを示しました.

最後に,『**21世紀初頭の医療と介護**』(2001)では,わが国の実証研究データ(国民健康保険中央会,広島県御調町)を紹介して,「在宅ケアを拡充すれば施設ケアは減らせる,わけではない」ことを示しました.あわせて,「わが国の地域包括ケア最先進地域で,いわば介護保険を先取りした高水準の在宅ケアを提供している…御調町の経験は,今後わが国で介護保険制度により在宅ケアを大幅に拡充しても,施設ケアを減らすことはできないことを暗示している」と指摘しました.この指摘・予測は,介護保険開始後14年間の現実で実証されています.

5　医療・リハの経済評価を行う場合,短期的視点と長期的視点を区別する必要がある

第5,最後に,医療・リハビリテーションの経済評価を行う場合,短期的視点と長期的視点を区別する必要があることを指摘します.

リハビリテーション科医・専門職には,脳卒中の医療・リハビリテーションを一体的に行えば,両者を分離して行うより,費用が節減されることは自明のことと思います.実は,そのことを日本で最初に数値をあげて示したのは私です.私は代々木病院でリハビリテーション科医として働いていた1980年代前半に,同病院での実績値に基づいて,脳卒中患者の「早期リハビリテーション」と「病院・施設間連携(現代流に言えば,ネットワーク)」の経済効果について2つのモデル計算(シミュレーション)を行いました.

1つは,脳卒中の早期入院患者(代々木病院に発症後30日以内入院)と非早

期入院患者（他病院に入院後，リハビリテーション目的で代々木病院に転院）との比較で，早期入院群は非早期入院群に比べて，総在院日数は48%，総医療費は38%節減できることを示しました[16,17]．

　もう1つは，脳卒中患者がリハビリテーションのない一般病院に6カ月間入院する場合に比べて，早期からリハビリテーションを開始すると共に「病院・施設間連携［ネットワーク］」．を徹底した場合は，総医療・福祉費を2～4割節減できることを示しました[2,16,17]．

　しかし，その後，このような費用削減効果は「短期的」に言えることであり，「長期的」に見ると，総費用はむしろ増加すると考えるようになり，2006年の第43回日本リハビリテーション医学会学術集会のパネルディスカッション「リハビリテーション医療と診療報酬制度」での報告で，以下のように述べ，それまでの自説を一部修正しました[18]．「早期リハビリテーションにより『寝たきり老人』は減らせるので，医療・福祉費は短期的には確実に減少し，余命の延長も期待できます．しかし，寝たきりを脱した患者にはさまざまな基礎疾患があり，しかもたとえ早期リハビリテーションを行っても，なんらかの障害が残ることが普通なので，延長した余命の期間に，脳卒中が再発したり『寝たきり』化する確率が高いため，累積医療費が増加する可能性が高いのです．この点についての実証研究は私の知る限りまだありませんが，オランダの禁煙プログラムの医療費節減効果のシミュレーション研究のロジックと計算結果は非常に示唆的です[19]．それによると，禁煙プログラムの実施により，医療費は短期的には減少するが，喫煙を止めた人々の余命の延長とそれによる医療費増加のために，長期的には（15年後以降は）累積医療費は増加に転じるという結果が得られています」．なお，2006年の報告では，これを「アメリカ」の研究と紹介しましたが，正しくは「オランダ」の研究です．

　本節では紙数の制約のため詳しくは触れられませんが，私は，厚生労働省が2006年以降進めている「介護予防」（転倒予防等）についても同じことが言えると思います．というより，「介護予防」の費用節減効果は「短期的

(概ね開始後6カ月間)に限定しても,まだ証明されていません.この点について,私は2006年と2011年に詳細な文献レビューを行いましたので,お読み下さい[20,21].介護予防のうち,もっとも実証研究が進んでいる転倒予防については,厳密なランダム化比較試験で医学的効果を証明した論文はありますが,それによる費用抑制効果を証明した論文は世界的にもまだ存在しません.それの費用抑制効果を「主張」した論文はいくつかありますが,そのほとんどは,費用に「介入費用(事業費)」を加えておらず,費用の極端な過小評価となっています.逆に,費用に「介入費用」を加えた厳密な経済評価のほとんどでは,転倒予防プログラム実施群の費用が対照群に比べて高いという結果が得られています.

ここで誤解のないように,私は早期リハビリテーションや介護予防の否定論者ではありません.それらは,適応と禁忌を明確にした上で,あくまでも患者・障害者のADLやQOLの向上のために行うべきであり,それらによる大幅な費用抑制を見込むのは危険であるというのが,私の過去40年間の医療経済・政策学研究の結論です.

おわりに——効果的・効率的で公平なリハには医療経済・政策学の知識が不可欠

以上,リハビリテーション科医・専門職に必要と思われる,医療経済・政策学の視点と基礎知識について述べてきました.日本では,今後の超高齢社会化によりリハビリテーションのニーズが急増する反面,厳しい財政事情のためにニーズの増大に対応して,医療・リハビリテーションの財源は拡大しない可能性が大きいと言えます.そのために,リハビリテーションの臨床に携わる方には,患者・障害者に対して効果的・効率的なリハビリテーションを公平に提供することがますます求められるようになると思います.そのためには,医療経済・政策学の知識が不可欠であることを指摘して,本節を終わります.なお,医療経済・政策学の勉強のためには,引用文献欄に示した私の著作や,『講座＊医療経済・政策学』(勁草書房)の各巻をお読み下さい.

「はじめに」で紹介した「二木立の医療経済・政策学関連ニューズレター」には，毎号，時々の医療・リハビリテーション政策を批判的に分析した私の論文，および医療経済・政策学関連の最新の英語文献の抄訳を掲載しているのでお読み下さい．

文 献

(1) 二木立「脳卒中医療・リハビリテーションの研究──第一線病院の立場から」『リハビリテーション医学全書第14巻 脳卒中・その他の片麻痺』(医歯薬出版) 月報, 1980.
(2) 二木立『医療経済学──臨床医の視角から』医学書院, 1985, あとがき, 77-92頁.
(3) 小山哲男「急性期における機能回復の予後予測」『総合リハビリテーション』42(5)：423-432, 2014.
(4) 二木立「脳卒中リハビリテーション患者の早期自立度予測」『リハビリテーション医学』19:201-223, 1982.
(5) 二木立『医療経済・政策学の視点と研究方法』勁草書房, 2006, 第4章「私の研究の視点と方法」(73-122頁), 第1章「医療経済・政策学の特徴と学習方法」(3-14頁).
(6) 権丈善一「医療経済学の潮流」．『講座＊医療経済・政策学』第1巻第1章, 勁草書房, 2006, 1-36頁.
(7) 宇沢弘文『社会的共通資本』岩波新書, 2000, 4-6頁.
(8) 二木立「リハビリテーション医療の効果と効率を考える」．『90年代の医療』勁草書房, 1990, 90-122頁.
(9) 二木立『日本の医療費──国際比較の視角から』医学書院, 1995, 第4章「医療効率と費用効果分析──地域・在宅ケアを中心として」(173-197頁).
(10) M. R. ゴールド・他著, 池上直己他監訳『医療の経済評価』医学書院, 1999.
(11) M. F. ドラモンド・他著, 久繁哲徳・他監訳『保健医療の経済的評価』じほう, 2003.
(12) 二木立「医薬品の経済評価で留意すべき点は何か？」．二木立『安倍政権の医療・社会保障改革』勁草書房, 2014, 187-191頁.
(13) Weissert WG, et al: Lessons learned from research on effects of community-based long-term care. J Am Geriatr Soc 42:348-353, 1994.
(14) Grabowski DC: The cost-effectiveness of noninstitutional long-term care services: Review and synthesis of the most recent evidence. Medical Care Research and Review 63(1)：3-28, 2006.
(15) 二木立『医療改革と財源選択』勁草書房, 2009, 131-132頁.

(16) 二木立「医療の質を落とさない医療費節減――脳卒中医療・リハビリテーションの効率化の経験から」『社会保険旬報』1420 号：4-9, 1983.
(17) 二木立・上田敏『脳卒中の早期リハビリテーション』医学書院，1987, 244-249 頁.
(18) 二木立「医療経済学から見たリハビリテーション医療のあり方」『文化連情報』340 号：28-31, 2006（『医療改革――危機から希望へ』勁草書房，2007, 28-32 頁）.
(19) Barendregt JJ, et al: The health care costs of smoking. N Engl J Med 337:1052-1057, 1997.
(20) 二木立「新予防給付の行方」『社会福祉研究』95 号：20-28, 2006（『介護保険制度の総合的研究』勁草書房，2007, 237-253 頁）.
(21) 二木立「介護予防の問題点――医療経済・政策学の視点から」『地域リハビリテーション』6(7)：522-527, 2011（『TPP と医療の産業化』勁草書房，2012, 140-150 頁）.

第2節　今後の訪問リハビリテーションと2015年介護報酬改定

（2015年7月）

はじめに

　本節では，私の専門とする医療経済・政策学の視点から，今や「国策」とも言われるようになっている地域包括ケアシステムの下での訪問リハビリテーションの在り方について検討します．その際，2015年介護報酬改定における訪問リハビリテーションの評価の見直しに焦点を当てます．なお，地域包括ケアシステムについては，別に詳しく述べたのでお読み下さい[1,2]．

1　訪問リハは地域包括ケアシステムの重要な構成要素だが……

　私は，今後，各地域で，地域包括ケアシステムを構築し，「切れ目のない在宅サービスにより，居宅生活の限界点を高める」（2012年2月閣議決定「社会保障・税一体改革大綱について」）ためには，訪問リハビリテーションは必須であると考えています．

　ただし，地域包括ケアシステムについての法の規定や厚生労働省の概念図（ポンチ絵）には，訪問リハビリテーションは含まれていません．例えば，社会保障改革プログラム法（2013年）では，地域包括ケアシステムが法的に初めて定義され，それの5つの構成要素（医療，介護，介護予防，住まい，自立した日常生活の支援）も明示されましたが，それには訪問リハビリテーションはもちろん，リハビリテーション一般も含まれていません．

　厚生労働省の「地域包括ケアシステムの姿」（概念図）はいろいろ変遷していますが，それの初期のもの（2011年）から「訪問看護」と「在宅療養支援診療所」が含まれており，最新版（2015年）には「在宅サービス」として，

「訪問介護・訪問看護・通所介護」が示されていますが，訪問リハビリテーションは示されていません．

このことは，在宅サービスにおける訪問リハビリテーションの比重がまだ小さいことの現れとも言えます．例えば，2013年度の介護保険給付費をみると，訪問リハビリテーション費用は，居宅サービス費全体のわずか0.79%にすぎないのです（厚生労働省『平成25年度介護給付費実態調査結果の概要』7頁）．

政府（関連）文書での唯一の例外は，2013年の「地域包括ケア研究会報告書」（座長・田中滋氏）であり，地域包括ケアシステムの上述した5つの構成要素のうち「介護」を「介護・リハビリテーション」に拡張しました．

それに対して，2015年の介護報酬改定では，訪問リハビリテーションが地域包括ケアシステムの重要な構成要素として初めて位置づけられ，しかもその役割に大きな期待が寄せられています．

2 「高齢者の地域におけるリハビリテーションの新たな在り方検討会報告書」

今後の介護保険のリハビリテーションを考える上での必読文献は，2015年3月に発表された「高齢者の地域におけるリハビリテーションの新たな在り方検討会報告書」（座長・大森彌氏）です．この報告書は，2015年の介護報酬改定における訪問・通所リハビリテーションの評価の見直しのバックボーンになりましたが，それだけでなく，今後10年間の介護保険のリハビリテーションのあり方を規定するものと言えます．

この報告書は，冒頭（1頁）で，「リハビリテーションの理念を踏まえて，『心身機能』，『活動』，『参加』のそれぞれの要素にバランスよく働きかけることが重要だが，ほとんどの通所・訪問リハビリテーションでは，『身体機能』に対する機能回復訓練が継続して提供されている」と宣言しました．言うまでもなく，この「心身機能」，「活動」，「参加」は，ICF（国際生活機能分類）の用語です[3]．私は，元リハビリテーション科専門医で，現役の医師

だった頃，恩師でありICFの第一人者でもある上田敏先生から，リハビリテーションの理念は「全人間的復権」であり，機能回復訓練偏重のリハビリテーションは誤りであると叩き込まれたため，この記述に「懐かしさ」を感じました．

なお，福祉関係者や一部のリハビリテーション関係者は，「ICFは社会モデルだ」，「旧『国際障害分類』は医学モデルだったが，ICFは社会モデルに転換した」と解説・主張していますが，それは誤りで，ICFは両モデルの統合です．「ICFはこれらの2つの対立するモデル［医学モデルと社会モデル］の統合に基づいている．生活機能のさまざまな観点の統合をはかる上で，『生物・心理・社会的アプローチ』を用いる」[3]（文献3:18頁）．ICFの解説書は少なくありませんが，最良のものは上田敏先生の『ICFの理解と活用』です[4]．

3　2015年介護報酬改定での訪問リハビリテーションの評価見直しの複眼的評価

2015年の介護報酬改定では，訪問リハビリテーションは介護保険制度が2000年に始まって以降，初めて本格的な評価の見直しが行われました．今回の介護報酬改定の事実上の責任者である迫井正深老健局老人保健課長は，「介護保険のリハビリテーションは"原点回帰"へ」と高い位置づけをしました[5]．なお，迫井正深氏は，『日経メディカル』2012年4月号の「特集　日本の医療は私が変える」の「次世代のリーダー10人」の1人に選ばれた，優れた知性と深い洞察力，および現場力を兼ね備えた技官です．

具体的には，今回の訪問リハビリテーションの評価の見直しでは，「活動と参加に焦点を当てたリハビリテーションの推進」，「リハビリテーションマネジメントの充実」が目指されました．この理念は，上述した「高齢者の地域におけるリハビリテーションの新たな在り方検討会報告書」が提起した課題に沿った適切なものであり，今後もこの方向での改定が行われるのは確実です．

ただし，法手続き的に言えば，若干の問題があります．なぜなら，介護保険法第8条5では，訪問リハビリテーションは「心身の機能の維持回復を図り，日常生活の自立を助けるために行われるもの」と規定され，「(社会) 参加」は含まれていないため，法改正をしないで，「参加に焦点を当てた（訪問）リハビリテーションを推進」することには，やや無理があるからです【注】．

訪問看護ステーションのリハビリテーションの単位引き下げとその背景

今回の介護報酬改定は，全体では公称2.27%（実質は4.48%という指摘もある）という大幅引き下げで，特に特別養護老人ホームの基本報酬は約6%も引き下げられました．それに対して，訪問リハビリテーション「基本サービス費」の引き下げは1.6%にとどまり，しかも3つの加算（短期集中リハビリテーション実施加算，リハビリテーションマネジメント加算，社会参加支援加算）をすべて算定できれば，引き下げ幅はさらに縮小します．これは，厚生労働省の訪問リハビリテーションへの期待の現れと言えます．

それと対照的なのが訪問看護ステーションからのリハビリテーションで，「基本サービス費」が5.2%の大幅引き下げとなった上に，訪問リハビリテーションでは請求可能な3つの加算は全く取れません．今まで，訪問看護ステーションからのリハビリテーションの報酬は，訪問リハビリテーションよりも高く「比較優位」がありましたが，今回の改定では逆に「比較劣位」に陥ったと言えます．

私はこの理由・メッセージは2つあると推察します．1つは，首都圏等で近年急増している，質よりも量（訪問回数）を重視し，軽症患者に事実上特化した機能回復訓練で「荒稼ぎ」をしていた一部の訪問看護ステーション（事実上の訪問リハビリテーション・ステーション．その多くは株式会社立）に対する対策です．ただし，株式会社立でもこのような訪問看護ステーションは少数と思います．

もう1つは，日本理学療法士協会等が理学療法士等の開業権獲得のシンボルとして長年求めている独立型「訪問リハビリテーション・ステーション」

は今後も認めないとのメッセージです．私は，以前から，訪問リハビリテーション・ステーションの制度化には日本看護協会や日本医師会が強く反対しており，政治的に実現困難と思っていましたが，今回の改定により，厚生労働省が重視しているリハビリテーションマネジメントや多職種連携が困難な独立型の訪問リハビリテーション・ステーションの制度化は，理念的にも困難になったと判断しています．

「リハビリテーションマネジメント加算(Ⅱ)」についての3つの「深読み」

　今回の訪問リハビリテーションの最大の目玉は「リハビリテーションマネジメント加算(Ⅱ)」の新設です．これに対しては，訪問リハビリテーションの現場から，算定条件が厳しい割には点数が低いとの批判・疑問が根強く，私もすぐには普及しないと思います．しかし，厚生労働省がこれを新設した大局的狙いを見落とすべきではないとも考えています．私は，それらは以下の3つと「深読み」しています（ただし，現時点では「物証」はありません）．

　第1は，医師やケアマネージャーを含むリハビリテーション会議や医師の利用者への「説明責任」を必須化することにより，訪問リハビリテーションにおける，医師を含んだチームアプローチを推進し，それを地域包括ケアシステムで立ち後れているチームアプローチと医師参加の突破口にすることです．私は2008年に行った講演で，リハビリテーション医療では，他の分野に先駆けて「先行的・実験的」改定が行われる傾向があると指摘しました[6]．今回の「リハビリテーションマネジメント加算(Ⅱ)」の新設にもその側面があると思います．

　なお，日本における地域包括ケアシステムの代表的研究者と実践家である松田晋哉氏（産業医科大学教授）と片山壽氏（前尾道市医師会長）は，2013年に，地域包括ケアを具体化するために，各地で行われている「多職種によるケースカンファレンス」を「介護保険や医介連携におけるケアカンファレンスと連動させる形で，診療報酬・介護報酬上の裏付けを持ってコミッショニングの場として発展させていくこと」を提案していました[7]．今回の「リ

ハビリテーションマネジメント加算(Ⅱ)」の新設は，それの具体化の第一歩かもしれません．

第2は，厚生労働省お得意の，「小さく産んで大きく育てる」です．「リハビリテーションマネジメント(Ⅱ)」の算定には手間も時間もかかるため，最初は，先進的施設のみが算定できるようにして，質を担保する．その上で，算定要件の緩和（例：ITを活用した遠隔会議またはメール会議の容認）や単位引き上げで，普及を図る．私は，これが厚生労働省の計画と推察しています．

第3は，「リハビリテーションマネジメント(Ⅱ)」の新設により，それを算定しやすい医療・介護サービスを一体的に提供する在宅サービス系の事業所を普及させることです．厚生労働省関係者で，このことを一番最初に提起したのは宮島俊彦元老健局長で，氏は，局長退任直後に，医療と介護の「連携」から「統合」へと「統合レベルを高める」ためには，「事業主体の統合」が必要になると強調しました[8]．私の経験では，厚生労働省の高官は，退官直後に，現役時代には封印していた「本音」を語る傾向があります．宮島氏は，「在宅系のサービス事業所が複合化していくこと」のみに言及しています．しかし，私は，今後は，入院・入所系サービスと在宅系サービスの両方を統合した「保健・医療・福祉複合体」が，「リハビリテーションマネジメント(Ⅱ)」だけでなく，入院・入所・在宅が一体となった医療・福祉連携に積極的に取り組むようになると思います．

訪問リハビリテーションの「卒業」を誘導しているが強制はしていない

今回の訪問リハビリテーションの見直しで，もう1つ注目すべきことは，利用者の「活動と参加に焦点」を当てる視点から，訪問リハビリテーションの「卒業」を奨励するために，社会参加が維持できるサービス等への移行を促進する「社会参加支援加算」を新設したが，それを強制はしていないことです．

2006年の診療報酬改定では，リハビリテーション算定日数に上限が設定されたために，全国的に「リハビリ難民」が発生し，社会問題化しました．

それに対して，迫井正深老人保健課長は「今回の見直しでは，そうしたことが起きないように，少なくとも今提供されているサービスができなくなることはしていません」と明言しています[9]．私はこの判断は大変見識があると思います．

御参考までに，私は，2006年のリハビリテーションの算定日数制限に対する「元リハビリテーション専門医としての認識と解決策」として，以下のように述べました．「私は，例えば月8日（16単位）までとの回数制限を設けた上で，医療保険でも，外来での維持期リハビリテーションを原則的に認めるのが合理的と思います．医学的には，高血圧や糖尿病等の慢性疾患患者が疾病の悪化予防のために医療機関を長期間受診するのと慢性期の脳血管疾患患者等が身体障害の悪化を予防するための外来リハビリテーションを続けるのは同等です．ただし，慢性期の患者に上記回数を超えて濃厚なリハビリテーションを行う場合には，医師の側に効果の（再）評価を義務づける必要があると思います」[10]．

おわりに――訪問リハビリテーションへの私の2つの期待

最後に，訪問リハビリテーションへの私の2つの期待を述べます．1つは，適応と禁忌を明確にして，「根拠に基づく」訪問リハビリテーションを進めてほしい．もう1つは，医療と介護，入院・入所サービスと在宅サービスの橋渡し役を果たし，患者・利用者に切れ目のないサービスを提供してほしい，です．この2つは，私がリハビリテーション専門職・団体に常に求めていることです[6]（文献6:154-155頁）．この2つを遵守さえすれば，訪問リハビリテーションの未来は明るいと言えます．

【注】介護保険法における「日常生活」とその解釈

介護保険法では「日常生活」という用語は100回以上用いられており，法の目的を規定した第一条では，以下のように用いられています．「加齢に伴って生ずる心身の変化に起因する疾病等により要介護状態となり，入浴，排泄，食事等の，機能訓練並びに看護及び療養上の管理その他の医療を要する者等について，これらの者

が【尊厳を保持し,】その有する能力に応じ自立した日常生活を営むことができるよう,必要な保健医療サービス及び福祉サービスに係る給付を行う」(以下略.【 】は 2005 年の第一次改正で追加.それ以外は 1997 年法成立時の規定のまま).

　一般的に「日常生活」は多義的な用語ですから,この「日常生活を営む」が ICF の「活動」と「参加」の両方に該当すると解釈することも可能であるように見えます.

　しかし,要介護状態を定義した第七条では,「入浴,排泄,食事等の日常生活における基本的な動作の全部又は一部について,厚生労働省令で定める期間にわたり継続して,常時介護を要すると見込まれる状態」と書かれています.この「入浴,排泄,食事等の日常生活」は,リハビリテーション医学で広く用いられている「日常生活活動」(ADL) を指すと解釈するのが自然であり,これに ICF が「生活・人生場面への関わり」と定義している「参加」も含むと解釈するのは無理があります.現実にも,第七条に基づく「介護保険認定調査票」の調査項目の大半は「活動」・ADL (起居動作,生活機能等) に関わるもので,「参加」に関わるものは含まれていません.

　本文で述べたように,私は,介護保険で ICF の理念に沿った「活動と参加に焦点を当てたリハビリテーション」を推進することが適切と考えています.それだけに,ICF が決まる前に成立した介護保険法の狭い(古い)規定をできるだけ早く改正すべきと考えます.

文　献

（1）　二木立『安倍政権の医療・社会保障改革』勁草書房, 2014, 第 3 章第 1 節「地域包括ケアシステムと医療・医療機関の関係を正確に理解する」(98-105 頁).
（2）　二木立「『地域包括ケアシステム』の法・行政上の出自と概念拡大の経緯を探る」『文化連情報』2015 年 3 月号 (444 号):20-28 頁.[本書第 1 章第 2 節]
（3）　『ICF 国際生活機能分類──国際障害分類改訂版』中央法規, 2002 (原著 2001).
（4）　上田敏『ICF の理解と活用』萌文社, 2005.
（5）　迫井正深(インタビュー)「介護保険のリハビリテーションは"原点回帰"へ」『日経ヘルスケア』2015 年 4 月号:25 頁.
（6）　二木立『医療改革と財源選択』勁草書房, 2009, 第 4 章第 2 節「リハビリテーション診療報酬改定を中長期的視点から複眼的にみる」(140-164 頁).
（7）　松田晋哉・片山壽「地域包括ケアをどのように具体化するのか」『社会保険旬報』2013 年 3 月 11 日号 (2525 号):10-16 頁.
（8）　宮島俊彦『地域包括ケアの展望』社会保険研究所, 2013, 4 章「医療と介護の統合」(85-107 頁).
（9）　迫井正深(インタビュー)「サービスの進化のために必要な改定」『介護保険情報』2015 年 4 月号:20-25 頁.

(10) 二木立『医療改革——危機から希望へ』勁草書房, 2007, 第2章第2節1「リハビリテーションの算定日数制限の問題点と解決策」(85-89頁).

第3節　健康寿命延伸で医療・介護費は抑制されるか？
──『平成26年版厚生労働白書』を読む

(2014年8月)

　厚生労働省は2014年8月1日，『平成26年版厚生労働白書』を発表しました．第1部のテーマは「健康長寿社会の実現に向けて〜健康・予防元年〜」です．本白書は「原案」の段階から，「医療費抑制の観点から，介護などを受けずに自立して生活できる期間である『健康寿命』を延ばすことの重要性を強調」したと報じられました(「読売新聞」7月13日朝刊)．

　「健康寿命の延伸」は，2013年と2014年の閣議決定「日本再興戦略」でも強調されており目新しくありませんが，それによる医療・介護費の抑制を正面から提起したのは，最近の政府文書では初めてです．そこで，さっそく読んでみましたが，その根拠は全く示されておらず，期待外れでした．

　本節では白書第1部の概要と私の評価を簡単に述べた上で，白書では健康寿命の延伸による医療・介護費抑制の根拠は示されていないし，それは国内外の実証研究で否定されていることを指摘します．

第1部の概要とその評価

　第1部は3章構成，全248頁です．政府・厚生労働省の健康政策の歴史と現状を丁寧に紹介しており，それらについて学ぶ上では便利です．ただし，『安倍政権の医療・社会保障改革』(勁草書房，2014)の第4章第5節で高く評価した『平成24年版厚生労働白書──社会保障を考える』のような「深み」はありません．

　第1章「わが国における健康をめぐる施策の変遷」は，明治時代以降150年間の健康政策を鳥瞰しています．私自身は，①昭和30年代(今から60年前)から，成人病対策が「わが国における保健医療の大きなテーマとなった」

（12頁），②国際的には1974年（今から40年前）にカナダのラロンド保健大臣が発表した報告（ラロンド報告）が，「単一特定病因論［いわゆる「医学モデル」］」に代えて「長期にわたる多数の要因に基づく原因論」を提唱し，「この報告を出発点に，新しい健康増進政策が欧米に広がっていった」（20頁）－との記載が特に参考になりました．

第2章「健康をめぐる状況と意識」は，主に厚労省委託研究「健康意識に関する調査」に基づいて，国民の健康状態や健康意識を分析しています．この調査で注目すべきなのは第3節「精神的・社会的な健康」で，「若年男性にとって，仕事や職場の人間関係が大きなストレス源となっていること」（98頁）を明らかにしています．

第3章「健康寿命の延伸に向けた最近の取り組み」は，第1節で「国の取り組み」を説明した上で，第2～4節で，先進的な自治体，企業，団体，合計14組織の取り組みを紹介しています．しかし，活動・「プロセス」の紹介にとどまり，「アウトカム」（健康増進や医療削減）は2事例で断片的に示しているだけです．第5節「取り組み事例の分析」では，健康作りを推進する取り組みを展開するための「鍵」として，「ICTの活用」，「課題の見える化」，「対象の明確化」等の「5つの要素」をあげていますが，恣意的・表層的です．印南一路氏（医療経済研究機構研究部長）が批判されている，対照群のない「成功例の共通要因サーチの致命的欠陥」が現れていると言えます（『Monthly IHEP』2014年7月号：24-28頁）．

医療費抑制の根拠は示されていない

「白書」第1部は「はじめに」で，「健康寿命の延伸と，それによる健康長寿社会の実現が，今を生きる私たちにとって最重要課題の1つ」とし，それによって「結果的に医療・介護費用の増加を少しでも減らすことができれば，国民負担の軽減につながるとともに社会保障の持続可能性も高まる」と，やや控えめに述べています（2頁）．しかし，第1・第3章では，「医療費の負担等を軽減させるためにも健康寿命の延伸が重要」（56頁），「平均寿命と健

康寿命の差を短縮することができれば，個人の生活の質の低下を防ぐとともに，社会保障負担の軽減も期待できる」(135頁)と断定的に書いています．

しかし，この主張の根拠は白書のどこにも書かれていません．160頁には，厚生労働省が2013年8月に公表した「『国民の健康寿命が延伸する社会』に向けた予防・健康管理に関する取り組みの推進」の概要が掲載されており，①高齢者への介護予防等の推進，②現役世代からの健康づくり対策の推進，③医療資源の有効活用に向けた取組の推進により，[2025年には] 5兆円規模の医療費・介護費の効果額［現状のまま推移した場合と比べての節減額——二木］を目標としている」と書かれています（内訳は① 1.4兆円，② 2.4兆円，③ 1.1兆円）．しかし，これらは根拠が全く示されていない主観的「目標」・願望にすぎません．

私はこれを読んで，厚生労働省が2006年の医療制度改革関連法案提案時に，やはり何の根拠も示さずに，生活習慣病対策により，2025年には医療給付費が2兆円節減できるとする「将来見通し」を公表したことを思い出しました．当時，財務省から厚生労働省に出向していて，この数値目標の設定を担当していた村上正泰氏（現・山形大学教授）は，「『なんらかの指標が必要』という小泉総理の言葉を受けて，仕方なく『えいやっ』と設定した」と証言しています（『医療崩壊の真犯人』PHP新書，2009, 172頁）．上記数値も，安倍総理の指示を受けて，同様に設定した数値と思います．

なお，当然のことながら，厚生労働省は当時示したこの数値目標の検証をまったく行っていません．【補注1・2】

予防・健康増進活動で医療費はむしろ増加する

予防や健康増進活動（疾病管理を含む）により医療費を節減するとの期待は，日本だけでなく，各国の医療行政担当者や公衆衛生関係者共通の願望であり，各国でさまざまなモデル事業や膨大な実証研究が行われてきました．それにより，予防や健康増進活動による健康アウトカムの改善効果はそれなりに確認されていますが，医療費節減効果はほとんど確認されていません．逆に，

厳密なランダム化比較試験に基づき，広く社会的次元で費用計算を行った研究では医療費を増加させるとの結果が得られています．医療費を節減したとの報告も少数ありますが，それらは私の知る限り，エビデンスの質が低いとされる非ランダム化試験によるものであり，しかも多くは介入群の費用に介入費用を含んでいません．

予防・健康増進活動のうち，禁煙プログラムでは例外的に，余命の延長と短期的な医療費節減の両方が確認されています．しかし，アメリカの軍人を対象にした最近のシミュレーション研究により，長期的には（生涯医療費のレベルでは），禁煙による健康状態の改善による医療費削減は余命延長による医療費増加により相殺されることが示されています（Yang W, et al: Health Affairs 31:2717-2726, 2012）．日本でも，京都大学の今中雄一教授グループは喫煙群と非喫煙群，国際医療福祉大学の池田俊也教授グループは禁煙治療群と非治療群の生涯医療費を比較したシミュレーション研究を行い，それぞれ非喫煙群，禁煙治療群の方が高いという結果を得ています（Hayashida K, et al: Health Policy 94:84-89, 2010. 安田浩美・池田俊也『日本医療・病院管理学会誌』47:9-15, 2010）．

予防の経済学研究の草分け・重鎮の Russell 女史は，「慢性疾患の予防は重要な投資だが，費用節減を当てにするな」と主張しています（Russell LB: Health Affairs 28:42-45, 2009）．『平成26年版厚生労働白書』を読んで，この警告を思い出しました．

最後に，一言．私は，政策レベルでは，「健康寿命の延伸」に賛成です．ただし，「健康寿命」という概念には，認知症や重度の障害・疾病を持っており「健康」ではない個人の生存権を侵害する危険があるとも考えています．これは決して杞憂ではなく，冒頭に述べた「日本再興戦略」をとりまとめた産業競争力会議では，健康の自己責任を明確にするために，「［個人の］健康・予防への取り組みに応じて公的医療保険の保険料を増減させる等の制度導入」が提案されています（2014年4月16日．増田寛也産業競争力会議医療・介護等分科会主査提出資料）．

【補注1】「中間とりまとめ」の医療費節減効果の証明には重大な欠陥

　厚生労働省「特定健診・保健指導の医療費適正化効果等の検証のためのワーキンググループ」は，本節の元論文発表後の2014年11月に「第二次中間とりまとめ」を，2015年6月に「第三次中間とりまとめ」を発表し，特定保健指導の積極的支援の参加群の1人当たり外来医療費は非参加群に比べて有意に低いと発表しました（「第三次中間とりまとめ」によると，3年間で年間約5000〜7000円程度低い）。しかし，この検証と推計結果には，以下のような重大な欠陥があります．

　①用いた「レセプト情報・特定健康診査等情報データベース（NDB）の特定健診・保健指導データとレセプトデータとの突合率（一致率）はわずか2割にすぎず（会計検査院調べ），元データの信頼性に欠けます．

　②一般に2群間の医療費の変化を比較する場合は，2群の介入前後の医療費の差の比較を行うのが基本です．「中間まとめ」はそれに代えて，介入後1〜3年間の2群の医療費を比較していますが，この場合はその大前提として，「ベースライン」（介入研究開始時）の2群の医療費が同水準であることが不可欠です．ベースラインで差がある場合は，介入・経過観察中に，その差が拡大するのが普通だからです．「中間とりまとめ」はベースラインの医療費を明示していませんが，「第2次中間とりまとめ概要」には「留意点」として，特定保健指導を実施した当該年度（ベースライン）には，「不参加者と比べて参加者の医療費が有意に低い傾向がみられた」と書いています（5頁）．これでは，介入後の医療費の比較をする意味が失われます．

　③介入試験で2群間の医療費を比較する場合は，介入群の費用には医療費と介入費用の両方を加え，それと非介入群の医療費を比較しなければなりません．これを怠ると，介入群の費用の過少推計→介入効果の過大推計になってしまうからです．しかし，「中間とりまとめ」はこの操作を怠っています．上述したように，「第三次中間まとめ」では積極的支援群の医療費は不参加群に比べて1人当たり年間約5000〜7000円低いとしていますが，積極的支援群の介入費用（「特定保健指導のコスト」，国庫補助の基準単価）は1人当たり約18,000円であり，上記医療費「節減」額を大幅に上回ります．

　なお，岡本悦司氏（国立保健医療科学院）は，「国保データベース」（KDB．突合率は非常に高い）を用いて，2012年度の特定保健指導の終了者と未利用者の1人当たり年間外来医療費を比較し，「ワーキンググループ中間とりまとめ」とは逆に，終了者の方が高く，特に男では20.8%も高いという結果を得ています（「レセプトデータを理活用したデータヘルス事業の現状と課題」『公衆衛生』2015年9月号）．

【補注2】「骨太方針2015」では予防が格上げされた

　2015年6月に閣議決定された「骨太方針2015」の「5　主要分野ごとの改革の基本方針と重要課題」の「［1］社会保障（基本的考え方）」の最後の段落では，社会保障関係費の抑制方法として，「効率化，予防等や制度改革に取り組む」と書かれ，

「予防等」が「制度改革」と同格で位置づけられました（30頁）．厚生労働省幹部は「予算の削減方策に予防が書き込まれたことはない」と過去との違いを強調しており，予防を具体的な政策に落とし込んだのがさまざまな「インセンティブ改革」だそうです（『シルバー新報』2015年7月24日号「時評・風評」）．

しかし，本節及び次節で詳しく紹介したように，予防・健康増進活動の医療費抑制効果はほとんど否定されています．このような「根拠に基づく」ことのない政策は早晩見直されるか，上記「中間とりまとめ」のように，学術的には問題のある効果の検証がなされると思います．

第4節　予防・健康増進活動の経済評価の主な文献

(2014年10月)

　前節では，元論文の紙数の制約のため，その根拠となる文献は，禁煙プログラムの経済評価を除いて，紹介できませんでした．そこで本節では，主な英語文献を 10 編紹介します．最初の著書（古典）以外は，2005 年以降発表されたものです．概説書・総説[(4)]，体系的文献レビュー[(2)]，個別の実証研究論文[(4)]の順に紹介します．本・論文の概要は〈　〉で示し，ゴチックは私が特に重要と思う箇所です．私のコメントと区別するため，概要は「である調」で書きます．

1　概説書・総説

ラッセル『予防は治療に勝るか？』

　予防の経済評価の研究者の草分け・第一人者であるラッセルが，1986 年に出版した先駆的著作です[(1)]．この分野の研究の古典であり，この分野の研究者の必読書です．しかも，現在でも流通しています．少し長くなりますが，概要は以下の通りです．

　〈一般に予防は明らかな効果があるだけではなく，治療に比べて費用が安くてすむと言われている．しかし，本書はこのような単純な見方を排して，代表的予防手段の効果，リスク，費用を分析的に検討し，その結果，疾病の予防は効果と共に多少のリスクをも持っていること，および予防手段の費用（単価）は一見少額に見える場合も，総費用は治療費の節減額より大きくなること——予防は一般的に医療費を増加させること——を明らかにする．この結果に基づいて，著者は**医療における投資の選択は，予防か治療かの二者**

択一ではなく，予防と治療の最適ミックスを探すことであると結論づける．全体は5章から構成されている．

まず第1章では，各予防手段の評価（費用効果分析）のために，以下の5つのチェックリストを示す：①対象とする集団と予防手段実施の頻度，②リスクの規模（疾病に罹患するリスクと予防手段実施に伴うリスク），③リスクの不確実性，④個々人の価値観（選好），⑤予防手段が実施され効果が現れるまでの期間（「懐妊期間」）．

続く第2～4章では，3つの領域の代表的予防手段——①ワクチン（種痘と麻疹ワクチン），②スクリーニング（高血圧の早期発見・早期治療と子宮癌検診），③ライフスタイルの変化（運動）——についての歴史と論争，主要な臨床・疫学的調査研究の結果をフォローするとともに，費用効果分析の視点から問題点を整理する．

特に，従来ライフスタイルの変化（運動）のための費用がほとんど無視されてきたのに対して，第4章で，国民がこの予防手段を実行するように啓蒙するためには膨大な費用がかかること，および各人が運動を実行する場合には少額の貨幣費用以外に相当の時間費用（機会費用）がかかることを指摘する．ただし，このライフスタイルの変化の費用効果分析はまだ［1980年代中葉には——二木］欧米でも実施されていない．

最後に第5章では，今後費用効果分析を標準化するために必要なポイントとして，以下の6点をあげる．①研究の視角（費用を誰が支払うかにかかわりなくすべての費用と効果を明示する），②同一の割引率を使用（予防の効果は費用が使われてから長期間後にしか現れないため，割引率の問題は特別に重要．5％が妥当），③予防手段の結果延命された年限に消費される医療費は除外する，④施設収容の費用としては施設収容費と在宅生活費との差額のみ計算する，⑤予防手段の効果はQOLの変化を反映した「健康な余命の延長」，「質を調整した余命の延長」で測定する，⑥余命の延長の結果得られる勤労所得を予防費用から差し引くのは重複計算になるため，不適切である．〉

「予防による医療費増加率抑制の可能性」

　ラッセルは，2007年に上掲書出版以降20年間に積み重ねられた実証研究の成果を踏まえた総説を発表しました[2]．その要旨は，以下の通りです．

　〈予防は医療費増加率を抑制する切り札とされることが多い．しかし，予防は単一の手段ではなく，それの経済効果は，①ワクチン，②重篤な疾病予防の薬物療法，③疾病の早期発見，④ライフスタイルの変化に分けて，個別に検討しなければならない．一般にワクチンはもっとも費用対効果が良い（健康な余命1年延長当たり費用が少ない．以下同じ）が，個々のワクチンの費用対効果は，疾病の発生率，ワクチンの効果と価格に依存しており，常に医療費を抑制するわけではない．重篤な疾病予防の薬物療法（降圧剤の服用等）の費用対効果も薬物の効果と価格に依存し，薬物の価格が高い場合には医療費が増加する．疾病の早期発見は，それが疾患の治癒につながる場合にのみ費用効果的である．最後にライフスタイルの変化（糖尿病予防，禁煙等）では，それの効果そのものが問題となり，多くの国民は不健康な習慣を続けることが多い．しかも，患者の時間価値を経済計算に含むと，ライフスタイルの変化による見かけ上の費用削減は，実際には医療部門側から患者側へのコストシフティングにすぎないかもしれない．最後に，各種予防手段の費用対効果研究の結果を一覧表にしてみると，費用対効果は非常にバラツキが大きく，予防が常に医療費を抑制するとはとても言えない．**大半の予防手段は，医療費の増加と健康状態の改善の両方をもたらす．**〉

コーエン等「予防医療は費用を削減するか？」

　本論文は2008年のアメリカ大統領選挙中に発表され，副題は「医療経済学と大統領選挙候補者たち」です[3]．政治家や官僚が予防により医療費を節約できると空約束をする一方，医療経済学研究者がそのような主張には根拠がないと批判するのは，日米共通のようです．概要は以下の通りです．

　〈アメリカの大統領選挙の候補者選びでは医療問題が再び中心的争点となっており，有力立候補予定者はみな予防医療を重視し，それにより医療費を

節減できると訴えている．確かに一部の予防的介入は費用を節減することが証明されているが，逆に費用を増加させるものもある．例えば，罹患率が非常に低く，しかも予防手段が確立していない疾患では，スクリーニング費用が治療費の節減を上回る．

　この点を包括的に検討するために，「タフト・ニューイングランド医療センターの費用効果分析登録」に含まれる2000～2005年に発表された介入研究599論文を対象にして，予防と治療の費用対効果（QALY1年延長当たり費用）を比較したところ，予防と治療（既存疾患の治療）の費用対効果の分布はきわめて類似していた．費用を節減した介入は，予防20%弱，治療18%強にすぎず，もっとも多いのはQALY1年延長当たり費用が10,000～50,000ドルの介入であり，予防36%弱，治療34%強であった（論文では分布図のみ掲載）．この結果は，予防的介入のうち医療費を節減できるものはごく一部にすぎないことを示している．〉

「疾病の予防についての経済的議論の精査」

　2009年に発表された公衆衛生学者による，経済学的には「予防は治療に勝る」とは言えないという，医療経済学者の間では常識に成りつつある主張に対する反論です[4]．ただし，問いの設定が間違っている等，著者の指摘は妥当だと思います．例えば，「**予防は他の商品と同じく，費用抑制のために購入されるわけではない**」との主張は，前述したラッセルの「**慢性疾患の予防は重要な投資だが，費用節減を当てにするな**」との主張と共通しています．概要は以下の通りです．

　〈疾病の予防は健康を増進し医療費を抑制する人気のある政策である．しかし経済学者は，予防はまれにしか純費用を削減せず，治療に比べて費用対効果に優れているとは言えないと主張している．しかし，これは問いの設定が間違っている．なぜなら，予防は他の商品と同じく，費用抑制のために購入されるわけではないからである．正しい問いは個々の予防・治療の費用対効果を分析的に検討することであり，この視点からは以下の4点が明らかで

ある.①中核的予防サービスは効果があり,多くの国民の命を救っている.②根拠が確認された臨床的予防サービスは費用対効果に非常に優れており,質調整生存年(QALY)1年延長当たり費用は,主要疾患治療のそれよりはるかに低額である.③費用対効果に優れる中核的予防サービスの一部(対象を限定したもの.例:小児に対するワクチン)は純費用を節減する.④一部の予防サービスは多くの治療と同じく,費用対効果面で劣る.〉

2 体系的文献レビュー

「2型糖尿病に対する予防的介入の費用対効果」

個別の疾患の予防活動のうち経済的評価が最も進んでいるのは糖尿病です.2007年に発表された本論文はそれの代表的体系的文献レビューです[5].まず概要を紹介し,結果を解釈する場合の留意点を述べます.

〈各種データベースを用いて収集した2型糖尿病(旧称・インスリン非依存型糖尿病)に対する予防的介入の経済評価を行った78論文のうち,比較対照群があり,しかも延長した余命またはQOLY(質を調整した生存年)1年当たり費用を示している費用効果分析・費用効用分析23論文を対象として,体系的文献レビューを行った.これらの文献は1990〜2004年に発表された英語論文でしかも,介入対象は白人である.予防戦略は,一次予防(糖尿病のハイリスク者または一般成人を対象とした発症予防),二次予防(スクリーニングによる早期発見・早期治療),三次予防(糖尿病患者の厳格なフォローアップと治療により重大な合併症の発症を予防または遅延)に分けた.三次予防の方法は,患者教育,食事療法と運動,体重減少・高脂血症治療・高血圧治療等の薬物療法であった.各論文の経済評価の質は,「イギリス医師会雑誌チェックリスト」を用いて判定した.

その結果,糖尿病の一次予防は費用対効果比が非常に良好だったが,この結論は2論文のみの結果に基づいており,しかも1つの論文の質は低かった.二次予防の経済評価によると,スクリーニングの対象を成人全体にするより

も，高血圧患者に限定した方が，全年齢で費用対効果比が良かったが，論文は1論文のみである．三次予防の経済評価の論文は20あった．費用対効果比がもっともすぐれているのは高血圧の厳格な薬物療法であり，肥満と高脂血症の治療も対照群に比べると費用対効果比が良好であった．それに対して，ライフスタイルへの介入（教育と運動）と患者教育による三次予防の費用対効果比についてはほとんど情報が得られなかった．厳格な高血圧の薬物療法以外の三次予防の結果にはバラツキが大きく，現段階では断定的結論は得られない．〉

注意していただきたいのは，この論文で検討されているのは「費用対効果比」であり，医療費総額の抑制ではないことです．つまり，予防的介入により医療費が増えても，それにより延長した余命またはQALY1年当たり費用が低下するか，「標準治療」よりも安い場合は，費用対効果比が良好と判定されます．しかも，現実には，一次・二次予防では（潜在）患者の掘り起こしがされ，対象が大幅に増加するため，医療費総額は増えるのが普通です．また，「三次予防」とは公衆衛生学上の用法で，一般の臨床医学で言う治療そのものです．

「疾病管理プログラムが糖尿病，うつ病，心疾患または慢性閉塞性肺疾患患者の医療費に与える影響」

2011年に発表された疾病管理プログラムの経済評価についての丁寧な文献レビューで，最後の控えめな結論も妥当です[6]．概要は以下の通りです．

〈疾病管理プログラムが糖尿病，うつ病，心疾患または慢性閉塞性肺疾患（COPD）患者の医療費に与える影響を評価するために，Pubmedを用いて2007～2009年に発表された疾病管理プログラムの経済評価を行った英語論文の検索を行い，最終的に31論文を選んで体系的文献レビューを行った．疾病管理プログラムは，Wagner等の慢性疾患医療モデルの6要素のうち，2要素以上を含んでいるものと操作的に定義した．費用は2007年の購買力平価表示米ドルとした．31論文が評価していた疾患は糖尿病[14]，うつ病[4]，

心疾患[8]，COPD[5]であった．研究が実施された国は8カ国で，アメリカで実施された論文が20であった．通常医療を受けていた患者と疾病プログラム参加者の患者1人・1年当たり医療費の差は－16,996ドル（プログラムにより医療費節減）～＋3305ドル（同増加）と幅があり，13論文（約4割）で医療費が節減されていた（ただし，5%危険率で有意に削減されたのは6論文）．医療費だけでなく，研究デザイン，疾病管理プログラムの用い方，経済的評価等にも大きなバラツキがあった．以上より，疾病管理プログラムは医療費を抑制すると広く信じられているが，今回の研究ではその主張の根拠はまだ決定的ではない（inconclusive）と結論づけられる．〉

3　個別の予防・健康増進活動の経済評価

実証研究はたくさんありますが，論文名と「概要」を読むだけでは，費用が抑制されると思える論文でも，本文中のデータをていねいに読むとそれが否定されるものが少なく，注意が必要です．誤読しないポイントは2つあります．1つは「介入費用」が含まれているか否かを確認すること，もう1つ単なる「費用効果的だった」との表現は，医療費が増加することの「婉曲表現」である可能性が高いことです．

「糖尿病予防目的で耐糖能障害の男女のライフスタイルに介入するのは費用効果的である」

フィンランドで行われ，2007年に発表された研究です[7]．まず概要を紹介し，次に結果を解釈する場合の留意点を述べます．

〈フィンランドで行われた糖尿病予防研究（ランダム化介入プログラム）で，耐糖能障害を有する男女を対象にして，ライフスタイル変容のため食事と運動に焦点化した集中的介入を行うと，2型糖尿病の発症を予防できることが確認されている．本研究では，このデータとスウェーデンの費用データを統合して作成したシミュレーションモデルにより，このプログラムの費用対効

果を計算した．対象はスウェーデン・ストックホルム県在住の60歳以上の高齢者397人で，介入期間は6年とした．

その結果，介入群の余命は平均0.18年延長し，費用（直接費用と間接費用の合計）も非介入群よりも1853ユーロ低かった．ただし，介入費用は2614ユーロであったため，社会的視点からみた総費用は介入群の方が761ユーロ高かった．介入群では余命の延長に伴う医療費が発生するが，それの費用対効果は1QALY（質調整済み生存年）当たり2363ユーロと推計された.〉

糖尿病予備軍に対する食事と運動に焦点化した介入プログラムの貴重な費用効果分析で，しかも①介入期間中の総費用は増加する，②余命の延長により介入終了後の医療費も増加するという，論文の本文に書かれている結果も妥当と思います．ただし，本論文の要旨では「本プログラムは医療支払い者の視点からは費用節約」（医療費は減少するという意味？）とだけ書かれており，「社会的視点からは総費用が増加する」ことが書かれていません．そのため，要旨を読むだけでは，逆の印象を持つ危険があります．

「アメリカの成人を対象にした血圧管理プログラムの医療費に与える影響」

2011年に発表された，アメリカのマサチューセッツ州で行われた研究です[8]．疾病管理プログラムの経済評価についての多くの研究は，それにより医療費を抑制できると主張していますが，本研究はそれにより医療の質と医療費の両方が上がることを正直に示しており，貴重です．概要は以下の通りです．

〈「地域の質指標調査」に参加したマサチューセッツ州の高血圧患者4500人のカルテ記録と医療費データを用いて，医療費支払い者（保険者）の視点から，血圧管理プログラムの2年間の費用対効果をシミュレーションした．これらの住民は，通常医療に加えて，血圧管理の目標を達成するための様々な助言を受け，実際に65%が推奨された医療を受けていることが確認されている．通常医療に比べて，血圧管理プログラムでは，患者1人・1年当たりの総医療費（入院医療費も含む．保険給付分．以下同じ）は170ドル高かっ

た．2年間で新たに治療目標を達成した患者の追加医療費は平均1696ドルであった．〉

「メディケア健康支援疾病管理モデル事業の結果」

アメリカで鳴り物入りで行われた，メディケアのモデル事業の悲惨な結果についての報告です（2011年発表）[9]．これにより，少なくとも，看護師主体のコールセンターを用いた疾病管理プログラムの費用対効果は非常に悪いことが明らかにされました．概要は以下の通りです．

〈2003年メディケア現代化法により，議会はメディケア・メディケイド・サービスセンターに，民間企業の疾病管理モデルをメディケアの出来高払いプログラムで検証することを求めた．「メディケア健康支援モデル事業」は，看護師主体のコールセンターを用いた8つの民間企業による疾病管理プログラム（以下，疾病管理プログラム）で構成される，大規模なランダム化調査である．心不全と糖尿病のいずれかまたは両方を有する患者242,417人を介入群と通常治療群（対照群）にランダムに割り付け，差の差法（DID）により，疾病管理プログラムの臨床治療の質，救急医療の利用，メディケアの出来高払い医療費に与える影響を評価した．その結果，8つの疾病管理プログラムのすべてで，介入群の入院，救急外来受診は，対照群に比べ減少しなかった．比較した40の治療プロセス指標のうち，疾病管理プログラムで有意な改善がみられたのは14項目だけだった．このわずかな効果を得るために疾病管理プログラムに支払われた費用は膨大（4億ドル）であり，当初期待されたメディケア総費用の削減はまったくなかった．〉

「心血管疾患を持つアメリカ人がより多く長生きすれば，医療費は増加し生活の質は低下するであろう」

2013年に発表された論文です[10]．心血管疾患の死亡率の低下が有病率の上昇を招き，医療費が増加するというロジックは，他の疾患・障害にも通じると思います．日本では，小泉内閣時代に成立した医療制度改革関連法

(2006年) から,『平成26年版厚生労働白書』に至るまで,生活習慣病対策や健康寿命の延伸により,医療費が大幅に抑制できると公式に(建前では)主張されていますが,それは幻想です.概要は以下の通りです.

〈過去数十年間,心血管疾患のリスクファクターの一部は改善したが,一部は悪化した.例えば,喫煙率は低下し,心血管疾患の治療率は向上し,それによりその死亡率は低下した.同じ期間に,アメリカ人の平均BMI(肥満度指数)や糖尿病の有病率は増加したが,平均余命は延長したので,心血管疾患の有病率は増加した.これらの相対立する趨勢の総合的影響を評価するために,1973～2010年に行われた7つの全国健康・栄養調査を用いて,2015～2030年の心血管疾患のリスクと有病率の将来予測を行った.それにより,心血管疾患の治療の改善と喫煙率の低下が今後も続いても,それは人口高齢化と肥満の増加による心血管疾患リスクの増加を相殺できないとの結果が得られた.今後の人口高齢化と肥満の蔓延,および心血管疾患死亡率低下を所与とすれば,アメリカでは心血管疾患の有病率増加に伴い,医療費と障害の急増,および生活の質の低下が生じると予測すべきである.このような心血管疾患の有病率の急増を抑制するためには,高血圧と高脂血症,および肥満を対象にした政策が必要である.〉

文 献

(1) Russell LB: Is Prevention Better Than Cure?, The Brookings Institution, 1986.
(2) Russell LB, et al: Prevention's potential for slowing the growth of Medical spending. National Coalition on Health Care, October 2007:http://www.nchc.org/nchc_report.pdf)
(3) Cohen JT, et al: Does preventive care save money? Health economics and the presidential candidates? New England Journal of Medicine 358(7): 661-663, 2008.
(4) Woolf SH: A closer look at the economic argument for disease prevention. JAMA 301(5): 536-538, 2009.
(5) Sylvia MC, et al: Cost effectiveness of preventive interventions in type 2 diabetes mellitus: A systematic literature review. Pharmacoeconomics 24(5): 425-441, 2006.

(6) de Bruin SR, et al: Impact of disease management programs on healthcare expenditures for patients with diabetes, depression, heart failure or chronic obstructive pulmonary disease: A systematic review of the literature. Health Policy 101(2)：105-121, 2011.

(7) Lindgren P, et al: Lifestyle intervention to prevent diabetes in men and women with impaired glucose tolerance is cost-effective. International Journal of Technology Assessment in Health Care 23(2)：177-183, 2007.

(8) Nuckols TK, et al: Cost implications of improving blood pressure management among U.S. adults. Health Services Research 46(4)：1124-1157, 2011.

(9) McCall N, et al: Results of the Medicare health support disease-management pilot program. New England Journal of Medicine 365(18)：1704-1712, 2011.

(10) Pandya A, et al: More Americans living longer with cardiovascular disease will increase costs while lowering quality of life. Health Affairs 32(10)：1706-1714, 2013.

第6章　2012〜2014年の保健・医療部門の学術研究の回顧と展望

（2014年11月）

　本章は，2012〜2014年前半の2年半に発表された保健・医療部門の日本語の学術研究のレビューです．次の8つの柱立てで行います．「：」以下は私が特に注目している著書・論文・政策文書であり，本文ではゴチックで示しました．①保健・医療政策の総合的分析：島崎謙治『日本の医療』，松岡晋哉『医療のなにが問題なのか』，池上直己『医療・介護問題を読み解く』．②医療・病院史：伊関友伸『自治体病院の歴史』，椋野美智子「医療ソーシャルワークの歴史を振り返り，未来を展望する」．③最近の医療政策の分析：二木立『TPPと医療の産業化』と『安倍政権の医療・社会保障改革』，「社会保障制度改革国民会議報告書」，伊藤周平「医療・介護総合確保法案のねらいと課題」，出河雅彦『混合診療』，横川正平『地方分権と医療・福祉政策の変容』．④国民健康保険・医療扶助改革：大津唯・他「短期保険者証・被保険者資格証明書交付による受診確率への影響」，吉永純「生活保護制度（医療扶助）の見直しをどう考えるか」．⑤地域包括ケア・医療連携：「地域包括ケア研究会」（田中滋座長）の2012・2013年度報告書，宮島俊彦『地域包括ケアの展望』．⑥健康政策：厚生労働省『平成26年版厚生労働白書』．⑦医療の国際比較：大西裕『先進国・韓国の憂鬱』．⑧江口成美「第4回日本の医療に関する意識調査」，澤田康幸・他『自殺のない社会へ』．最後に，私が定期購読している日本語の医療系雑誌のうち，保健・医療政策，医療保障に関する論文やレポートが比較的よく掲載される主な雑誌15誌，および私が本章執筆のためにチェックした9誌を紹介します．

はじめに

「保健・医療」の範囲は非常に広いので，本章では，私が守備範囲としている，マクロの「保健・医療政策，医療保障」（地域包括ケアシステムを含む）に限定し，原則として2012年～2014年6月までの2年半（以下，本章の対象期間）に発表されたものをとりあげる．このように対象を限定しても，膨大な文献があるので，主として単行本を取り上げることにした．その際，研究書だけでなく，福祉研究者・関係者にも有用と思われる概説書や，政府・政府系組織の重要な公式文書や報告書も紹介する．

私は，2014年6月21日に日本福祉大学名古屋キャンパスで開かれた日本ソーシャルワーク学会第31回大会で開催校学長挨拶を行った（二木：2014d）．そのときに，元リハビリテーション医としてソーシャルワーカーやソーシャルワーク研究に強い親近感を抱いていると前置きした上で，現在の多くのソーシャルワーク研究の「研究方法」「研究スタイル」には，小さな疑問とそれを裏返しにした大きな期待をそれぞれ3つづつ持っていると率直に述べた．そして，「第1の疑問は，ミクロレベルのソーシャルワーク実践のみに偏っていないか？　で，今後は，マクロレベルの政策と切り結んだ（ミクロとマクロを統合した）『大きな』研究もなされることを期待しています」と述べた．今回，この「回顧と展望」の執筆準備のために，社会福祉，医療福祉・ソーシャルワーク関連の専門誌10誌[注]の現物を過去2年半分チェックしたが，医療ソーシャルワーカー出身者を含む社会福祉研究者が執筆した，マクロの「保健・医療」（政策）関連文献はごくわずかしか見つけられなかった．そのため，以下で紹介する文献は，ほとんどが社会福祉以外の領域の研究者が執筆したものである．

以下，保健・医療政策の総合的分析，医療・病院史，最近の医療政策の分析，国民健康保険・医療扶助制度改革，地域包括ケア・医療連携，健康政策，医療の国際比較，その他の8つの柱立てで，主な文献を紹介・解説する．

第1節　保健・医療政策の総合的分析

　保健・医療政策を総合的に分析した著作として，まずあげたいのは，**島崎謙治**（2011）**『日本の医療』**である．本書の出版は本章の対象期間より1年古いが，本誌（『社会福祉学』）の過去の「回顧と展望」では紹介されておらず，しかも過去10年間に出版されたこの分野の最重要著作の1つであるので，取り上げる．全437頁の大著で，Ⅰ「歴史──日本の医療制度の沿革」，Ⅱ「比較──医療制度・政策の国際比較」，Ⅲ「展望──医療制度の改革の方向性と政策選択」の3部構成である．「はしがき」で島崎は，本書の特徴として以下の6つをあげている．①医療制度全体をカバーしている．②歴史を重視している．③先進諸国の医療制度・政策との比較にも相当の紙幅を割いている．④社会経済との関係を重視している．⑤医療制度・政策の全体像を俯瞰するだけでなく，一見些細なようにみえても重要な論点は検討している．⑥問題の内容・正確に応じて分析手法を使い分けている．私はこれらに加えて，島崎が，価値判断と事実認識を峻別した上で，個々の政策に対して自身の価値判断とその根拠を明示していることも特徴であり，それが本書の記述の信頼性を増していると思う．私は島崎の事実認識と価値判断の多くに賛成だが，第3章4で「1980年代後半から現在［2010年末時点──二木］までの医療制度改革」が一括して扱われ，2001～2006年の小泉政権の医療改革にも，2009年に成立した民主党政権の医療政策にもほとんど触れていないのは残念である．なお，二木は本書の詳細な書評をしているので，併読をお薦めする（二木 2011）．

　松田晋哉（2013）**『医療のなにが問題なのか』**は，国際的視野から，日本医療の現状（問題点）と今後の展望（超高齢社会日本の医療モデル）を包括的に論じた良書である．松田は，今や日本の急性期病院の主流になっている

DPC（診断群分類）を用いた医療費包括支払い方式の作成をリードした医師出身の研究者である．その経験・実績を踏まえて，これまでの医療改革論議や医療政策が十分なデータに基づいておらず，そのために医療供給体制の整備と医療費の資源配分が適切に行われてこなかったことを問題視し，医療に関する情報の標準化と透明化こそが今後の医療制度改革の鍵になると力説しており，私も同感である．私がもう1つ同感するのは，松田が自己の価値判断・スタンス（社会民主主義者で実際主義者）を明示していることである．

岩渕豊（2013）『日本の医療政策』は，京都大学大学院法学研究科・公共政策大学院で行った講義をもとに，「1冊で医療政策全般の成り立ちと仕組みが理解できるよう構成」している．厚生労働省医療関係部局での経験も踏まえて，医療政策の形成過程，特に医療関連法が制定されるプロセスを構造的に明らかにしているのは，類書にない特色である．

日本医療の最新かつ簡潔な（しかし内容的には深い）概説書（新書）が2014年に2冊出版された．**池上直己（2014）『医療・介護問題を読み解く』**と桐野高明（2014）『医療の選択』である．池上の著書は，4版を重ねた『医療問題』（日経文庫ベーシック）の後継書であり，国際的視野から，医療・介護（問題）の基本構造，日本医療の歴史と構造的特徴，2014年までの医療改革と今後の課題，介護保険の概要と改革課題を示している．私の知る限り，本書第1章「医療問題の構造」ほど，医療の特殊性と医師の特性を明快に論じたものはない．本書のもう1つの特徴は，国の政策に対して，池上自身の包括的な「改革私案」とその根拠を対置していることである．

桐野の著書の特徴は，やはり国際的視点から日本医療の論点（皆保険制度の改革，超高齢社会への対応，新しい治療法）について，分かりやすくバランス感覚ある解説を行った上で，それぞれについて「選択の論点」を明示していることである．桐野は高名な脳外科医でもあり，特に第3章「新しい治療法をめざして」は説得力がある．

「保健・医療」の枠を超えるが，医療・社会保障全般の総合的分析としてぜひ加えたいのが**厚生労働省（2012b）『平成24年版厚生労働白書』**第1部

「社会保障を考える」である．医療を含めた日本の社会保障の現状と今後の課題，国際比較を包括的かつかなり公平に記述しており，「社会保障の優れた教科書」ともなっているからである．本白書のもう1つの特徴・魅力は，通常の白書が国・厚生労働省の政策の解説・広報にとどまっているのと異なり，過去の施策の問題点をかなり率直に指摘していることである．二木は，本書についても詳細な書評を行っているので併読されたい（二木2014a：第4章第5節）．

第2節　医療・病院史

　2014年には，日本の病院史の大著が2冊出版された．福永肇（2014）『日本病院史』（464頁）と**伊関友伸（2014）『自治体病院の歴史』**（684頁）であり，共に今後この分野の「定番書」になると思われる．

　福永の著書は，膨大な資料に基づき，時間軸に沿って，奈良時代から現代（概ね昭和の終わり頃）まで，約1500年の日本の病院の歴史を描いたスケールの大きい著作である．ただし記述の中心は明治以降の140年である．第二次大戦以前に日本が海外に開設した病院についても1章が割かれている（第10章）．残念なのは，最終章の最後（第12章5「病院のこれから」）で，株式会社は「人類の英知」であるが故に，医療法人の配当禁止は「非合理な制度」等，医療政策をめぐるこれまでの論争の蓄積を無視した独断的記述が散見されることである．

　伊関の著書は，第1～6章で，明治以来現在（2010年代前半）までの150年の自治体病院の歴史を，膨大な文献・資料を駆使して叙述している．福永の著書が文字どおりの「病院史」であったのに対して，本書は病院史と「医療制度史・医療政策史・医育史・公衆衛生史・医療保険制度史・地方行財政史」を関わらせながら多面的に描いているところに特徴がある．自治体病院

の存在意義と「再生」の方向を論じた最終章（第7章）は，以上の歴史研究と伊関自身が長年継続しているフィールド調査・現地訪問で得られた知見を踏まえて書かれており，説得力がある．

山路克文（2013）『戦後日本の医療・福祉制度の変容』は，社会福祉研究者が書いた数少ない保健・医療政策に関する著作である．氏は医療ソーシャルワーカー出身であり，マクロな医療制度の歴史的・理論的分析と，ミクロな医療ソーシャルワークの実践課題の統合を目指している．それが一番成功しているのは，社会的入院対策及び医療ソーシャルワーカーの視点からの1990年代以降の診療報酬改定の系統的分析であり，それにより社会的入院概念の「拡大解釈」を明らかにしている．

椋野美智子（2013）「医療ソーシャルワーカーの歴史を振り返り，未来を展望する」は，第2次大戦後から2009年の民主党政権成立までの60数年を5期に分けて，それぞれの「時代背景と関連分野の政策」と，それに対応した「医療ソーシャルワーカーをめぐる政策と実態」を「政策の視点から」丁寧に述べており，医療ソーシャルワーカーの「必読論文」と言える．椋野は，1989年の「医療ソーシャルワーカー業務指針」を厚生省健康政策局計画課課長補佐としてとりまとめたため，第3期（1974〜1989年）の記述は迫力がある．歴史分析に先だって示されている「政策分析の視点」と「政策手法」には，政策立案者の視点・手法が率直に書かれており，保健・医療政策全般の研究にとっても参考になる．

莇昭三（2013）『莇昭三業績集』は，全日本民医連会長等として日本の革新的医療運動をリードしてきた著者の1000を超えるすべての業績を収録した貴重な歴史の証言である（主要論文以外は，付属のDVDに収録）．現在では，医師・医療者と患者の共同は政府や日本医師会の公式文書にも明示されるようになっているが，莇は「患者と医療従事者の共同の営みとしての医療」という概念を早くも1950年代に体感し，1980年代初期に民医連全体の公式方針として決定した．その先駆性と実行力に驚かされる．

これらの他，精神医療史の労作としては金川秀雄（2012）『日本の精神医

療史』が，病人史の労作としては坂田勝彦（2012）『ハンセン病者の生活史』があげられる．

　この項の最後に，泉孝英・編（2012）『日本近現代医学人名事典』をあげたい．本書は，1868 年（明治元年）から 2011 年末までに物故した医療関係者 3762 人を選んで物語風に記述したユニークな人名事典であり，日本の医学史・医療史の研究・学習の副読本とも言える．

第 3 節　最近の医療政策の分析

1　『TPP と医療の産業化』と『安倍政権の医療・社会保障改革』

　最近の医療政策の分析としては，手前味噌だが，まず二木の著書を自薦したい．二木は，1980 年代後半から現在に至るまでの約 30 年間，医療経済学に裏打ちされた医療政策の複眼的分析を行った論文を継続的に発表しており，ほぼ 2 年に 1 度それらを著書（論文集）にまとめている．本章の対象期間には，『TPP と医療の産業化』(2012) と『安倍政権の医療・社会保障改革』(2014a) を出版している．

　『**TPP と医療の産業化**』は民主党政権後期の医療政策の分析であり，「TPP と混合診療」，「医療産業化論の歴史的・理論的分析」，「社会保障と税の一体改革案」，「介護保険制度と保健・医療・福祉複合体」，「国民皆保険史研究の盲点」について論じている．最後のテーマでは，「いつでも，どこでも，だれでも」という国民皆保険制度の標語の来歴についての文献学的研究を行い，それが 1961 年の国民皆保険開始時から用いられていたとの直感的通説を否定し，1970 年代前半に，革新政党・医療運動団体と岩手県沢内村が，それぞれ別個に「あるべき医療」の理念・原則として用い始めたことを明らかに

した.

『安倍政権の医療・社会保障改革』は第二次安倍政権成立後1年半の医療・社会保障改革の分析であり，時系列的分析に加えて，「TPPと混合診療問題」，「地域包括ケアシステムと今後の死に場所」(これについてはⅥで述べる)，安倍政権に先立つ「民主党野田内閣時代の医療・社会保障政策」等について論じている．二木が同書で特に強調していることは以下の3つである．①医療・社会保障政策の大枠は2度の政権交代でも変わっていない．②第二次安倍政権の医療政策の中心は伝統的な(公的)医療費抑制政策の徹底であり，部分的には医療の(営利)産業化政策も含んでいる．③医療・介護は長期的には「永遠の安定成長産業」である．

2 「国民会議報告書」とプログラム法・医療介護総合確保推進法

本章の対象期間中に発表された最重要公式文書は，「**社会保障制度改革国民会議報告書**」(2013) である．社会保障制度改革国民会議(以下，国民会議)は民主党政権時代の2012年に，民主党・自民党・公明党3党が共同提案して成立した「社会保障制度改革推進法」に基づいて設置され，有識者のみで構成される組織である．同年12月の政権交代後もそのまま継続され，2013年8月に「報告書」をまとめた．この報告書に基づき，「持続可能な社会保障制度の確立を図るための改革の推進に関する法律」(以下，社会保障改革プログラム法)(2013)と「地域における医療及び介護の総合的な確保を推進するための関係法律の整備等に関する法律」(以下，医療介護総合確保推進法)(2014)がまとめられた．

国民会議報告書のⅡ「医療・介護分野の改革」には，社会保障制度改革推進法に規定された改革(その多くは国民・患者負担の拡大と給付の縮小)だけでなく，従来の政府関係文書にはなかった斬新な分析や提言も含まれており，今後の医療・介護分野の改革を考える上での必読文献と言える．この報告書については，さまざまな解説が行われているが，Ⅱの原案を起草した権丈善

一の論文・講演録を読むのが妥当である．それらの中で，「医療・介護の一体改革，2025年をめざして」(2014a) と「医療提供体制の再構築」(2014b) は，国民会議報告書の特に医療提供体制改革部分を中心にして，国民会議での生々しい議論を含めて，詳細に述べており，「一押し」と言える．

二木も上述した『安倍政権の医療・社会保障改革』（第1章第5節）で，国民会議報告書を複眼的に評価している．二木は，国民会議報告書の医療提供体制改革提案は，従来のどの政府文書よりも詳細かつ明快であり，今後の改革議論の重要な叩き台になると判断している．この点で二木がまず注目したのは，「医療問題の日本的特徴」の項で，欧州に比べた日本の病院制度の特徴（私的病院主体の「規制緩和された市場依存型」）を指摘し，今後の改革は「市場の力」でもなく，「政府の力」でもない「データによる制御機構をもって医療ニーズと提供体制のマッチングを図るシステムの確立」を提唱すると共に，「医療専門職集団の自己規律」を強調していることである．これは，医療提供体制改革の「第三の道」と言える．これを受けて，医療提供体制の「改革の方向性」の項で，「提供者と政策当局の信頼関係こそが基礎になるべき」と明言し，様々な改革を提言しており，二木もその多くに注目・共感している．

上掲書第1章第5節の分析の最後で二木は，国民会議報告書に基づいて作成されたハズの社会保障改革プログラム法の理念は国民会議報告書の理念とは全く異なることを指摘している．具体的には，前者は本人だけでなく「家族相互の助け合い」を含めた「自助・自立を基本とする」が，国民会議報告書は「社会保険方式を基本とする」．

医療介護総合確保推進法は合計19本の法律を一括した膨大な法律で，それの全体像の検討は困難である．この課題に挑戦したのが，**伊藤周平 (2014)「医療・介護総合確保法案のねらいと課題」**である．これは全46頁の大論文であり，社会保障改革プログラム法から医療介護総合確保推進法と密接に関連する政府の成長戦略に至るまで，包括的かつ批判的に検討している．二木 (2014b) も同法に対して，医療提供体制改革部分を中心に3つの疑問を呈し

ている．

3　混合診療拡大と患者申出療養

　先に，安倍政権の医療政策は「部分的には医療の（営利）産業化政策も含んでいる」と書いたが，その中心が混合診療拡大・解禁政策である．この議論は小泉政権時代（2001～2006年）に燃えさかったものの，それに続く3代の自民党政権（安倍・福田・麻生首相）では沈静化していたが，民主党政権時代に再燃した．民主党政権時代の議論は，二木（2012）『TPPと医療の産業化』第2章が，第二次安倍政権開始後1年半の議論は二木（2014a）『安倍政権の医療・社会保障改革』第2章が，TPP参加問題とも関連させて批判的に検討している．

　混合診療問題についての，現時点でもっとも包括的な書は，**出河雅彦(2013)『混合診療』**である．「混合診療をめぐる2つの訴訟」，「歯科差額徴収の教訓」，「小泉構造改革の功罪」，「高額医療技術の保険導入問題」について，膨大な資料と新聞記者としての豊富な取材経験に基づいて，批判的に論じている．特に，二木を含め従来の議論ではほとんど無視されてきた，混合診療「禁止原則を骨抜きにする［有名な最高裁判決とは別の］判決」の存在や，混合診療原則禁止の盲点である「管理されない臨床試験」（共に第1章第2節）の指摘は重要である．

　混合診療拡大政策の最新版である「患者申出療養」（2014年6月の閣議決定「規制改革実施計画」に含まれる）の「内容と背景と影響」については，二木（2014e）が複眼的に検討している．二木は，「患者申出療養」が混合診療全面解禁とは異なる3つの理由を述べた上で，患者申出療養が制度化された場合の「楽観シナリオ」と「悲観シナリオ」を示し，最後に患者申出療養が今後の医療改革の脇役にすぎないことを指摘している．

　今中雄一（2014）は，今後，患者申出療養を設計・運用する際に問題となる5つの論点について丁寧に述べ，「保険外でもデータを整備し透明性確保

を」はかる必要を強調すると共に，「新制度は医療保険の財源や資源を圧迫」する危険性がある等と指摘している．

川渕孝一（2014）『"見える化"医療経済学入門』は，日本の医療政策に関わる17の論点についての「見える化」を行い，データ，エビデンスに基づく医療政策を考える上でのさまざまなヒントを提供している．

近年の地方分権の進展が，医療・福祉政策に与える影響については，新田秀樹（2012）「地方分権と医療制度改革」と**横川正平（2014）『地方分権と医療・福祉政策の変容』**が共に法制度論的視点から論じている．横川は，医療・福祉政策の実施過程における国と自治体の政策対立として，従来から指摘されていた「政治的対立（類型）」，「財政的対立（類型）」に加えて，地方分権改革以後は，自治体の自律的政策執行により，第3の類型として「折り合い（分権的類型）」が生じたことを，理論的，歴史的，実証的に明らかにしており興味深い．

最後に，最近の政府の医療政策に対する，全く逆の立場からの（全）否定論を紹介する．一方は，新自由主義（医療・社会保障分野への市場原理導入）の旗手による否定論であり，八代尚宏（2013）『社会保障を立て直す』（第4章）と鈴木亘（2014）『社会保障亡国論』（第3, 6章）があげられる．他方は，左派の研究者による否定論であり，横山壽一・編著（2013）『皆保険を揺るがす「医療改革」』と芝田英昭・編著（2014）『安倍政権の医療・介護戦略を問う』があげられる．

第4節　国民健康保険・医療扶助制度改革

第二次安倍政権の医療改革のうち，国民健康保険制度改革と医療扶助制度改革は，社会福祉研究者・関係者の関心が強いと思うので，ここで項を改めて，4論文（すべて専門雑誌掲載）と単行本1冊を紹介する．

この分野の実証研究としては，**大津唯・山田篤裕・泉田信行**（2013）「**短期保険者証・被保険者資格証明書交付による受診確率への影響**」と大津唯（2013）「医療扶助費の決定要因に関する分析」の2論文が優れている．前者は，個票データに基づく定量的分析で，「年齢や世帯所得などを統御した受診確率は，短期証保持者で23〜28％ポイント，資格証保持者で52〜53％ポイント低下している」，「受診確率の低下は短期証・資格証交付以前の段階，すなわち保険料滞納段階で起こっている」等，従来，定性的に指摘されていたことをきれいに定量的に実証している．後者は，1997〜2007年までの都道府県別集計データを用いて，1人当たり医療扶助費の決定要因に関する定量的分析を行い，「精神病入院患者の割合が高いほど，入院の1人当たり医療扶助が高くなる」，「『その他世帯』割合が上昇すると，64歳以下の1人当たり医療藤費が入院，外来共に減少する」等の興味ある結果を得ている．

吉永純（2013）「**生活保護制度（医療扶助）の見直しをどう考えるか**」は，「生活保護制度における医療扶助の位置と課題」，「生活保護見直しの基本認識と考え方」，「医療扶助についての具体的な見直し策と問題点」について丁寧に検討した上で，以下の4つの医療扶助の改善課題をあげている：①医療扶助は国保に統合，②医療扶助の「最適水準」の維持，③医療券方式の改善，④ジェネリック薬は強制せず，利用者の選択権を保障．吉永は長く，京都市の福祉事務所で生活保護ケースワーカーとして働き，現在は全国公的扶助研究会会長も努める研究者のため，分析と改革提案は地に足がついている．**横尾昌弘**（2013）「**国民健康保険料（税）滞納処分の決定における『財産』の検討**」は，近年増加している国民健康保険滞納象者への差し押さえ強化について，それの対象となる「財産」とは何かにまで遡って，原理的かつ批判的に検討している．

長友薫輝・正木満之・神田敏之（2013）『**長友先生，国保って何ですか**』は，国民健康保険のしくみ，運用の実態，国保制度が直面している課題と（著者が考えている）改革の方向を分かりやすく説明すると共に，地域の実態を明らかにする国保データの作り方をていねいに説明している．

第5節　地域包括ケア・医療連携

　最近の保健・医療政策のニューフェースは「地域包括ケアシステム」である．これが2009年に最初に公式に提起された時は，介護保険制度改革の一部と見なされることが多かった［訂正：2009年は，後述する地域包括ケア研究会の第1回報告書が発表された年であり，政府関連文書として地域包括ケアシステムを初めて提起したのは，2003年の高齢者介護研究会報告書「2015年の高齢者介護」である（→第1章第2節）］．しかしその後，その概念・範囲は急速に拡大し，Ⅳで述べた「国民会議報告書」や「医療介護総合確保推進法」では，「医療・介護の一体改革」の柱，「国策」と位置づけられるようになっている．なお，地域包括ケアシステムは2009年以降の2回の政権交代の影響をまったく受けておらず，政権交代でも医療・社会保障政策の大枠は変わらない典型と言える．

　地域包括ケアシステムについての論文や解説書はたくさんあるが，必読文献は，**地域包括ケア研究会（座長：田中滋）の2012年度報告書と2013年度報告書**である（発行年はそれぞれ2013, 2014年）．地域包括ケアケア研究会の報告書はこれらを含めて合計4回発表されているが，そのたびに，変化・「進化」している．しかし，医療・福祉関係者の中には，いまだに古い報告書（特に2009年度版）に基づく解説・批判をされている方が少なくないので，注意されたい．地域包括ケア研究会の座長を一貫して努めた田中滋は，地域包括ケアシステムの本質と進化について精力的に論じているが，それらの中で最新で，しかも最も包括的なものは，田中（2014）「地域包括ケアシステムの本質と展望」である．

　2012年度報告書では，従来並列的に記載されていた5つの構成要素（介護，医療，予防，生活サービス，住まい）が，「介護・リハビリテーション」，医

療・看護」,「保健・予防」,「福祉・生活支援」,「住まいと住まい方」とより詳しく表現されると共に,それらの関係を植木鉢に例える図が示された(「住まいと住まい方」が基礎で,その上に「生活支援・福祉サービス」があり,さらにその上に,専門職が提供する残り3種類のサービスがある).しかも,これらのさらに下(基礎)に「本人・家族の選択と心構え」(自宅で誰にも看取られずに一人で死ぬ覚悟)があるとされた.

2012年度までの報告書を踏まえて,二木(2004a:第3章第1節)は,「地域包括ケアシステムと医療・医療機関の関係を正確に理解する」ポイントとして,以下の4点をあげている.①実態は「システム」ではなく「ネットワーク」,主たる対象は都市部.②医療・病院の位置づけを軌道修正.③医療法人等のサービス付き高齢者向け住宅開設を奨励.④今後も死に場所の中心は病院で,老人施設等が補完.

さらに二木(2013c)は,2013年度の報告書の特徴はそれまでの報告書では必ずしも明確ではなかった医療の役割を鮮明にしたことであるとして,以下の3点に整理している.①急性期医療・病院の役割を明示した.②在宅と医療機関の両方の「看取り」を強調した.③入所施設を「重度者向けの住まい」と位置づけた.

地域包括ケアシステムに関する著書は多数あるが,研究書・理論書としての最高峰は,一貫して上記研究会の委員を務めた筒井孝子(2014)『地域包括ケアシステム構築のためのマネジメント戦略』である(ただし,かなり難解である).包括的・体系的な概説書としては,**宮島俊彦(2013)『地域包括ケアの展望』**と髙橋紘士・編(2012)『地域包括ケアシステム』と西村周三・監修(2013)『地域包括ケアシステム』の3冊があげられる.

宮島の著作は,厚生労働省老健局長として地域包括ケアシステムの政策責任者であった著者が退官直後に執筆したものであり,それだけに氏の本音も(かなり)書かれている.私の経験では,厚生労働省の高官は退任直後に,現役時代に封印していた「本音発言」をすることが多い.

髙橋等の著作は地域包括ケアシステムの生みの親(の一人)である山口昇

医師をはじめ，地域包括ケアシステムに深くかかわった研究者や実践者による論文集である．西村周三等の著作は，主として研究者による論文集であり，他書と異なり「財源／利用者負担からみた持続可能性」を検討した2論文を含んでいる．

　地域包括ケアシステムの先駆的な多面的分析としては，太田貞司が編集した「地域ケア・シリーズ」（全4巻．2009～2012）も見落とせない．本章の対象期間に出版された第4巻『大都市の地域包括ケアシステム』(2012)は，本シリーズの総集編でもあり，他の著作ではほとんど論じられていない，地域包括ケアシステムを推進する上での首都圏の「見えにくさ」に焦点が当てられている．

　地域包括ケアシステムと密接に関連する医療連携についての概説書としては髙橋紘士・武藤正樹・編 (2013)『地域連携論』，研究書としては小磯明 (2013)『医療機能分化と連携』があげられる．

第6節　健康政策

　第二次安倍政権が2013年6月の閣議決定「日本再興戦略」の「戦略市場創造プラン」の第1のテーマとして「国民の『健康寿命』の延伸」を掲げて以来，健康政策が改めて重視されるようになっている．健康政策についての政府の基本文書は2つある．厚生労働省 (2012a)「健康日本21（第二次）」と**厚生労働省 (2014)『平成26年版厚生労働白書』**である．

　「健康日本21（第二次）は，目標として初めて「健康寿命」（「平均寿命の増加分を上回る健康寿命の増加」）と「健康格差の縮小」を掲げた．橋本修二・他 (2013) は，「健康日本21（第二次）の目標を考慮した健康寿命の将来予測」を行っている．

　『平成26年版厚生労働白書』の第1部「健康長寿社会の実現に向けて〜健

康・予防元年～」は，健康長寿社会の実政策の歴史と現状を丁寧に紹介しており，それらについて学ぶ上では便利である．第2章では「健康日本21（第二次）」についても詳しく紹介している．ただし，先述した『平成24年版厚生労働白書』のような深みはないし，平成26年がなぜ「健康長寿・予防元年」であるかの説明もない．二木（2014f）は，この白書では健康寿命の延伸による医療・介護費抑制の根拠は示されていないし，そもそもそれは国内外の実証研究で否定されていることを指摘している．

　二木は，安倍政権の健康政策，広くは健康・医療政策の理念的問題は本人（と家族）の自己責任・自助努力のみを強調して，健康格差を生む社会経済的要因を無視・軽視していることであるとも指摘している．それに対して，近藤克則・編著（2013）『健康の社会的決定要因』は，疾患・状態別に，国内外の「健康の社会的決定要因」や「健康格差に関する研究論文をレビューしている．小塩隆士・橋本英樹・近藤克則・他（2012）「特集：健康格差の社会経済的要因」（シンポジウムの記録）はこの問題を包括的・多面的に論じている．

第7節　医療の国際比較

　本章の対象期間中に出版された，多国間の国際比較は2冊ある．真野俊樹（2013）『比較医療政策』と加藤智章・西田和弘・編（2013）『世界の社会保障』である．前者は，エスピン＝アンデルセンの「3つの福祉レジーム（社会民主主義，保守主義，自由主義）」の分析枠組みに依拠して，日本，スウェーデン，デンマーク，アメリカ，イギリス，ドイツ，フランスの医療制度・政策を比較検討し，それらが「収斂しつつある」と結論づけている．後者は，日本，ドイツ，フランス，韓国，台湾，イギリス，オーストラリア，デンマーク，アメリカ，オランダ，欧州連合（EU）の医療制度・政策を概観して

いる.

　アメリカのオバマ政権の医療改革については，天野拓（2013）『オバマの医療改革』と山岸敬和（2014）『アメリカ医療制度の政治史』が詳細に検討している．笠木映里（2012）『社会保障と私保険』は，フランスの補足的医療保険について厳密に検討している．

　近年はアジア諸国の医療制度・政策の（比較）研究が急速に進んでいる．研究書としては，李蓮花（2011）『東アジアにおける後発近代化と社会政策』（韓国と台湾の医療保険政策の検討）と久保英也・編著（2014）『中国における医療保障改革』がその代表である．医療制度・政策そのものの研究書ではないが，**大西裕（2014）『先進国・韓国の憂鬱』**は，1980年代以降の韓国における少子高齢化，経済格差，グローバル化をダイナミックに描いており，韓国の医療・社会保障の背景と趨勢を理解する上で有用である．大西は，韓国を「制度的には社会民主主義的だが量的充実を伴わない福祉国家」と位置づけているが，この規定は同国の医療制度・政策にもそのまま当てはまると言える．菅谷広宣（2013）『ASEAN諸国の社会保障』には，ASEAN各国の「医療保障制度」についての記述が含まれる．

　最後に，国際比較とは少し違うが，茨木保（2014）『ナイチンゲール伝』は，ナイチンゲールの苦闘の生涯と彼女の主著『看護覚書』を劇画でていねいに描いているユニークな書である．

第8節　その他

　以上のどの範疇にも入らないが，ぜひ紹介したい文献を2つあげる．1つは，**江口成美（2012）「第4回 日本の医療に関する意識調査」**である．これは日本医師会総合政策研究機構が2002年以来，数年おきに，国民・患者と医師を対象にして行っている大規模な意識調査の最新版である．今回は4回

分の調査結果がまとめて検討されており，この10年で，国民・患者の医療満足度は徐々に向上してきた反面，平等な医療への高い支持はほとんど変わらないこと等を明らかにしている．

　もう1つは，**澤田康幸・上田路子・松林哲也**（2013）『**自殺のない社会へ**』である．自殺予防は健康・医療政策の枠を超えて，重要な国策の1つになっている．本書は，自殺を「個人の問題」ではなく，「社会の問題」としてとらえた上で，自殺の要因や自殺防止対策の効果等を，統計データに基づき定量的に分析し，さまざまな興味ある知見を引き出している．社会福祉研究者・関係者にとっても，自殺予防は重要課題であり，一読をお薦めしたい．しかも本書は定量的研究の模範例とも言える．

　最後に，私が定期講読している日本語の医療系雑誌のうち，保健・医療政策，医療保障に関する論文やレポートが比較的よく掲載される主な雑誌15誌を，参考までに紹介する（アイウエオ順．＊は査読付き論文を掲載）：『医薬経済』（月2回刊），『医療経済研究』（年2刊．＊），『医療と社会』（季刊．＊），『月刊国民医療』（月刊），『月刊／保険診療』（月刊），『月刊保団連』（月刊），『国際医薬品情報』（月2回刊），『社会保険旬報』（旬刊），『週刊社会保障』（週刊），『日経ヘルスケア』（月刊），『日経メディカル』（月刊），『日本医事新報』（週刊），『日本医療・病院管理学会誌』（季刊．＊），『病院』（月刊．＊：ただし投稿論文のみ），『民医連医療』（月刊）．これら以外に，本章執筆のため，以下の9誌をチェックした（アイウエオ順）：『季刊社会保障研究』，『公衆衛生』，『厚生の指標』，『社会医学研究』，『社会政策』，『賃金と社会保障』，「日医総研（日本医師会医療政策総合研究機構）ワーキングペーパー」，『日本公衆衛生雑誌』，『保健医療社会学論集』．

> 【注】　私が本章準備のためにチェックした，社会福祉，医療福祉・ソーシャルワーク関連の専門誌は以下の10誌である（アイウエオ順）：『医療ソーシャルワーク』，『医療社会福祉研究』，『医療と福祉』，『社会福祉学』，『社会福祉研究』，『社会福祉士』，『総合社会福祉研究』，『ソーシャルワーカー』，『ソーシャルワーク学会誌』，『ソーシャルワーク研究』

文　献（＊はウェブ上に全文公開されている）
莇昭三（2013）『莇昭三業績集：いのちの平等を拓く――患者とともに歩んで 60 年』日本評論社.
天野拓（2013）『オバマの医療改革：国民皆保険制度への苦闘』勁草書房.
池上直己（2014）『医療・介護問題を読み解く』日本経済新聞出版社（文庫）.
伊関友伸（2014）『自治体病院の歴史：住民医療の歩みとこれから』三輪書店.
泉孝英・編（2012）『日本近現代医学人名事典』医学書院.
出河雅彦（2013）『混合診療：「市場原理」が医療を破壊する』医薬経済社.
伊藤周平（2014）「医療・介護総合確保法案のねらいと課題（上・下）」『賃金と社会保障』1611, 4-29; 1622, 4-19.
茨木保（2014）『ナイチンゲール伝：図説　看護覚え書とともに』医学書院.
今中雄一（2014）「混合診療と医療改革（下）：新制度　広くデータ評価を」『日本経済新聞』2014 年 7 月 25 日朝刊（経済教室）.
岩渕豊（2013）『日本の医療政策：成り立ちと仕組みを学ぶ』中央法規.
江口成美（2012）「第 4 回　日本の医療に関する意識調査」『日医総研ワーキングペーパー』260. ＊
太田貞司・編著（2012）『大都市の地域包括ケアシステム：「見えにくさ」と「描く力」』（地域ケアシステム・シリーズ④）光生館.
小塩隆士・橋本英樹・近藤克則・他（2012）「特集：健康格差の社会経済的要因」『医療と社会』22(1), 1-117.
大津唯（2013）「医療扶助費の決定要因に関する分析：都道府県別集計データを利用して」『社会政策』（社会政策学会誌）4(3)：152-163.
大津唯・山田篤裕・泉田信行（2013）「短期保険者証・被保険者資格証明書交付による受診確率への影響：国民健康保険レセプトデータに基づく実証分析」『医療経済研究』25(1), 33-49.
大西裕（2014）『先進国・韓国の憂鬱：少子高齢化，経済格差，グローバル化』中央公論新社（新書）.
加藤智章・西田和弘・編『世界の社会保障』法律文化社.
笠木映里（2012）『社会保障と私保険：フランスの補足的医療保険』有斐閣.
金川秀雄（2012）『日本の精神医療史：明治から昭和初期まで』青弓社.
川渕孝一（2014）『"見える化" 医療経済学入門』医歯薬出版.
桐野高明（2014）『医療の選択』岩波書店（新書）.
久保英也・編著（2014）『中国における医療保障改革：皆保険実現後のリスクと提言』ミネルヴァ書房.
権丈善一（2014a）「医療・介護の一体改革，2025 年をめざして：医療専門職集団に求められているもの」『平成 24・25 年度［日本医師会］医療政策会議報告書』4-59. ＊
権丈善一（2014b）「医療提供体制の再構築」『社会保険旬報』2571, 12-19; 2572,

16-23.
小磯明（2013）『医療機能分化と連携：地域と病院と連携』御茶の水書房.
厚生労働省（2012a）「健康日本21（第二次）」（国民の健康の増進の総合的な推進を図るための基本的な方針）＊
厚生労働省編（2012b）『平成24年版厚生労働白書：社会保障を考える』日経印刷. ＊
厚生労働省（2014）『平成26年版厚生労働白書：健康長寿社会の実現に向けて～健康・予防元年～』日経印刷. ＊
近藤克則・編著（2013）『健康の社会的決定要因：疾患・状態別「健康格差」レビュー』日本公衆衛生協会.
坂田勝彦（2012）『ハンセン病者の生活史：隔離経験を生きるということ』青弓社.
澤田康幸・上田路子・松林哲也（2013）『自殺のない社会へ：経済学・政治学からのエビデンスに基づくアプローチ』有斐閣.
芝田英昭・編著（2014）『安倍政権の医療・介護戦略を問う：その危険な狙い，そして真の改革への対案』あけび書房.
島崎謙治（2011）『日本の医療：制度と政策』東京大学出版会.
社会保障制度改革国民会議（2013）「社会保障制度改革国民会議報告書：確かな社会保障を将来世代に伝えるための道筋」. ＊
菅谷広宣（2013）『ASEAN諸国の社会保障』日本評論社.
鈴木亘（2014）『社会保障亡国論』講談社（新書）.
高橋紘士・編（2012）『地域包括ケアシステム』オーム社.
高橋紘士・武藤正樹・編（2013）『地域連携論：医療・看護・介護・福祉の協働と包括的支援』オーム社.
田中滋（2014）「地域包括ケアシステムの本質と展望」『第2回日本医師会在宅医療支援フォーラム『平成26年度在宅医療支援のための医師研修会』』1-19. ＊
地域包括ケア研究会（座長：田中滋）（2013）「地域包括ケアシステムの構築における今後の検討のための論点」三菱UFJリサーチ＆コンサルティング. ＊
地域包括ケア研究会（座長：田中滋）（2014）「地域包括ケアシステムを構築するための制度論等に関する調査研究事業」三菱UFJリサーチ＆コンサルティング. ＊
筒井孝子（2014）『地域包括ケアシステム構築のためのマネジメント戦略：integrated careの理論とその応用』中央法規.
長友薫輝・正木満之・神田敏之（2013）『長友先生，国保って何ですか』自治体研究所.
二木立（2011）「書評　島崎謙治『日本の医療 制度と政策』」『医療経済研究機構レター』199, 23-24.
二木立（2012）『TPPと医療の産業化』勁草書房.
二木立（2014a）『安倍政権の医療・社会保障改革』勁草書房.
二木立（2014b）「医療・介護総合確保法案に対する3つの疑問：医療提供体制改

革部分を中心に」『日本医事新報』4699, 17-18.［本書第3章第2節］
二木立（2014c）「2014年『地域包括ケア研究会報告書』をどう読むか？」『日本医事新報』4703, 15-16.［本書第1章第3節］
二木立（2014d）「日本ソーシャルワーク学会第31回大会・開催校学長挨拶」日本福祉大学ホームページ・「学長メッセージ」欄（http://www.n-fukushi.ac.jp/about/university/message/file/14062/pdf）
二木立（2014e）「『患者申出療養』の内容と背景と影響を複眼的に考える」『文化連情報』437, 18-22.［本書第4章第4節］
二木立（2014f）「健康寿命延長で医療・介護費は抑制されるか？:『平成26年版厚生労働白書』を読む」『日本医事新報』4712, 16-17.［本書第5章第3節］
西村周三・監修（2013）『地域包括ケアシステム：「住み慣れた地域で老いる」社会をめざして』慶應義塾大学出版会.
新田秀樹（2012）「地方分権と医療制度改革」日本社会保障法学会編『社会保障法』27, 51-64.
橋本修二・川戸美由紀・山田宏哉・他（2013）「健康日本21（第二次）の目標を考慮した健康寿命の将来予測」『日本公衆衛生誌雑誌』60(12), 738-744.
福永肇（2014）『日本病院史』Pilar Press.
松田晋哉（2013）『医療のなにが問題なのか：超高齢社会日本の医療モデル』勁草書房.
真野俊樹（2013）『比較医療政策：社会民主主義・保守主義・自由主義』ミネルヴァ書房.
宮島俊彦（2013）『地域包括ケアの展望』社会保険研究所.
椋野美智子（2013）「医療ソーシャルワーカーの歴史を振り返り，未来を展望する：政策の視点から」『医療社会福祉研究』21, 1-29.
八代尚宏（2013）『社会保障を立て直す：借金依存からの脱却』日本経済新聞出版社.
山岸敬和（2014）『アメリカ医療制度の政治史：20世紀の経験とオバマケア』名古屋大学出版会.
山路克文（2013）『戦後日本の医療・福祉制度の変容：病院から追い出される患者たち』法律文化社.
横川正平（2014）『地方分権と医療・福祉政策の変容：地方自治体の自律的政策執行が医療・福祉政策に及ぼす影響』創成社.
横尾昌弘（2013）「国民健康保険料（税）滞納処分の決定における『財産』の検討：滞納者への差押強化は「正しい」対応か」『総合社会福祉研究』42, 77-87.
横山壽一・編著（2013）『皆保険を揺るがす「医療改革」:「自助」論やTPPがもたらすもの』新日本出版社.
吉永純（2013）「生活保護制度（医療扶助）の見直しをどう考えるか:「最適水準」の維持，医療へのアクセス，スティグマの改善が必要」『月刊／保険診療』68

(4), 53-59.
李蓮花（2011）『東アジアにおける後発近代化と社会政策：韓国と台湾の医療保険政策』ミネルヴァ書房.

初出一覧

　本書の初出の掲載誌は，次の通りである．元論文は，本文の変更はせず，誤植の訂正と表記法・文献表示様式の統一，見出しの追加・変更のみ行うとともに，各論文の発表年月を論文名の下に（　）で示した．人名の所属・肩書きは，原則として，元論文発表時のものである．各論文の【注】と【補足】は元論文発表時のものである．各論文執筆後，本書執筆時（2015年8月末）までに新たに生じた重要な動きと本文が説明不足と判断した事項の加筆または本書には収録しなかった複数のインタビューからの引用，および本文の記述の誤りの訂正は，本文中に［　］で示すか，本文後の【補注】で示した．第2章第2・3節には，元論文執筆時紙数の制約のため削除した表を加えた．合わせて，各章の冒頭に，導入的要旨を書き加えた．

第1章　地域包括ケアシステムの展開と論点
　第1節　地域包括ケアシステムにおける供給と編成——医療経済・政策学の視点から……（『文化連情報』2015年9月号（450号）：8-20頁（2015年7月11日の損保ジャパン日本興和福祉財団賞受賞記念シンポジウムでの報告に大幅加筆）．
　第2節　「地域包括ケアシステム」の法・行政上の出自と概念拡大の経緯を探る……『文化連情報』2015年3月号（444号）20-28頁（『日本医事新報』2015年2月14日号（4738号）掲載論文に大幅加筆）．
　第3節　2014年「地域包括ケア研究会報告書」をどう読むか？……『日本医事新報』2014年6月14日号（4703号）：15-16頁．

第2章　「地域医療構想」と病院再編
　第1節　「地域医療構想策定ガイドライン」と関連文書を複眼的に読む……『文化連情報』2015年7月号（448号）：10-15頁（『日本医事新報』2015年6月13日号（4755号）掲載論文に大幅加筆）．
　第2節　病床「20万削減」報道をどうみるか？——「専門調査会第1次報告」と「ガイドライン」との異同の検討……『日本医事新報』2015年6月27日号（4757号）：15-16頁．【補注】は，『国際医薬品情報』2015年7月27日号（1038号）のインタビュー「地域医療構想の行方——病院病床の大幅削減は生じない」の一部．
　第3節　病院病床の大幅削減は困難と考えるもう1つの理由——削減策失敗の

歴史に学ぶ……『日本医事新報』2015年8月15日号（4764号）：17-18頁．
　第4節　7対1病床大幅削減方針の実現可能性と妥当性を考える……『文化連情報』2014年5月号（434号）：16-22頁（第1・2節は『日本医事新報』2014年3月29日号（4692号）に加筆）．【補注】は『看護実践の科学』2014年7月号（39巻8号）のインタビュー「7対1病床削減方針が看護の危機を招く」の一部．
　第5節　「非営利ホールディングカンパニー型法人制度」から「地域医療連携推進法人制度」へ
　　1　大きいことは良いことか？──「メガ医療事業体」論の虚構……『日本医事新報』2014年11月15日号（4725号）：16-17頁．
　　2　「地域医療連携推進法人制度」案をどう読むか？……『日本医事新報』2015年3月21日号（4743号）：17-18頁．
　　3　検討会「取りまとめ」の隠れた狙いと今後の病院再編の見通し……『文化連情報』2015年5月号（446号）：21-22頁．

第3章　2000年以降の医療・社会保障改革とその加速
　第1節　2000年以降の日本の医療・社会保障改革──政権交代で医療政策は大きく変わるか？……『文化連情報』2014年11月号（440号）：10-16頁（2014年9月13・14日に中国北京市の中国人民大学で開かれた第10回社会保障国際フォーラムでの報告に加筆）．
　第2節　医療介護総合確保推進法案に対する3つの疑問……『日本医事新報』2014年5月17日号（4699号）：16-17頁．原題は「医療・介護総合確保法案に……」．
　第3節　2014年衆院選結果と第三次安倍内閣の医療政策を複眼的に考える……『文化連情報』2015年2月号（443頁）：16-25頁（第4～6節は『日本医事新報』2015年1月3日号（4732号）掲載論文に加筆．『国際医薬品情報』2015年1月12日号（1025号）のインタビューの一部を本文に［　］で追加した）．原題の冒頭に「2014年」を付加．
　第4節　財務省の社会保障改革提案の「基本的考え方」と医療制度改革を複眼的に読む……『文化連情報』2015年6月号（447号）：8-13頁（『日本医事新報』2015年5月16日号（4751号）掲載論文に大幅加筆）．
　第5節　「骨太方針2015」の社会保障費抑制の数値目標をどう読むか？……『日本医事新報』2015年7月18日号（4760号）：17-18頁．

第6節　公的医療費抑制と医療の営利化は「避けられない現実」か？……『日本医事新報』2014年10月18日号（4721号）：16-17頁.

第4章　日本における混合診療解禁論争と「患者申出療養」
　第1節　日本における混合診療解禁論争——全面解禁論の退場と「患者申出療養」……『月刊／保険診療』2014年11月号（1500号）：43-47頁（2014年10月18日に韓国・延世大学で開かれた第9回日韓定期シンポジウム（日本福祉大学・延世大学共催）での報告）.
　第2節　規制改革会議の「選択療養制度」創設提案をどう読むか？……『日本医事新報』2014年4月19日号（4695号）：17-18頁.
　第3節　「選択療養制度」修正案と安倍首相の指示を読む……『文化連情報』2014年6月号（435号）：21-23頁.
　第4節　「患者申出療養」の内容と背景と影響を複眼的に考える……『文化連情報』2014年8月号（437号）：18-22頁（『日本医事新報』2014年7月12日号（4707号）掲載論文に加筆）.
　補　論　韓国の医療産業化政策をめぐる論争を読む……『日本医事新報』2014年1月11日号（4681号）：13-14頁.

第5章　リハビリテーション医療と健康・予防活動の経済分析
　第1節　リハビリテーション科医に必要な医療経済・政策学の視点と基礎知識——効果的・効率的で公平なリハビリテーションのために……『文化連情報』2014年7月号（436号）：16-24頁（2014年6月6日の第51回日本リハビリテーション医学会・学術集会での教育講演）.
　第2節　今後の訪問リハビリテーションと2015年介護報酬改定……『地域リハビリテーション』2015年7月号（10巻7号）：503-507頁（2015年5月30日の第6回訪問リハビリテーション協会学術大会in大阪での特別講演の一部に加筆）.
　第3節　健康寿命延伸で医療・介護費は抑制されるか？——『平成26年版厚生労働白書』を読む……『日本医事新報』2014年8月16日号（4712号）：16-17頁.
　第4節　予防・健康増進活動の経済評価の主な文献……『文化連情報』2014年10月号（439号）：10-18頁.

第 6 章　2012〜2014 年の保健・医療部門の学術研究の回顧と展望……『社会福祉学』55 巻 3 号：235-245 頁，2014 年 11 月 30 日（原題は「2012・2013 年度学界回顧と展望　保健・医療部門」）．

あ と が き

　本書には，前著『安倍政権の医療・社会保障改革』(勁草書房，2014年4月．以下，前著)出版後，2015年9月までの1年半に発表した26論文を収録しました (1論文のみは2014年1月発表)．このうち12論文は『文化連情報』の連載「二木学長の医療時評」，11論文は『日本医事新報』の連載「深層を読む・真相を解く」です．全論文とも「歴史の証言」としてそのまま収録し，必要な補足や訂正は，本文中の [　] または本文末の【補注】で行いました．前著以来，同じ問題意識を持って安倍政権の医療・社会保障改革を分析し，ほぼ毎月論文を書き続けてきたし，元論文には可能な限り補足・訂正を加えたため，単なる論文集ではない「まとまり」と「臨場感」のある本になったと自己評価しています．

　前著のあとがきでも述べたように，私は2013年4月に日本福祉大学学長になりました．任期は4年なので，早くも（ようやく？）折り返し点をすぎました．私は学長就任以来，丸山悟理事長と協力・共同して，「民主的でスピード感ある大学運営と情報公開の徹底」を心がけながら，本学の「ふくしの総合大学」としての発展を目指してきました．他面，日本福祉大学は福祉系の老舗大学ではありますが，愛知県の知多半島を拠点にしている地方大学であるため，学生募集に苦戦し続けており，その打開策に頭を悩ませています．さらに，本年度からは，日本社会福祉教育学校連盟会長にも就任したため，業務量・拘束時間は一段と増えました．
　しかし，それだけに，毎月論文を書くこと，その前段階として必要な資料・文献を幅広く集めて丁寧に読み，じっくり考察することは，学長業務等のストレス解消の最良の方法になっています．そのためか，学長2年目頃か

らは高名な哲学者・梅原猛氏の「管理職生活と研究者生活の二重生活は私にとってむしろ有利に働いた」との心境（「日本経済新聞」2001年5月26日朝刊「私の履歴書」）に少しは近づいた気がします．最近は，学長任期中はもちろん，それが終わってからも，研究と言論活動は，体力と気力と知力が続く限り（少なくとも85歳までは）続けようと，今までよりもさらに前向きに考えるようになってきました．『文化連情報』と『日本医事新報』の連載，および「二木立の医療経済・政策学関連ニューズレター」(http://www.inhcc.org/jp/research/news/niki/)の配信も，編集部と読者からの要望がある限り続けたいと思っています．

　本書に収録した元論文を執筆するにあたっては，実に多くの友人・知人（その大半は上記「ニューズレター」の読者）から，①最新の医療政策についての非公式情報，②医療・介護現場で起きている生々しい情報，③私が不得意な分野の最新文献情報等を教えていただくことができました．特に第1章第2節，第2章第4節，第4章第4節，第4章補論と第5章第2節の元論文5つは，それらの情報なしでは完成できなかったと言っても過言ではありません．しかし①と②の大半は「匿名」「秘密厳守」を条件にしていただいたので，元論文の「謝辞欄」に実名をあげることも控えました．今回数えてみたら，このような方を含めて，延べ約100人の方から情報を頂いていました．心から感謝します．

　最後に，出版事情が悪いなか丁寧な作業をしていただいた勁草書房編集部の橋本晶子さん，本書の元論文発表の場を継続的に提供いただいた『文化連情報』編集長の小磯明さんと『日本医事新報』編集部の山崎隆志さんに感謝します．

　　　2015年8月

　　　　　　　　　　　　　　　　　　　　　　　　　二　木　　　立

事項索引

アルファベット

ADL …………………………………200
CBA …………………………………183
CEA …………………………………183
CUA …………………………………183
DPC …………………………………222
ICF ……………………………194, 200
IDS（Integrated Delivery System）……80
IHN（Integrated Healthcare Network）…78
ISDS 条項……………………………147
Mayo Clinic………………80, 84, 115
NHS ……………………………96, 184
PhRMA ………………………………118
QALY（quality-adjusted life years）…184
Robert Wood Johnson Foundation ……81
TPA 法………………………………117

あ 行

悪魔の選択 …………………………124
アサコール …………………………168
穴だらけの混合診療全面解禁論 ………154
安倍首相の意志・思い入れ …………167
『安倍政権の医療・社会保障改革』……226
安倍政権の基盤 ……………………108
安倍政権の復古的姿勢………………95
安倍内閣の支持基盤が弱まる可能性 …110
アベノミクスの評価 ……………90, 109
アベノミクスの失敗 …………………110
アベノミクスへの期待 ………………109
アメニティ・サービス ………………143
アメリカの医療改革…………………95
アメリカ流の自己決定論……………19
アライアンス ……………………84, 87
新たな基金 …………………………103
医学モデル ……………………195, 203
「生き延びる」という意味での「活力」…71
イギリスの医療改革…………………96
医師・医療者と患者の共同 …………224
市場財 ………………………………180
いつでも，どこでも，だれでも ………225
一般病院の経常利益率………………76
イ・ミョンバク政権…………………96, 175
医薬品等の共同購入会社 ……………116
医療改革の希望の芽 …………………139
医療改革の国際的経験則……………95
医療改革の主役・脇役 …………150, 171
医療改革の対立の構図………………92
医療改革の見通し ………………98, 152
「医療・介護情報の活用による改革の推進に関する専門調査会第 1 次報告」
……………………………………7, 10, 51
医療介護総合確保推進法（案）
………………12, 13, 32, 45, 59, 95, 101, 226
医療・介護提供体制の適正化 ………134
医療・介護提供体制を一体的に改革 …101
「医療・介護に係る長期推計」（2011 年）
……………………………………43, 65

医療・介護のネットワーク……………54
医療・介護費の抑制……………………17
『医療・介護問題を読み解く』…………222
（医療機関の）自主的な取組……………43
医療危機・医療荒廃　………………98, 137
医療技術・医薬品の経済評価で留意すべ
　　き点………………………………184
医療技術進歩による医療費増…………133
医療区分1の患者………………………44
医療経済・政策学………………………179
医療経済学の2つの潮流………………180
医療効率化の留意点……………………182
医療資源投入量：C2……………………55
「医療資源投入量」の「境界点」…………47
医療資源の集中投入………………43, 65
「医療資源の集中投入」なしの病床削減
　………………………………………53
医療・社会保障費財源の捻出…………119
「医療重視・医師会主導型」………………3
医療需要の推計方法………………43, 51
「医療制度改革関連法（案）」（2006年）
　……………………………46, 101, 204
「医療制度改革基本方針」（2003年）…145
「医療制度改革試案」（2001年）…………60
医療制度改革の焦点……………………124
「医療ソーシャルワーカーの歴史を振り
　　返り，未来を展望する」……………224
医療ツーリズム…………………………94
「医療提供体制改革（財務省）」（2015年）…47
医療提供体制改革の「第三の道」………227
「医療提供体制に関する意見」（2005年）…25
医療の営利産業化の火種………………84
医療の「2025年の姿」（2001年）………65
医療の経済的位置付け…………………179
医療の経済評価を行う諸手法…………183

医療の効率化の留意点…………………182
医療の国際比較…………………………234
医療の「成長産業」化……………………94
医療制度の特色…………………………97
『医療のなにが問題なのか』……………221
医療についての平等意識………………98
医療費増加の主因………………………134
医療・病院史……………………………223
医療分野への市場原理導入論…………145
医療分野への部分的市場原理導入…92, 95
医療への市場原理導入の国際的常識……97
医療法改正案（2015年）…………………82
医療法人の事業展開等に関する検討会
　……………………………………79, 82
医療法人の非営利性の担保………………85
医療法第46条の3………………………85
「医療法等の改正に関する意見」（2013年）
　……………………………………31, 105
「医療保険制度改革骨子（案）」（2015年）
　……………………………………120
医療保険制度改革法（案）（2015年）
　……………………………46, 71, 120, 127
「医療保険抜本改革」（2000年）……114, 125
「医療保障制度に関する国際関係資料」…73
岩手県沢内村………………………………3
インセンティブ改革・措置…………47, 127
「インセンティブ改革を通じた歳出効率
　　化」……………………………………47
インフォーマルなケア…………………185
植木鉢に例える図………………………232
上に政策あれば，下に対策あり……63, 71
『エコノミストの論評』………………99, 110
大手調剤薬局の内部留保………………125
尾道市医師会………………………………3
オーナー意識………………………84, 116

事項索引 249

オバマケア …………………………118
オバマ政権の医療改革 ……………235

　　　　　　か　行

介護報酬改定（2015 年） …………193
介護保険給付費と訪問リハビリテーション
　　　　　　　　　　　……………62, 194
「介護保険制度見直しに関する意見」
　（2004 年） ………………………24
「介護保険制度見直しに関する意見」
　（2010 年） ………………………27
介護保険法第一次改正（2005 年） ……24
介護保険法第二次改正（2008 年） ……25
介護保険法第三次改正（2011 年）……5, 28
介護保険法第 8 条 5 ………………196
介護保険法における「日常生活」………199
介護予防の費用節減効果 …………189
「介護離職」…………………………16
介護療養型医療施設………………37
介護療養病床の廃止………………61
　──は困難…………………………38
階層医療 ……………………137, 180
「ガイドライン」の字義通りの解釈 ……45
介入費用 ……………………190, 214
外部性 ………………………………180
駆け込み増床………………………60
家族介護……………………………16
活動 …………………………………194
「活力」には 2 種類 ………………71
カフェイン併用化学療法 ……………163
看護危機……………………………75
韓国医師会 …………………………174
韓国の医療改革……………………96
韓国の医療産業化政策 ……………173
韓国の医療制度 ……………………142

韓国の「非給付（保険外）診療費」……152
「看護職員需給状況調査」…………72, 73
看護職員の離職率…………………73
看護職員の労働条件改善…………73
看護婦の仕事は 3K ………………74
看護婦不足…………………………74
患者団体の態度の違い ……………157
患者と医療従事者の共同の営み ………224
患者難民……………………………49
患者の時間価値 ……………………210
患者のシフト…………………………71
患者負担引き上げ …………………113
患者申出療養の行方 ………………114
「患者申出療養」の内容と背景と影響…165
機会費用 ……………………………209
規制改革会議 ………………149, 154
　──第 2 次答申（2014 年）………165
「規制改革実施計画」（2014 年）…115, 165
規制改革・民間開放推進会議「中間とり
　まとめ」（2004 年）………………154
機能別分類の境界点………………44
急性期医療・病院の役割……………35
急性期と回復期の境界点（C2）……44, 57
急性期病床と回復期病床の同床異夢……56
休眠病床……………………………48
競争よりも協調………………………46
居宅生活の限界点を高める ………8, 193
禁煙プログラムの経済評価 ……189, 205
「経済財政運営と改革の基本方針 2015」
　（→「骨太方針 2015」）………………12
経済財政諮問会議有識者議員……………47
経済産業省 ………………………48, 53
経済戦略会議「最終答申」（1999 年）…99
経済評価論文を誤読しないポイント …214
血圧管理プログラムの経済評価 ………215

250 事項索引

「限界点を高める」……………………8
研究者の研究・言論活動 ………………139
「健康意識に関する調査」………………203
「健康寿命」概念の危険性………………205
健康政策 …………………………………233
　──の歴史 ………………………202
健康増進活動で医療費は増加 …………204
健康増進活動の経済評価 ………………208
「健康日本21（第二次）」………………233
健康の質 …………………………………184
小泉政権の医療改革……………………91
効果的・効率的で公平なリハビリテーション
　………………………………………178
後期高齢者の健康意識…………………14
後期高齢者の保険料軽減特例措置の廃止
　…………………………………………114
厚生労働省高官の退任後の「本音発言」
　……………………………………8, 198, 232
厚生労働省の「自助」の定義…………19
厚生労働省の「弱み」…………………168
「構造改革」派の厚生労働大臣 …………99
「構想区域ごとの医療需要の推計」……43
公的サービスの産業化 …………………134
高度急性期と急性期の境界点……………44
効率化と医療費抑制は同じではない …181
効率の定義 ………………………………181
公立病院の再編・ネットワーク化………48
公立みつぎ総合病院 ……………………3
高齢化による社会保障関係費増加 ……132
高齢者介護研究会………………………23
「高齢者の医療の確保に関する法律の一部改正」（2015年）……………46
「高齢者の居住の安定確保に関する法律」改正（2009年）……………27
『高齢者の生活と意識に関する国際比較調査』……………………………14
「高齢者の地域におけるリハビリテーションの新たな在り方検討会報告書」
　（2015年）………………………194
国際生活機能分類 ………………………194
「国民医療総合対策本部中間報告」（1987年）…………………………………181
『国民生活基礎調査』……………………14
国民の責務規定 …………………………102
個人と家族の「自助」…………………95
個人に対するインセンティブ …………128
コストシフティング ………124, 182, 210
国家戦略特区………………85, 117, 162, 166
「孤独死」の増加 ………………………11
コムスンの不祥事………………………25
雇用・労働改革 …………………………112
『混合診療』………………………………228
混合診療解禁論争の概略 ………………145
混合診療解禁論争のルーツ ……………181
混合診療裁判 ……………………………146
混合診療全面解禁が不可能な理由 ……150
混合診療の費用 …………………………144
混合診療の部分解禁 ……………………143
今後の経済目標 …………………………111

さ　行

サービスの外付け論……………………37
在院日数の短縮…………………………43
在宅と医療機関での「看取り」………36
財政制度等審議会「建議」（2013年）…72
在宅ケアの経済評価 ………………15, 184
財務省……………………………………47
　──の社会保障改革提案 ……………122
差額ベッド …………………………137, 143
　──代の国民医療費に対する割合 …152

事項索引　251

避けられない現実 …………………136
「支える医療」……………………………5
沢内村 ………………………………3
参加 ………………………………194
参加法人の統括方法……………………83
「産業競争力会議医療・介護等分科会中
　間整理」(2013年) ………………78
参照価格制度 ……………………114, 125
"支援・サービス"を受ける場所 ………36
時間費用 ……………………………209
自己決定論への異議申し立て……………19
「地獄のシナリオ」 ……47, 74, 79, 147, 150
『自殺のない社会へ』…………………236
自主的な取組………………………43
市場拡大算定ルールの廃止 ……………118
「自助・共助・公助」の3区分 ……………38
「自助・互助・共助・公助」の4区分
　……………………………………16, 38
「自助・自己責任」を重視 ………………95
「自助」の定義 ……………………………19
システム……………………………18
「システムからネットワークへ」 ………17
「システム」(制度・体制)という用語 …6
「自宅」での死亡割合 ……………………8
『自治体病院の歴史』……………………223
市町村合併…………………………25
疾病管理プログラムの経済評価 …213, 216
質を調整した生存年 (QALY)…………184
死亡難民 ………………………………10, 49
死亡場所の変化…………………………10
「死亡場所別，死亡者数の年次推移と将
　来推計」(2008年) ………………………9
社会的共通資本 ……………………180
社会福祉事業法改正 (2000年)…………33
社会福祉法 (2000年)……………………33

社会保険の根本原則 ……………………127
社会保険の民間保険化 …………………127
社会保険料 ……………………………119
社会保障改革の2つの潮目の変化………56
社会保障改革プログラム法 (2013年)
　………………5, 12, 13, 31, 94, 193, 226
社会保障改革プログラム法案の骨子……16
社会保障関係費 ……………………135
　――の自然増……………………132
社会保障給付費 ……………………135
社会保障国民会議 ………………………93
「社会保障国民会議最終報告」…………26
「社会保障国民会議中間報告」…………26
「社会保障・税一体改革」 ………50, 56, 94
　――の「2025年モデル」……………53
「社会保障・税一体改革大綱について」
　……………………………………9, 28, 193
社会保障制度改革基本法案（自民党）…20
「社会保障制度改革国民会議報告書」
　(2013年)…5, 7, 30, 46, 63, 78, 82, 86, 226
社会保障制度改革推進法…………………94
社会保障制度改革推進本部「医療・介護
　情報の分析・検討ワーキンググルー
　プ」……………………………………44
社会保障制度の抜本改革…………………93
社会保障の機能強化 ………5, 56, 93, 139
　「――」の削除……………………132
社会保障費削減額の比較 ……………133
社会保障費抑制の数値目標 ……………131
社会モデル ……………………………195
重度者向けの住まい……………………37
重度障害者の在宅ケア費用は施設ケア費
　用よりも高い……………………187
受診時定額負担・保険免責制 …………125
紹介状なしの大病院受診時の定額自己負

担導入 ……………………………114, 126
生涯医療費 ……………………………205
消費税延期による医療改革の財源圧縮
　………………………………………112
「将来の地域医療における保険者と企業
　のあり方に関する研究会報告書」
　……………………………………48, 53
所得税の累進性の（再）強化 …………119
資料「社会保障」（財務省，2015年）
　……………………………………47, 122
資料「社会保障①」（財務省，2014年）
　………………………………………114
人工腎臓の保険導入……………………72
「新公立病院改革ガイドライン」 ………48
新古典派経済学 ………………………180
新自由主義的医療改革の本質的ジレンマ
　………………………………………116, 151
新自由主義的改革の全面実施ができない
　理由……………………………………97
心身機能 ………………………………194
新薬創出加算制度の恒久化 ……………118
「真理は中間にある」……………………19
診療報酬操作による医療機関誘導………72
診療報酬本体のマイナス改定 …………113
スペクトラム（連続体）…………………18
政策は一寸先は闇 ………………109, 169
生活習慣病対策 ………………………204
政権交代でも医療制度の大枠は変わらな
　い………………………………………95
政権交代と医療政策……………………90
政権交代の影響を受けない……………38
成功例の共通要因サーチ ………………203
「成長戦略」中の医療改革の優先順位…112
制度派経済学 …………………………180
生物・心理・社会的アプローチ ………195

政府内部での意思統一の違い …………157
全国知事会の緊急要請…………………46
全人間的復権 …………………………195
全国老人福祉施設協議会………………37
全施設の都道府県別65歳以上人口当た
　り病床・定員…………………………45
先進医療 …………………………138, 144
　「──」の国民医療費に対する割合…152
「選択療養」が不発に終わる理由………156
選択療養制度 ……………………149, 154
　「──」修正案…………………………159
　「──」と「患者申出療養」は別物…166
選定療養 …………………………137, 143
　──の義務化 ………………………126
早期リハビリテーション………………18
創造的活力……………………………71
ソーシャルワーク研究への疑問と期待 …220
総務省 …………………………………48
　──「就業構造基本調査」……………16

　　　　　　　　た　行

第二次安倍政権…………………………94
「第三極」と言われる政党の大幅後退…107
第三次安倍内閣の医療政策 ……………106
第4次医療法改正後の一般病床半減説…60
大韓医師協会 …………………………174
大規模病院グループ……………………86
大統領貿易促進権限法（TPA法）……117
大都市部における自宅死亡割合の上昇…11
多職種によるケースカンファレンス …197
ダボス会議 ……………………………115
短期的視点と長期的視点 ………………188
地域一般病棟……………………………57
地域医療介護総合確保基金 ……………113
地域医療機能推進機構…………………14

事項索引　253

「地域医療構想策定ガイドライン」…42, 51
地域医療構想調整会議……………………45
地域医療連携推進法人制度　…………82, 86
地域医療連携推進協議会…………………86
「地域完結型医療」………………………5, 30
「地域完結型」リハビリテーション　……18
地域・在宅ケアの経済評価　………15, 184
地域包括ケア・アライアンス……………84
地域包括ケア元年…………………………29
地域包括ケア研究会　……………… 26, 231
「地域包括ケア研究会報告書」（2009 年）
　　………………………5, 16, 19, 26, 35
「地域包括ケア研究会報告書」（2010 年）
　　………………………………5, 26, 27, 35
「地域包括ケア研究会報告書」（2013 年）
　　………………………11, 19, 29, 36, 194, 231
「地域包括ケア研究会報告書」（2014 年）
　　……………………………9, 31, 35, 231
地域包括ケアシステム ……………… 2, 231
　　──での病院・医療法人の役割………29
　　──というネットワーク　…………7, 30
　　──と医療との関係……………………30
　　──と地域医療構想との関係…………12
　　──と訪問リハビリテーション　……193
　　──の 2 つの源流　………………3, 32
　　──の 2 つのブレーキ……………………16
　　──の 5 つの構成要素の緻密化………29
　　──の 5 つの要素………………………28
　　──の主たる対象は都市部　…………7
　　「──の姿」（概念図）……………………193
　　──の定義………………………………26
　　──の法・行政上の出自………………4, 22
　　──の「法・行政的空白（停滞）期」…24
　　──の法的定義…………………………31
　　──の理念的規定………………………28

　　──は「国策」…………………………2, 28
地域包括ケアの実態はネットワーク　……6
『地域包括ケアの展望』…………………232
地域包括ケア病棟…………………………57
　　──入院料……………………………31
地域包括支援センター……………………24
地域密着型の有力複合体…………………87
小さく産んで大きく育てる ……………198
チームアプローチ ………………………197
地方交付税算定方式の見直し……………48
「中間シナリオ」…………………………48
「中間とりまとめ」の医療費節減効果…206
長期収載品薬価の引き下げ…………113, 125
定期講読している日本語の医療系雑誌
　　…………………………………………236
TPP……………………………………98, 117
　　──参加をめぐる論争 ………………147
　　『──と医療の産業化』………………225
　　──と混合診療解禁論 ………………147
　　──の発足は空中分解する可能性 …118
テコの原理………………………………135
手続き民主主義 …………………………101
転倒予防の経済評価 ……………………190
転用施設……………………………………60
統括医療法人………………………………83
同床異夢 ………………………………56, 78
糖尿病に対する予防的介入の費用対効果
　　…………………………………………212
糖尿病予備群に対する介入プログラムの
　　費用対効果 …………………………214
トータルケアシステム……………………33
「特定健診・保健指導の医療費適正化効
　　果等の検証のためのワーキンググルー
　　プ」……………………………………206
特定療養費制度…………………………143

特別の療養環境の提供 ……………138
特養解体論 ……………………29, 37
「都道府県医療費適正化計画」見直し …46
都道府県の権限強化 ……………45, 103

な 行

内閣人事局 ………………………169
内部留保税 ………………………119
「治し・支える医療」………………5, 30
「治す医療」…………………………5
名古屋第二赤十字病院………………14
7対1病床過剰論の盲点 ……………72
7対1病床の大幅削減策（方針）……62, 64
7対1病床の医療費削減効果 ………76
二木の予後予測 …………………178
二木立の医療経済・政策学関連ニューズ
　　レター……………………………179
二次救急の対応能力の底上げ………55
「21世紀の医療提供体制の姿」(2001年)…61
2000年以降の日本の医療・社会保障改
　　革……………………………………90
「2008年看護職員需給状況調査」………73
2014年衆院選結果 ………………106
2014年診療報酬改定全体の問題点 ……75
2015年介護報酬改定 ……………62, 193
「2015年の高齢者介護」(2003年)…4, 23
「2025年の医療機能別必要病床数」……51
「2025年モデル」……………………43, 53
　　——オリジナル版…………………65
　　——修正版…………………………69
日常生活活動（ADL）………………200
日本看護協会 ……………………70, 72
日本共産党の躍進 ………………108
日本経済の潜在成長率 ……………111
日本語の医療系雑誌 ………………236

「日本再興戦略」（2013年）……95, 202, 233
「『日本再興戦略』改訂2014」
　　………………………78, 82, 115, 150, 171
日本と韓国の医療制度 ……………142
日本難病・疾病団体協議会 ………157
『日本の医療』……………………221
日本の医療改革の見通し…………98, 152
「日本の医療に関する意識調査」………235
日本の後期高齢者の健康意識…………14
日本の今後の経済目標 ……………111
日本版IHN ………………………80
二面的改革…………………………90
入院時食事療養費の見直し ………114
「入院受療率の目標に関する特例」……44
入院難民 …………………………104
「寝たきりが成り立たない社会」………49
熱狂なき圧勝 ……………………109
ネットワーク………………………6, 18
　　——の経済効果 …………………188
農協改革 …………………………112
脳卒中医療・リハビリテーションの体系
　　化の研究………………………178
脳卒中患者の障害の構造の研究 …178
脳卒中患者の「早期リハビリテーショ
　　ン」の経済効果 …………………188
脳卒中の早期リハビリテーション ……182
脳卒中リハビリテーション……………17
ノ・ムヒョン政権……………………96, 175

は 行

パク・クネ政権 ……………………175
「バラ色シナリオ」…………………46
非営利ホールディングカンパニー型法人
　　制度………………………………78
「悲観シナリオ」……………………169

事 項 索 引 255

「一人で死ぬ覚悟」……………………11
被保険者へのインセンティブ措置 ……127
「病院完結型医療」……………………5
病院・施設間連携の経済効果 …………188
病院統合により医療費は増加……………81
病院のM＆A……………………………116
「病院の世紀の終焉」……………………14
病院病床大幅削減策の失敗………………59
評価療養 …………………………………144
費用効果分析 ……………………………183
費用効用分析 ……………………………183
病床「20万削減」報道 …………………51
病床当たり看護職員数……………………73
病床の医療機能報告制度 ………………103
病床の大幅削減が困難な理由 ………55, 59
病床の転換命令 …………………………126
費用対効果比 ……………………………213
平等意識 …………………………………151
費用便益分析 ……………………………183
比例区の得票数 …………………………107
広島県御調町 ……………………………188
複合体……………………………4, 18, 116, 198
── と IDS の日米比較研究 …………80
「福祉系」の地域包括ケアシステム …3, 32
「福祉重視・行政主導型」………………3
福田・麻生自公連立政権の医療改革……93
藤田保健衛生大学病院……………………14
負担の公平化 ……………………………120
「懐に武器を忍ばせている」………45, 103
平均在院日数と1病床当たり職員数……69
米国研究製薬工業協会（PhRMA）……118
『平成24年版厚生労働白書』…127, 132, 222
「平成26年度予算の編成等に関する建議」
　（2014年）……………………………64, 122
『平成26年版厚生労働白書』……………233

平成の大合併……………………………25
ベクトルの変化を止める ………………138
ヘルスポイント …………………………127
変化のスピード …………………………137
編成（organization）の定義 …………2
「貿易投資振興会議」……………………173
包括的な国民の責務規定 ………………102
法人実効税率の引き下げ …………112, 119
ホールディングカンパニー制度の同床異
　夢………………………………………78
訪問看護ステーションからのリハビリテ
　ーション ……………………………196
訪問リハビリテーション ………………193
　── ・ステーション ………………196
　── の「卒業」………………………198
　── の評価見直し …………………195
　── の法的規定 ……………………196
　── への期待 ………………………199
「保健・医療系」の地域包括ケアシステム
　…………………………………………3, 32
保健・医療政策の総合的分析 …………221
保健・医療・福祉複合体……4, 18, 116, 198
保険外併用療養制度の概要と実態 ……143
「保険者3団体の見解」（2014年）………156
保険診療の大原則 ………………………155
保険導入のための評価 …………………144
保険免責制 ………………………………125
保険料の傾斜設定 ………………………127
保険料の現金給付批判 …………………128
保険料への支援 …………………………127
「骨太の方針2006」…………17, 25, 132, 135
「骨太方針2013」…………………………12
「骨太方針2014」……………12, 46, 131, 171
「骨太方針2015」……………12, 17, 131, 206
「本人と家族の選択と心構え」…11, 19, 29, 36

ま 行

「まち・ひと・しごと創生基本方針2015」
……………………………………………8
マネーコスト ……………………………182, 185
慢性期機能及び在宅医療等の推計………54
慢性期機能と在宅医療等…………………44
みつぎ方式 ……………………………………3, 6
看取り……………………………………………36
「未来はまだ決まっていない」…………137
民間病院の「活力」……………………………71
　　――発揮のマイナス面…………………76
民間療法の保険医版 ……………………155
民主党政権の医療改革……………………93
メイヨー・クリニック ……………………115
メガ医療事業体…………………………78, 116
メディケア健康支援疾病管理モデル事業
…………………………………………216

や 行

薬価基準の引き下げ ……………………113
薬価基準の毎年改定 ……………………113
薬価・調剤技術料の抑制 ………………124
予防が格上げ ……………………………206
予防・健康増進活動で医療費は増加 …204
予防・健康増進活動の経済評価 ………208
予防接種ワクチン禍訴訟 ………………186
『予防は治療に勝るか？』………………208

代々木病院……………………………17, 178, 188
「よりよい医療制度」を目指した改革…139
世論調査の分析 …………………………109

ら 行

ライフスタイルの変化のための費用 …209
「楽観シナリオ」………………147, 150, 169
ラロンド報告 ……………………………203
リアルコスト ……………………………182, 185
リハビリテーション科医 ………………178
リハビリテーション会議 ………………197
リハビリテーションの算定日数制限 …199
リハビリテーションマネジメント ……195
　　――加算 ……………………………197
リハビリ難民 ……………………………198
良質で効率的な医療 ……………………181
療養病床の再編・削減策…………………61
療養病床の削減目標………………………44
「療養病床の将来像」(2005年)………61, 71
療養病床の入院受療率の地域差…………44
リンゴとオレンジの比較…………………70
臨床研究中核病院 ………………………166
臨床試験の倫理違反 ……………………163
累積医療費 ………………………………189
レバレッジ ………………………………135
老人福祉施設協議会………………………29
老人保健施設制度化時の病床半減策……59
老人保健法 ………………………………102

人名索引

あ行

莇昭三 …………………………………224
安倍晋三
　…48, 85, 117, 133, 147, 149, 159, 161, 167
天野拓 …………………………………235
池上直己………………………………58, 222
池田俊也 ………………………………205
泉孝英 …………………………………225
伊関友伸 ………………………………223
出河雅彦 ………………………………228
伊藤周平 ………………………………227
稲田朋美 …………………………165, 169
茨木保 …………………………………235
今中雄一 …………………………205, 228
イ・ミョンバク ………………………96
岩渕豊 …………………………………222
印南一路 ………………………………203
上田敏………………………………17, 178, 195
宇沢弘文 ………………………………180
宇都宮啓 ……………………………2, 28
江口成美 ………………………………235
太田貞司 ………………………………233
大津唯 …………………………………230
大西裕 …………………………………235
大橋謙策 ………………………………33
岡本悦司 ………………………………206
岡素之 ……………150, 160, 161, 167, 168
尾辻秀久 ………………………………99

か行

笠木映里 ………………………………235
片山壽 …………………………………197
加藤繁照 ………………………………87
加藤智章 ………………………………234
香取照幸 ……………………7, 23, 29, 69
金川秀雄 ………………………………224
加納繁照 ……………………………76, 84
川上武 …………………………………178
川崎二郎 ………………………………99
川島正次郎 ……………………………109
川渕孝一 ………………………………229
菅直人 ……………………………94, 147
北波孝 …………………………………57
清郷伸人 ………………………………155
桐野高明 ………………………………222
グラボウスキー，DC …………………185
権丈善一 ……………………87, 139, 180, 226
小泉純一郎 …………………62, 91, 156
小磯明 …………………………………233
コーエン，JT …………………………210
ゴールド，MR …………………………183
小塩隆士 ………………………………234
小林甲一 ……………………………3, 4
小山哲男 ………………………………178
近藤克則 ………………………………234

さ 行

斉藤弥生 ······················2, 15
堺常雄 ······························84
坂口力 ·······························99
坂田勝彦 ·························225
迫井正深 ··················195, 199
佐藤敏信 ····················15, 185
佐分利輝彦 ························59
澤田康幸 ·························236
塩崎恭久 ····················99, 132
芝田英昭 ·························229
島崎謙治 ··················105, 221
鄭在哲 ····························175
丁炯先 ····························152
白川修二 ·························128
白澤政和 ··························33
新川浩嗣 ············123, 151, 157
水津重三 ··························27
菅谷広宣 ·························235
鈴木康裕 ··························29
鈴木亘 ····················156, 229

た 行

醍醐聰 ····························119
高杉敬久 ··························30
高橋泰 ····························49
武田俊彦 ············14, 29, 55, 69
竹中平蔵 ··························99
武久洋三 ··························45
田中滋 ··············7, 12, 83, 231
谷垣禎一 ·························119
田村憲久 ····················163, 165
土田武史 ·························119
土屋弘行 ·························163

筒井孝子 ····················15, 232
ドラモンド，MF ···············183

な 行

中川俊男 ···········42, 45, 54, 57, 86
中川真 ····························151
中島克仁 ·························161
長友薫輝 ·························230
中村秀一 ····················7, 23, 24
二木立 ············225, 227, 228, 232, 234
西村周三 ·························232
新田秀樹 ·························229
ネイスビッツ，J ··················18
野田佳彦 ··························94
ノ・ファンギュ ·················175
ノ・ムヒョン ·····················96

は 行

橋本修二 ·························233
橋本英樹 ··························80
鳩山由紀夫 ························93
原勝則 ·······························7
原徳壽 ····················45, 104
福井次矢 ·························169
福永肇 ····························223

ま 行

増田寛也 ····················87, 157
松田晋哉 ············57, 197, 221
松原謙二 ·························128
松山幸弘 ····················79, 116
真野俊樹 ·························234
宮島俊彦 ··········8, 27, 29, 198, 232
椋野美智子 ·····················224
村上正泰 ·························204

森下竜一 ……………………………168
森田朗 ………………………………2

　　　　や　行

八代尚宏 …………………………155, 229
山岸敬和 …………………………235
山口昇………………………………3, 32
山路克文 …………………………224
横尾昌弘 …………………………230
横川正平 …………………………229
横山壽一 …………………………229

吉浦輪 ……………………………186
吉川洋 ……………………………126
吉永純 ……………………………230
吉村仁………………………………60

　　　　ら　行

ラッセル，LB ……………205, 208, 210
李蓮花 ……………………………235

　　　　わ　行

ワイザート，WG …………………185

著者略歴
1947 年生
1972 年　東京医科歯科大学医学部卒業
　　　　代々木病院リハビリテーション科科長・病棟医療部長，
　　　　日本福祉大学教授・副学長等を経て
現　在　日本福祉大学学長
著　書　『保健・医療・福祉複合体』（医学書院，1988），『医療経済・政策学の視点と研究方法』（勁草書房，2006），『安倍政権の医療・社会保障改革』（勁草書房，2014），『TPP と医療の産業化』（勁草書房，2012）等

地域包括ケアと地域医療連携

2015年10月10日　第1版第1刷発行
2019年9月20日　第1版第7刷発行

著　者　二　木　　　立
　　　　　に　き　　　りゅう

発行者　井　村　寿　人

発行所　株式会社　勁　草　書　房
　　　　　　　　　　けい　そう

112-0005 東京都文京区水道2-1-1　振替 00150-2-175253
（編集）電話 03-3815-5277／FAX 03-3814-6968
（営業）電話 03-3814-6861／FAX 03-3814-6854
本文組版 プログレス・日本フィニッシュ・牧製本

©NIKI Ryū　2015

ISBN978-4-326-70087-5　　Printed in Japan

JCOPY ＜(社)出版者著作権管理機構 委託出版物＞
本書の無断複写は著作権法上での例外を除き禁じられています。
複写される場合は、そのつど事前に、(社)出版者著作権管理機構
（電話 03-3513-6969, FAX 03-3513-6979, e-mail: info@jcopy.or.jp）
の許諾を得てください。

＊落丁本・乱丁本はお取替いたします。
　　　　　http://www.keisoshobo.co.jp

二木　立　著

90年代の医療 「医療冬の時代」論を越えて	2100円
複眼でみる90年代の医療	2400円
90年代の医療と診療報酬	2300円
介護保険と医療保険改革	†3400円
21世紀初頭の医療と介護 幻想の「抜本改革」を超えて	†3800円
医療経済・政策学の視点と研究方法	2400円
介護保険制度の総合的研究	3200円
医療改革 危機から希望へ	†3600円
医療改革と財源選択	†3500円
民主党政権の医療政策	†3200円
福祉教育はいかにあるべきか	2500円
TPPと医療の産業化	2500円
安倍政権の医療・社会保障改革	2400円
地域包括ケアと福祉改革	2500円
地域包括ケアと医療・ソーシャルワーク	2500円

———勁草書房刊

＊表示価格は2019年9月現在．消費税は含まれておりません．
†はオンデマンド版です．